T0222675

Psychotherapie: Praxis

Die Reihe Psychotherapie: Praxis unterstützt Sie in Ihrer täglichen Arbeit – praxisorientiert, gut lesbar, mit klarem Konzept und auf dem neuesten wissenschaftlichen Stand.

Katrin Vader

Impact-Techniken in der Einzel- und Gruppenpsychotherapie

Multisensorische Methoden –
Fallbeispiele aus dem
psychotherapeutischen Alltag

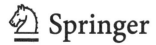 Springer

Katrin Vader
Jena, Deutschland

ISSN 2570-3285   ISSN 2570-3293   (electronic)
Psychotherapie: Praxis
ISBN 978-3-662-66954-9   ISBN 978-3-662-66955-6   (eBook)
https://doi.org/10.1007/978-3-662-66955-6

Die Deutsche Nationalbibliothek verzeichnet diese Publikation in der Deutschen Nationalbibliografie;
detaillierte bibliografische Daten sind im Internet über http://dnb.d-nb.de abrufbar.

Planung/Lektorat: Monika Radecki
Springer ist ein Imprint der eingetragenen Gesellschaft Springer-Verlag GmbH, DE und ist ein Teil von
Springer Nature.
Die Anschrift der Gesellschaft ist: Heidelberger Platz 3, 14197 Berlin, Germany

Katrin Vader

Impact-Techniken in der Einzel- und Gruppenpsychotherapie

Multisensorische Methoden –
Fallbeispiele aus dem
psychotherapeutischen Alltag

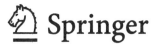 Springer

Katrin Vader
Jena, Deutschland

ISSN 2570-3285   ISSN 2570-3293   (electronic)
Psychotherapie: Praxis
ISBN 978-3-662-66954-9   ISBN 978-3-662-66955-6   (eBook)
https://doi.org/10.1007/978-3-662-66955-6

Die Deutsche Nationalbibliothek verzeichnet diese Publikation in der Deutschen Nationalbibliografie; detaillierte bibliografische Daten sind im Internet über http://dnb.d-nb.de abrufbar.

Planung/Lektorat: Monika Radecki
Springer ist ein Imprint der eingetragenen Gesellschaft Springer-Verlag GmbH, DE und ist ein Teil von Springer Nature.
Die Anschrift der Gesellschaft ist: Heidelberger Platz 3, 14197 Berlin, Germany

Vorwort

Ich bin seit 1997 niedergelassen und arbeite fast genauso lange auch als Dozentin und Supervisorin. Vor etlichen Jahren sagte eine Supervisandin zu mir, dass sie es toll fände, dass ich immer so viel mit Impact-Techniken arbeite. Sie musste mir dann erst einmal erklären, was Impact-Techniken sind, weil ich es nicht wusste. Ich habe mir auf ihre Empfehlung hin umgehend das Buch von Daniel Beaulieu (2010) gekauft, ein Seminar zu Impact-Techniken besucht und kurze Zeit darauf selbst mein erstes Seminar an dem Weiterbildungsinstitut angeboten, an dem ich schon einige Jahre als Supervisorin und Selbsterfahrungsleiterin arbeitete. Sozusagen im vertrauten Kreis von mir bekannten Supervisanden habe ich meine ersten Testläufe durchgeführt und kurze Zeit darauf dann an anderen Instituten und auf Kongressen mein Seminar angeboten. Seit 2014 biete ich das Seminar an, inzwischen sind das bereits 8 Jahre. Durchgehend spüre ich dabei das große Interesse der Kollegen, sich Ideen zu holen, wie die Arbeit mit Patienten über die Gesprächsebene hinaus mit wirkungsvollen praktischen Techniken gestaltet werden kann.

Hin und wieder bin ich gefragt worden, ob ich dazu nicht mal ein Buch schreiben könnte. Und jedes Mal habe ich im Brustton tiefster Überzeugung kundgetan, dass ich Praktiker bin, mir am Buchschreiben die ganze theoretische Arbeit nicht gefällt. Was sollte ich noch Neues bieten können? Und bei meiner Arbeit entstehen Übungen, die oft ein Gemisch aus Aufstellung, Rollenspiel und Arbeiten mit Gegenständen sind. Wie soll ich das wissenschaftlich belegen? Wie soll ich das erklären?

Und obwohl ich meiner Meinung nach nichts Neues biete und für das, was ich tue, keine wissenschaftlichen Erklärungen liefere, habe ich in fast jedem Seminar „Wiederholungstäter", die alte Ideen auffrischen, neue Ideen holen und auch einfach wieder ein ungezwungenes Seminar mit Spaß am Erleben haben wollen.

Und so hatte Monika Radecki vom Springerverlag doch leichtes Spiel, als sie eines Tages im August 2022 per Mail bei mir anfragte, nachdem sie die Ankündigung meines Seminares auf der Erfurter Psychotherapiewoche gelesen hatte, ob ich mir ein Fallberichtebuch vorstellen könnte. Ein reines Fallberichtebuch ohne aufwendigen wissenschaftlichen Theorieteil, warum bin ich da nicht selbst drauf gekommen???

Ich habe mich also doch dazu entschlossen, ein Buch zu schreiben. Nicht nur, weil ich etwas Neues ausprobieren wollte, sondern weil es mir ein Anliegen ist, Kollegen zu ermutigen, auf ihr gesundes Bauchgefühl zu hören, ihrem eigenen Gefühl in unserer so theorielastigen Arbeit zu folgen. Ich plädiere in meinen Seminaren dafür, dass wir Therapeuten mit Humor, Spaß am Experimentieren und mit Bewegung in den Stunden unsere Arbeit auch für uns angenehm gestalten können. Der Therapeutenberuf fordert täglich viele mentale und emotionale Ressourcen von uns und Impact-Techniken empfinde ich selbst auch immer wieder als psychohygienisch wichtig und wirksam. Ich hoffe, dass ich Ihnen auch das mit dem Buch vermitteln kann.

Sie werden merken, dass ich meistens mit Bewegung, Gegenständen, Stühlen, Papier und mit Aufstellungen arbeite. Mit Wasser habe ich nur einmal in einem Seminar gearbeitet. Dort war das für mich vollkommen in Ordnung, dass Wasser überschwappte. In meinem Praxisraum möchte ich das nicht. Auch Knetmasse habe ich mir gekauft. Drei wunderschöne Schachteln mit magischer Zauberknete stehen nun in meinem Behandlungszimmer... Ich habe mich nicht dauerhaft für die Arbeit mit Knetmasse begeistern können. Wenn Sie also Lust bekommen, Dinge auszuprobieren, dann werden auch Sie sicherlich ihre Vorlieben entdecken.

Bei einigen Patienten im Einzelsetting wird direkt die Folgestunde im Einzelsetting beschrieben. So können sie Beispiele zur Fortsetzung einer Impact-Technik lesen. Bei einigen Patienten erfolgt die Folgestunde nach einer Einzelstunde im Gruppensetting. So können sie die Nutzung von Impact-Techniken aus dem Einzelsetting mit Umwandlung und Fortsetzung im Gruppensetting lesen. Immer, wenn Folgestunden beschrieben sind, gibt es am Ende des Fallberichts einen Querverweis auf das entsprechende Kapitel mit der Fortführung der angewandten Impact-Technik. So bleibt die Ordnung in den Kapiteln gewahrt und Sie können sich Ideen holen, wie ich bestimmte Übungen im Einzel- oder Gruppensetting fortsetze.

Nach den Fallbeispielen aus dem Einzel- aus dem Gruppensetting habe ich noch ein Kapitel zu Fallbeispielen aus Seminaren und Supervisionen eingefügt, da ich hier mit „gespielten" Patienten arbeite. Dies ist insofern interessant für mich und wahrscheinlich auch für Sie als Leser, weil ich durch diese Fallbeispiele die Arbeit mit Patienten vorstellen kann, die sonst nicht in meine Praxis gekommen wären oder die Fallbeispiele eher selten sind. Ich supervidiere Kollegen oder arbeite in Seminaren mit Kollegen, die z. B. im Strafvollzug, in der Geronto-psychiatrie, in der Akutpsychiatrie usw. arbeiten. Diese Patienten habe ich in meiner Praxis nicht und konnte trotzdem mit Impact-Techniken arbeiten, da diese Arbeitsweise einfach schulenübergreifend und altersunabhängig funktioniert.

Jeder, der seine Stundendokumentation im Anschluss und nicht in der Stunde macht, weiß, dass so manche geniale Wendung in der Zusammenarbeit mit dem Patienten am Ende nicht mehr exakt beschrieben werden kann und dass immer nur ein Bruchteil dessen, was wirklich in der Stunde passierte, dokumentiert werden kann. Dieses Phänomen finden Sie auch in diesem Buch. Meine Patienten und ich reden in aller Regel deutlich mehr, als hier in den Übungen beschrieben wird. Mir geht es darum, das Anliegen der Patienten oder Kollegen an mich kurz zu zeigen und dann die daraus entwickelte Übung dazu zu beschreiben.

Ich wünsche Ihnen eine interessante Lesezeit.

Katrin Vader

Danksagung

Das Buch ist nun geschrieben und es ist an der Zeit, denen zu danken, die mich unterstützt haben.

Allen voran möchte ich Monika Radecki vom Springer Verlag danken. Sie hat mit ihrer Idee zu einem Fallberichtebuch den Stein ins Rollen gebracht und mich damit sofort zum Niederschreiben meiner Fälle bewegt. Im Verlauf hat sie mich mit ihrer wohlwollenden und warmherzigen Art bei all meinen Fragen begleitet, mir Anregungen gegeben und mir gute Ideen zur Buchgestaltung und zum Aufbau meines Erstlingswerkes mit auf den Weg gegeben. Wie die Verlagsarbeit hinter den Kulissen funktioniert, weiß ich zwar immer noch nicht. Sie hat mir aber alle Dinge geduldig und mehrmals erklärt, die ich brauchte, damit Sie dieses Buch jetzt lesen können. Danke auch an Frau Germia Johnson, die mein Buch ganz zum Schluss als Lektorin gelesen hat und hier und da doch noch einige Formfehler ausmerzte. Sie hat dann sozusagen das Buch produktionsreif werden lassen.

Viele meiner Freundinnen, die zum Großteil auch Kolleginnen sind, haben mich von Anbeginn emotional unterstützt. Am meisten hat mir ihre Vorfreude und ihr Interesse am Fortschritt des Buchs Kraft gegeben. Selbst die Kinder einer Freundin haben sofort mit Feuereifer mit mir über Skizzen gesponnen, die sie für mich anfertigen wollten. Danke Lu und Adi. Der Minion von Adi war so genial, ich hätte ihn gerne verwendet. Aber zu den Dingen, die ich mit diesem Buch gelernt habe, gehört auch die komplexe Welt von Abbildungsgenehmigungen, die so kompliziert sind, dass es einfacher ist, dieses kleine niedliche gelbe Männchen in blauen Latzhosen nicht abzubilden.

Danke an Silke und Hermine, die es geschafft haben, mein Buch in meiner doch recht kurzen Schreibzeit zu lesen. Beide sind keine Psychologen und es war für mich überraschend zu hören, dass es auch für sie interessant und anregend war und hin und wieder auch die Selbstreflexion aktiviert hat, obwohl sie das Buch nicht aus fachlichem Interesse gelesen haben.

Und ich danke auch allen Kollegen aus den Seminaren. Von Beginn des Buches bis zur Fertigstellung hatte ich zufälligerweise fünf Seminare, so dass ich auch von mir doch unbekannten Kollegen viel Zuspruch durch ihr Interesse bekommen habe, was mich ermutigt hat, dranzubleiben. Danke für die Rückmeldungen, die ich für dieses Buch verwenden durfte.

Mein Lebensgefährte hat so manche Stunde mehr als sonst auf mich verzichtet und sich mit mir gefreut, dass mein Buch Form angenommen hat. Danke.

Inhaltsverzeichnis

Was sind Impact-Techniken?

In diesem Kapitel möchte ich Ihnen nahe bringen, dass Impact-Techniken für jedermann leicht anzuwenden sind. Statt festen Regelwerken und exakten Handbüchern gibt es viel Freiheit. Sie dürfen bei der Arbeit mit Impact-Techniken mit all ihrem fachlichen, rationalen Wissen ihrem gesunden Bauchgefühl folgen. Und sollten Sie bereits gerne mit Bewegung und multisensorischen Techniken arbeiten, dann können Sie nach Lust und Laune kombinieren.

Ich möchte zur Beschreibung von Impact-Techniken mit einem Bild einsteigen.

Stellen Sie sich bitte eine riesige Markthalle voller Gewürze und Kräuter vor, durch die Sie schlendern dürfen. Dabei entdecken Sie allerlei fremde, unbekannte und bekannte Gewürze, die in allen nur erdenklichen Farben schimmern und ihre Nase mit bekannten als auch unbekannten Gerüchen beschäftigen. Sie können frische Kräuter anfassen, Lavendel oder Basilikumblätter zwischen den Fingern zerreiben, vielleicht sogar einen leicht öligen Film vom Lavendel auf ihren Fingern spüren. Jedes Kraut gibt es frisch, getrocknet, grob und fein gehackt oder gemahlen. Sie können durch diese Lagerhalle wandeln und dabei diese Kochzutaten sehen, riechen, fühlen, schmecken und durchaus auch hören. Dann können Sie beobachten, wie allerlei Köche kommen und ihre Einkaufskörbe füllen mit allen Gewürzen, die sie brauchen und mögen. Da sind indische Köche, die sich von zahlreichen Gewürzen nehmen. Immerhin würzen sie ihre Speisen im Schnitt mit zehn verschiedenen Gewürzen. Dann kommt ein hessischer Koch, der grüne Soße zubereiten will. Er nimmt gezielt nur sieben Gewürze, nämlich Borretsch, Kerbel, Kresse, Petersilie, Pimpinelle, Sauerampfer und Schnittlauch. Ein asiatischer Koch wählt mehr scharfe Gewürze als ein italienischer Koch. Und so können Sie diesem bunten Treiben zusehen und werden dabei feststellen, dass viele Köche aus den unterschiedlichsten Regionen dieser Erde doch auch immer wieder gleiche Gewürze nehmen. Ich bin mir sicher, fast jeder Koch würde doch mindestens eine Prise Salz und Pfeffer mitnehmen. In dieser Halle voller Sinneseindrücke geht es keinen Moment darum, wer das Gewürz als erstes gefunden und benutzt hat. Jeder darf nehmen, was er braucht und möchte.

© Der/die Autor(en), exklusiv lizenziert an Springer-Verlag GmbH, DE, ein Teil von
Springer Nature 2023
K. Vader, *Impact-Techniken in der Einzel- und Gruppenpsychotherapie*,
Psychotherapie: Praxis, https://doi.org/10.1007/978-3-662-66955-6_1

Für mich sind wir Psychotherapeuten wie diese Köche. Wir arbeiten mit unterschiedlichen Gewürzen und Kräutern, je nachdem, welches Therapieverfahren wir gelernt haben und mit welchen Krankheitsbildern und/oder Patienten wir arbeiten. Meiner Erfahrung nach nimmt die Anzahl der Gewürze und Kräuter mit der Berufserfahrung zu. Es ist in der Landschaft der psychotherapeutischen Methoden eine unglaubliche Vielfalt entstanden, da einige Therapierichtungen eine Kombination aus verschiedenen schon vorhandenen Therapierichtungen sind. Mir geht es auf verschiedenen Weiterbildungen oft so, dass Gewürze und Kräuter, also Techniken in diesem einen Verfahren vorgestellt werden, als würden diese ausschließlich nur zu diesem Verfahren gehören. Ich kenne diese aber schon aus anderen Weiterbildungen zu anderen Therapieverfahren. Ob sie nun schematherapeutisch, gestalttherapeutisch, psychodramatisch, systemisch oder eben mit Impact-Techniken arbeiten, sie bedienen sich alle aus derselben Halle mit Kräutern und Gewürzen. Nur die Zusammensetzung ist unterschiedlich. Sie werden bei meinen Fallbeispielen Techniken entdecken, die Sie aus anderen Verfahren, aus anderen Therapieformen kennen. Es geht in diesem Buch keineswegs darum, zu ergründen, wer als erstes mit dieser Technik gearbeitet hat. Impact-Techniken sind für mich oftmals Darstellungsformen von gesprochenen Worten, die Patienten schnell und sicher ins Fühlen bringen. Es sind Techniken, die möglichst viele Sinneskanäle ansprechen, um den Patienten eindrücklich auf einer emotionalen Ebene zu erreichen und so Zusammenhänge, Ursachen, Informationen, Blockaden und noch vieles mehr eindrucksvoll aufzuzeigen. Eindrucksvoll dadurch, weil durch das Machen und Tun die emotionale Ebene unweigerlich mit aktiviert wird. Oftmals entdecke ich im kollegialen Austausch, dass Kollegen unabhängig voneinander dieselbe Idee hatten. Zum Beispiel habe ich schon öfter gehört, dass Kollegen zur Erklärung des Modells vom Inneren Kind Matroschkas benutzen.

Als Vater der Impact-Therapie zählt Ed Jacobs, der als Professor an der Universität in West Virginia arbeitete und diese Therapieform 1994 entwickelte. Einfallsreich hat er sich ungewöhnliche Vorgehensweisen einfallen lassen. Dabei verwendete er Gewürze aus verschiedensten Ecken dieser Lagerhalle. So zählen z. B. Elemente der Hypnosetherapie nach Milton Erickson, der Transaktionsanalyse nach E. Berne und R. Gaulding sowie der Gestalttherapie nach F. Perls und R. Gaulding zur Impact-Therapie. Nach meiner Ausbildung in provokativer Therapie nach Frank Farrelly bin ich mir sicher, dass auch diese Therapieform dazu zählt, da hier sehr intensiv mit Bildern gearbeitet wird, die auf den ersten Blick frech und aufrüttelnd die emotionale Ebene aktivieren. Diese Aufzählung ist nicht vollständig. Wichtig ist, dass zu Impact-Techniken all die Arbeitsweisen zählen, welche mit Bildern, Metaphern, mit Bewegung im Raum, mit Objekten und mit Überraschungseffekten arbeiten und dabei mehr als nur den akustischen Sinneskanal ansprechen. Im Gespräch bleibt nur ca. jedes zehnte Wort hängen, wenn wir etwas hören, dann ca. jedes fünfte Wort. Gesehene Informationen bleiben zu ca. 30 % in unserem Gedächtnis gespeichert. Das ist doch sehr frustrierend. Allein durch die Kombination des akustischen und visuellen Kanals bleiben bereits ca. 50 % an Informationen gespeichert. Am meisten speichern wir ab, wenn wir selbst aktiv sind, etwas selbst bewegen und ausprobieren. Ca. 90 % können so an Informationen vermittelt werden. Psychoedukation, erarbeitete Blockaden oder Hindernisse können so viel effizienter vermittelt werden. Den Variationen der Impact-Techniken sind dabei keine Grenzen gesetzt. Je multisensorischer, umso effektiver.

Impact-Techniken sind unabhängig vom Alter der Patienten und unabhängig von unserer therapeutischen Ausrichtung einsetzbar. Vielmehr sollte jeder für sich selbst überprüfen, ob Impact-Techniken etwas nach dem eigenen Geschmack sind. Wer freudlos eine gesehene Impact-Technik nachmacht, tut weder sich noch dem Patienten etwas Gutes. Durch das kreative Experimentieren entsteht eine lockere Arbeitsatmosphäre mit Humor und durchaus auch mit wohltuender Bewegung zur Anregung des Geistes und zur Entlastung unserer aller Wirbelsäulen. Wer einfach kein Spaß an Impact-Techniken findet, der macht nichts falsch, sondern hat sein Steckenpferd eben in anderen Arbeitsstilen gefunden.

Ich selbst arbeite am liebsten mit kleineren Gegenständen, Seilen, Stühlen und Papier, jeweils in Kombination mit Bewegung. Die Arbeit mit Wasser oder Sand mag ich in meiner Praxis nicht. Finden Sie einfach selbst heraus, welches ihre Lieblingsarbeitsmaterialien sind. Und dann wünsche ich Ihnen einfach eine gute Lesezeit mit diesem Buch und dem Ausprobieren von Ideen.

Grundlage der Impact-Techniken

2

Inhaltsverzeichnis

Impact bedeutet „Aufprall, Wirkung oder Auswirkung". Impact-Techniken beschreiben also Techniken, welche einen Aufprall, eine Wirkung oder eine Auswirkung auf unser Gehirn haben. Im Folgenden sind die Grundlagen beschrieben, welche diese effektive Aktivierung unseres Gehirns bewirken und somit die Abspeicherung neuen Wissens erleichtern.

2.1 Das multisensorische Lernen

> „Die Küche ist multisensorisch … Sie spricht Auge, Mund, Nase, Ohr und Geist an. Keine andere Kunst besitzt diese Komplexität."
> Pierre Gagnaire

Pierre Gagnaire (*1950) ist ein französischer Chefkoch. Und er bringt es einfach sehr schön zusammengefasst auf den Punkt. Ein Koch braucht alle seine Sinne, um ein wirklich gutes Gericht zu kochen. Er würde durch die Lagerhalle mit den Gewürzen wandeln und seine Nase in alles hineinstecken, den Geruch und das Aussehen auf sich wirken lassen. Er würde an Melonen herumklopfen, um

K. Vader, *Impact-Techniken in der Einzel- und Gruppenpsychotherapie*,
Psychotherapie: Praxis, https://doi.org/10.1007/978-3-662-66955-6_2

zu horchen, ob sie reif sind. Durch einen Drucktest erkennt der Koch, ob Fisch frisch ist, da nur frischer Fisch eine ganz bestimmte Elastizität besitzt. Nur wenn er wirklich alle Sinne einsetzt, hat auch der Gast etwas davon. Und der Gast wiederum genießt dann mit all seinen Sinnen. Das Gericht setzt sich durch den Einsatz aller Sinne förmlich im Gehirn fest. Wenn ein Essen wunderbar duftet, es toll angerichtet und ein Genuss war, diese Speise also ein multisensorisches Erlebnis war, dann wird es noch lange erinnert. Wenn auch nur ein Sinn fehlt, dann gehen wichtige Informationen verloren.

Wenn sich Menschen an ein Erlebnis erinnern, egal ob an ein Essen oder an ein Parfüm, dann erinnern sie sich an die Sinneseindrücke. So ist es auch in den Therapien. Patienten erinnern sich an die Übungen, die sie sehr beeindruckt haben, die sie gespürt haben. Wenn ich für Patienten Impact-Techniken einsetze, dann erinnern sie sich sehr nachhaltig, wie die Gegenstände lagen, wie sich die Übung angefühlt hat und was wir am Boden erarbeitet haben, weil sie aktiv dabei waren. Eine aktive Mitarbeit erfordert den Einsatz von vielen Sinnen. Die effektivsten Übungen sind also die, welche die meisten Sinne des Patienten anregen.

Kinder lernen die Sprache am besten, wenn sie die Gegenstände anfassen, ablecken, etwas damit tun und sie von den Erwachsenen den Namen des Gegenstandes hören. Wir lernen rechnen, indem wir die Finger hinzunehmen, Kästchen oder Mengen ausmalen. Wir lernen am einfachsten, wenn wir etwas zum Thema hören und dann ausprobieren. Auch für uns Therapeuten gilt das. Vielleicht gehören Sie ebenfalls zu den Kollegen, die eine Weiterbildung besucht haben, und dann wird es bei nächster Gelegenheit mit den Patienten ausprobiert. Wenn wir es nicht ausprobieren, dann haben wir es nur gehört und es gerät in Vergessenheit. Wir konnten nicht alle unsere Sinne zum Einsatz bringen. Die Wahrscheinlichkeit, dass wir das Gehörte vergessen, ist sehr hoch. Und das passiert oft, wenn wir mit den Patienten ausschließlich reden.

Das Gehirn wird oft als Netzwerk dargestellt. Wenn wir eine Information hören, dann legen wir diese an einer Stelle im Netz ab. Wenn wir etwas dazu sehen, dann verstärken wir diese Stelle und die Umgebung dieser Stelle im Netzwerk. Wenn wir etwas dazu machen, dann stabilisieren wir das Netzwerk zu einem festen Konstrukt. Die Information ist jetzt für „immer" abgespeichert. Das Sprichwort „Fahrradfahren verlernt man nicht" umschreibt das ganz gut. Wir haben etwas über das Radfahren gehört, etwas dazu gesehen, wir haben es ausprobiert und dann immer wieder wiederholt. Wie Radfahren geht, das ist nun fest abgespeichert.

Prof. Dr. med. Katharina von Kriegstein (TU Dresden) geht davon aus, dass Lernen umso besser funktioniert, je mehr Sinne beteiligt sind. Die Sinneseindrücke sollten nur zum Thema passen. Auf Impact-Techniken übertragen bedeutet dies, wenn mir der Patient beschreibt, dass die viele Arbeit ihn fast erdrücke, dann sollte ich ihm symbolisch etwas für die viele Arbeit in die Hand geben oder ihn einen sehr schweren Stuhl oder Rucksack tragen lassen. Wenn mir ein Patient beschreibt, dass er sich von der vielen Arbeit zerrissen fühle, dann sollte ich ihm ein zerrissenes Blatt in die Hand geben. Er muss mit den Übungen wirklich etwas Passendes verbinden können, damit er lernen kann.

Kreativität wird bei Wikipedia als eine Fähigkeit beschrieben, etwas zu erschaffen, was neu oder originell ist. Nützlich und brauchbar sollte es sein, was daraus entsteht. Das trifft ziemlich exakt auf die Beschreibung von Impact-Techniken zu. Mit kreativen Einfällen machen Sie dem Patienten Informationen verfügbar, indem Sie auf unterschiedlichen Wegen möglichst alle Sinne des Patienten ansprechen. Ein Therapeut ist wie ein Sternekoch, er kocht nicht nur gut, er richtet auf höchstem künstlerischem Niveau das Gericht auf dem Teller an, sodass das Auge mitisst. Vorträge werden durch bunte PowerPoint-Präsentationen aufgepeppt. Baustellen werden nicht nur durch Schilder sondern auch durch Absperrbänder gesichert. Im Supermarkt werden Stände aufgebaut, an denen Sie die Produkte verkosten können. Es gibt zahlreiche Beispiele dafür, dass ständig versucht wird, möglichst viele unserer Sinne auf kreative Art zu erreichen, zu aktivieren, um eine bestimmte Information bis zum Hirn senden und dort auch abspeichern zu können. Es nützt ja nichts, den Schinken zu verkosten, wenn wir dann vergessen, ihn zu kaufen. Also tun die PR-Leute alles, damit Sie auch ja nicht vergessen, den Schinken zu kaufen. In der Therapie wollen wir zum Beispiel spürbar machen, dass es Zusammenhänge zwischen Überforderung und Schmerzen oder zwischen Passivität und Depression oder zwischen „Sich-unter-buttern-Lassen" und Ängsten gibt. Wenn Patienten das in einer Übung spüren können, dann ist die Wahrscheinlichkeit größer, dass sie mit im Boot sind und sich auf angstbesetzte notwendige Veränderungen einlassen. Dafür lohnt sich der Einsatz von multisensorischen Impact-Techniken. Konfuzius soll einmal gesagt haben:

„Sage es mir, und ich werde es vergessen. Zeige es mir, und ich werde es vielleicht behalten. Lass es mich tun, und ich werde es können."

Eine schöne Zusammenfassung.

2.2 Abstrakte Konzepte konkret machen

„Man tut nicht wohl, sich allzu lange im Abstrakten aufzuhalten. Das Esoterische schadet nur, indem es esoterisch zu werden trachtet. Leben wird am besten durchs Lebendige belehrt."
  Johann Wolfgang von Goethe

Ich komme aus dem Land der Dichter und Denker. Alles um Jena herum in einem Umkreis von 40 km hat mit Goethe und Schiller zu tun. ALLES. An vielen Häusern können Sie kleine Schilder entdecken, auf denen zu lesen ist, wann Goethe hier was und warum gemacht hat. Der gute Mann muss ständig unterwegs gewesen sein. Nun taucht er auch in meinem Buch auf, obwohl ich viele seiner Aussagen nicht wirklich anziehend finde. Aber auf der Suche nach einer Einleitung in dieses Kapitel fand ich seine Aussage zum Abstrakten. Und da bin ich ganz bei ihm.

Wir Therapeuten haben einen vollen Kopf mit Erklärungsmodellen für alle
möglichen Schwierigkeiten. Es gibt Arbeitsblätter, die wende ich selten an, weil
sie oft abstrakt für die Patienten bleiben. In vielen Modellen verlieren Patienten
den Überblick, weil so viele Komponenten eingebaut worden sind, dass die Übersicht verloren geht. Es einfach einfacher zu machen, ist ja schon hilfreich. Das
Abstrakte konkret, oder wie Goethe meint, lebendig werden zu lassen, das ist
ebenfalls hilfreich. Ich versuche also alle möglichen abstrakten Modelle mit
einer Übung lebendig werden zu lassen. So nutze ich gerne für das Vermitteln
des Modells vom inneren Kind meine Matroschkas. Wenn ich der kleinsten, der
innersten Puppe negative Denkmuster über die Welt oder sich selbst mitgebe und
sie dann wieder zurück in die größeren Puppen packe, versteht jeder das Konzept
vom inneren Kind.

Meine Seminare eröffne ich gerne auch mit einer einfachen Demonstration mithilfe einer Pralinenschachtel. Das ist nicht einfach irgendeine Schachtel. Es ist eine
kleine quadratische, hochwertige, sehr schöne Blechdose, in die vier Pralinen passen.
Ich frage dann, ob es jemanden gibt, der gerne eine sehr exklusive Praline naschen
würde. Bis jetzt hat sich noch immer jemand gefunden. Die Naschkatze kommt
nach vorne, darf diese Schachtel öffnen, das Deckpapier entnehmen und dann guckt
die Naschkatze leider auf vier leere Pralinenförmchen. Ich kann hier konkret vermitteln, wie Assoziationen und Gefühle entstehen. Ab sofort ist die Schachtel mit
Vorfreude, mit Enttäuschung, mit dem Gefühl, „verarscht" worden zu sein, oder mit
Wut assoziiert. Ich könnte auch abstrakt erklären, wie ich Gefühle erzeugen kann
oder Gefühle erzeugt werden. Das wäre umständlich und zeitfressend. Genauso ist
es in der Patientenarbeit. Wir könnten erklären, warum permanente Überlastung die
Schmerzen hervorruft oder verstärkt. Immerhin haben wir jahrelang studiert und
uns mit Anatomie und Physiologie beschäftigt. Wenn wir diese abstrakten Konzepte
konkret und spürbar machen, dann sparen wir dem Patienten und uns viel Zeit.

Wenn Patienten beklagen, dass dies und das schon so lange her sei, sie aber
immer noch belaste, dann kann ich das Märchen von der Prinzessin auf der
Erbse nutzen. Es hat elf Matratzen gebraucht, bis die Prinzessin die Erbse nicht
mehr spürte. Die Erbse hat sich durch zehn Matratzen durchgedrückt. Und so ist
es auch mit negativen Erlebnissen. Sie drücken sich durch unsere Lebensjahre
durch, begleiten uns manchmal sehr lange, manchmal ein Leben lang. Wie diese
Informationen im Gehirn abgespeichert werden, erkläre ich gerne wieder mit dem
Netzmodell. Wenn ein Insekt in ein Spinnennetz hineinfliegt, vibriert das ganze
Netz. Übertragen bedeutet das, wenn ein Erinnerungsknoten durch eine bestimmte
Aussage, durch einen bestimmten Blick oder durch etwas anderes im Alltag
getriggert wird, dann vibriert das ganze Netz. Der Mensch gerät dadurch so in
Aufruhr, dass er nicht mehr direkt zuordnen kann, wodurch er in Unruhe gerät.
Es ist ihm schleierhaft, wieso immer dieser eine Nachbar oder immer der Chef so
ein ungutes Gefühl verschafft. Mit dem Bild vom Spinnennetz kann ich konkret
machen, dass es wichtig ist, den ursprünglichen Knoten, das ursprüngliche Ereignis zu identifizieren. Dann müssen wir das Insekt aus dem Netz entfernen, also
das ursprüngliche Ereignis aufarbeiten. Vielleicht klebt ja an dem einen Knoten
im Netz die innerste Matroschka. Also brauchen wir Strategien, um das innerste

Kind zu beruhigen, zu ermutigen oder zu stärken. So verknüpfe ich konkrete Bilder für abstrakte Konzepte und mache sie dem Patienten zugänglich. Abstrakte Konzepte für den Patienten durch Bilder, Geschichten oder andere Impact-Techniken konkretisiert zu haben, hilft ihm beim Verstehen und Erinnern. Wenn sich Patienten im Alltag in beunruhigenden Situationen leichter daran erinnern können, dass die innerste Matroschka jetzt beruhigt werden muss, dann wird eine positive Entwicklung des Patienten unterstützt.

Es lohnt sich für den Patienten, ihm konkrete Modelle an die Hand zu geben.

2.3 Nutzen der bereits bekannten Informationen

„Lernen ist wie Rudern gegen den Strom. Sobald man aufhört, treibt man zurück."
(Benjamin Britten)

Herr Britten war unter anderem ein Pianist. Vielleicht ist sein obiger Spruch das Resümee von zahlreichen Übungsstunden am Piano. Es beschreibt ein Bild, welches wohl jeder Mensch, der einen Fluss mit Strömung kennt, nachvollziehen kann.

Bei den Impact-Techniken wird über die Verwendung von solchen Bildern oder einfachen Geschichten das bereits vorhandene Wissen des Patienten genutzt, um es mit dem aktuellen Thema in Verbindung zu bringen.

Wenn Schmerzpatienten berichten, dass sie sich nur noch durch das Leben schleppen, dann kann ich ihnen einen Stuhl zu tragen geben. Damit kann ich sie spüren lassen, dass sie etwas mit sich herumschleppen und dass dies auf Dauer gesehen ziemlich anstrengend ist. Jedem ist aus eigener Erfahrung bekannt, dass man Dinge nicht unendlich lange mit sich herumschleppen kann, ohne dass sie schwer werden. Gut, jetzt könnten die Patienten mit mir diskutieren, dass es Dinge gibt, die nicht zu schwer werden. Dann könnte ich ihnen verschiedene Dinge zum Tragen geben, um gut darauf aufzupassen, keines zu verlieren. Auch das ist anstrengend. Ich verknüpfe mit diesen Bildern bekannte Informationen des Patienten mit psychologischen Modellen. Gerade wenn Patienten noch gar keinen Zugang zu psychologischen Themen haben, sind solche Bilder hilfreich.

Patienten beschweren sich manchmal, dass sie nach der Anwendung der Strategie nicht sofort eine Verbesserung ihrer Befindlichkeit gespürt haben. Hier kann ich das Backen von Sauerteigbrot als Beispiel nehmen. Teig ansetzen, gehen lassen, füttern, gehen lassen, füttern, gehen lassen und irgendwann backen, damit ein gutes Brot als Ergebnis herauskommt. Genauso viel Zeit braucht es manchmal, bis Strategien ihre Wirkung zeigen.

Manchmal sind Patienten enttäuscht, dass doch schon wieder jemand ihre Grenzen überschritten hat. Sie waren in dem festen Glauben, wenn sie sich einmal erfolgreich abgegrenzt haben, dass dieser Jemand nun für alle Zeiten sich an die Grenzen hält. Bekannte Informationen zu Grenzen sind: Entweder baut man eine Mauer, damit jeder die Grenzen sehen kann, oder es werden Patrouillen entlang der Grenze geschickt. Und da wir Menschen keine realen Mauern um uns bauen können, müssen wir unsere Grenzen gegen übergriffige Menschen ständig aufzeigen, kontrollieren und verteidigen.

Patienten sind manchmal bitter enttäuscht, wenn sie im Verlaufe einer Therapie bemerken, dass sie für das psychische Wohlbefinden ständig etwas machen müssen. Hier verwende ich oft das Bild vom Zähneputzen. Damit wir gesunde Zähne haben, pflegen wir unsere Zähne täglich und das auch noch zweimal. Wir verwenden Zahnseide, Zwischenraumbürstchen, wechseln die Zahnpasta und benutzen Mundspüllösung. Nicht jeder verwendet alles, und trotzdem, die meisten Menschen putzen ihre Zähne zweimal täglich OHNE zu hadern UND trotzdem muss hin und wieder der Zahnarzt dran. An der Stelle nicken die meisten Menschen, weil sie das kennen. Und dann hänge ich einfach die Information an, dass es mit der Psychohygiene genauso ist. Wir können viel dafür tun, gerne auch täglich, und trotzdem reicht es manchmal nicht aus, um uns vor den Widrigkeiten des Lebens zu schützen.

Oft geht es um Beziehungsgestaltung zu toxischen Familienmitgliedern. Nach jedem Besuch bei den Eltern, bei den Schwiegereltern oder bei Geschwistern fühlen sich Patienten ausgelaugt, niedergedrückt oder geschwächt. Hier verwende ich gerne das Bild von Tschernobyl. Inzwischen kann man als Tourist dorthin reisen und sich diesen ganzen Ort ansehen. Jedoch ist festgelegt, wie lange und in welchen Abständen man als Besucher auf dem Gelände bleiben darf. Wenn man zu oft und zu lange dorthin reist, dann steigt die Strahlenbelastung und damit das Risiko, zu erkranken. Aus diesem Grund darf man auch nicht nach Lust und Laune geröntgt werden. Genauso achtsam sollte man mit den Kontakten sein, die sich negativ auf das psychische oder physische Befinden auswirken und trotzdem aufrechterhalten werden sollen. Ein schwieriges Thema, und trotzdem achten Patienten mit diesen Bildern dann mehr auf sich, weil sie das Prinzip von Verstrahlung verstehen und es auf die „psychische und physische Verstrahlung" übertragen können. Das Bild hilft bei der Abgrenzung. Wenn ich nur die Information gebe: „Der Kontakt tut ihnen also nicht gut, es wäre hilfreich für das psychische Wohlbefinden, wenn Sie die Häufigkeit und Intensität des Kontaktes reduzieren", dann kommt häufig ein ABER und alle möglichen Begründungen, warum der Kontakt nicht verändert werden darf. Mit diesen Bildern bekommen die Patienten einen anderen Zugang zu den eventuell unumgänglichen Veränderungen.

Die Beispiele lassen sich unendlich fortsetzen. Es geht bei dieser Grundlage darum, eine bekannte Information aus dem Alltag des Patienten zu finden und diese mit dem passenden psychologischen Wissen zu verknüpfen, damit der Patient Zugang zu den notwendigen Veränderungen finden und zulassen kann.

2.4   Emotionen auslösen

„Begeisterung ist Dünger für das Gehirn."
Gerald Hüther.

Klare Worte des Thüringer Neurobiologen Gerald Hüther. Und beim Wort Dünger steige ich für diese Grundlage von Impact-Techniken mit einem Gartenbild ein.

Jeder Gartenbesitzer hat vielleicht schon einmal die Erfahrung gemacht, dass man etwas anpflanzt, aber die Pflanze fühlt sich nicht wohl und mickert so vor sich hin. Vielleicht ist es die falsche Erde, vielleicht ist der Boden einfach nur ausgelaugt. Vielleicht haben wir vergessen zu düngen oder den falschen Dünger benutzt oder es ist der falsche Standort. Es gibt verschiedene Gründe, warum die Ernte sehr überschaubar bleiben kann. Fakt ist, wenn sich die Pflanze nicht wohlfühlt, dann gedeiht sie nicht. So ist es bei uns Menschen mit dem Lernen auch. Wenn wir uns nicht wohlfühlen, dann lernen wir nur schwer oder gar nicht. Jeder, der sich schon mal müde zu einer Weiterbildung gekämpft hat, weiß, dass die Aufnahmekapazität unseres Gehirns weit weg von gut ist. Vielleicht waren wir auch lustlos oder hatten gerade andere Sorgen im Kopf. Kurzum, wenn wir uns emotional in einem unguten Zustand befinden, lernen wir weniger.

Zurück zum Gartenbild, wenn wir in unserem Garten Gemüse anpflanzen und uns kümmern, indem wir immer die Erde auflockern, gießen, das Unkraut jäten und den richtigen Dünger benutzen, dann fühlen sich die Pflanzen wohl und gedeihen gut. Die Wahrscheinlichkeit für eine gute Ernte steigt, wenn wir düngen. Dann sprießen die Jungpflanzen und die Ernte wird reichlich. Für alle Gartenbesitzer sei an dieser Stelle gesagt, es ist nur ein Bild. Ich weiß, dass es noch zahlreiche andere Faktoren gibt, die eine gute Ernte verhindern. Fakt ist, dass die Pflanzen gut gedeihen, wenn sie sich wohl fühlen. Wenn wir Menschen uns wohl fühlen, dann lernen wir gut. Gerald Hüther hat Begeisterung als Dünger bezeichnet. Begeisterung umschreibt eine positive Emotion, die stellvertretend für viele andere lernfördernde Emotionen wie Freude, Interesse und Neugier steht. Seit etlichen Jahren ist bewiesen, dass Emotionen das Lernen beeinflussen. Emotionen lösen in unserem Organismus zahlreiche biochemische Vorgänge aus, welche unsere Synapsen anregen. So wird zum Beispiel der Dopaminspiegel als großer Einflussfaktor auf unsere geistigen Leistungen und unsere Anstrengungsbereitschaft angesehen.

Gefühle sind wie Dünger für kognitive Prozesse. Sie bestimmen, wie viel wir lernen, wie wir neues Wissen aufnehmen. Es gibt viele verschiedene Arten von Dünger. Es müssen bestimmte Düngeintervalle oder Düngezeiten eingehalten werden, um ein gutes Ergebnis zu erzielen. In der modernen Hirnforschung konnte aufgezeigt werden, dass negative Gefühle dazu führen, dass weniger gelernt und bei positiven Gefühlen optimal gelernt wird. Negative Gefühle sind sozusagen der falsche Dünger oder die falsche Düngezeit, wohingegen positive Gefühle für den richtigen und guten Dünger stehen. Wie erzeuge ich aber Emotionen in der psychotherapeutischen Arbeit mit Impact-Techniken?

Wenn ich Patienten bitte, sich Gegenstände auszusuchen, dann verbinden sie verschiedene Erinnerungen mit den Gegenständen, wodurch Gefühle aktiviert werden. Diese Gefühle sind oftmals natürlich zuerst negativ besetzt, weil wir mit den Patienten meistens an negativen Themen arbeiten. Dadurch, dass wir mit Gegenständen und Bewegung das Interesse und die Neugierde beim Patienten wecken, wird der Patient wacher und aufnahmefähiger. Und das sind genau die positiven Emotionen, die wir bei unseren Patienten brauchen. Wenn sich Patienten in der Therapie langweilen würden oder voller Angst in die Stunden kommen, dann wird der Lernprozess wieder gehemmt. Es hilft also durchaus, bei ängstlichen Patienten etwas Auflockerndes in die Stunde einzubauen und eine gute Arbeitsatmosphäre zu schaffen. Wenn ich mit den Patienten gemeinsam mithilfe der Gegenstände etwas aufbaue oder umsortiere, dann ist dies meistens sehr förderlich für die lernförderliche Atmosphäre. Und wenn die Patienten merken, dass Sie selbst Freude und Spaß an den Übungen haben, dann wird auch dadurch eine gute Lernumgebung geschaffen.

2.5 Interesse wecken

„Der größte Feind des Fortschritts ist nicht der Irrtum, sondern die Trägheit."
Henry Thomas Buckle.

Thomas Buckle wurde 1921 in England geboren. Er war ein so kränkliches Kind, dass er weder in seiner Kindheit eine Schule, noch später eine Universität besuchen konnte. Um Erfolg zu haben, gehört ja bekanntlich auch eine gute Portion Glück dazu. Er hatte Glück und konnte seinen Wissensdurst stillen, da sein Vater ein vermögender Schiffseigentümer und Kaufmann war. Thomas Buckle eignete sich autodidaktisch so viel Wissen an, dass er nicht nur einer der besten Schachspieler seiner Zeit, sondern auch noch ein anerkannter Historiker wurde.

Ein beeindruckendes Beispiel dafür, dass Interesse an Dingen unglaubliches Lernpotenzial freisetzen kann. Wer kennt das nicht von sich selbst, dass man sich bei langweiliger Fachlektüre beim Lesen quält, wohingegen man interessante Themen förmlich wie ein Schwamm aufsaugt. Bei der Freizeitlektüre kann man das Buch wenigstens zur Seite legen, wenn es langweilt. Einen spannenden Roman, den man förmlich fühlt, möchte man aber nicht zur Seite legen. Man spürt den eisigen Wind der beschriebenen Landschaft, man riecht den Schnee und friert ein bisschen, spürt den Hunger und will unbedingt wissen, ob die Romanfigur nun überlebt oder doch vom Eisbären gefressen wird. Wenn es interessant ist, bleiben wir also dran, lesen manchmal so lange, dass die Nacht kurz wird.

Ein interessierter Geist ist aufnahmefähig, da im Hirn alle Synapsen auf ON und damit bereit dafür sind, aufgenommene Informationen mittels elektrischer Impulse weiterzuleiten. Die Informationen werden in elektrische Signale umgewandelt und dann kontinuierlich von Synapse zu Synapse weitergeleitet. Ein wacher Geist schafft das wesentlich leichter als ein müder oder gelangweilter, der im wahrsten Sinnes des Wortes „abgeschaltet" hat.

Es ist also wichtig, den Patienten in einen interessierten, wachen Zustand zu bringen, damit unsere vermittelten Informationen sich bei ihm bleibend im Hirn verankern. Nur so kann er sie im Alltag leichter abrufen und die neu gelernten Dinge anwenden. Sitzend im Gespräch schalten die Patienten oft ab, wenn ich schon wieder mit der positiven Wirkung von stärkenden und wohlwollenden Selbstinstruktionen anfange. Wie aber wecke ich das Interesse der Patienten?

Einfach, indem ich den gewohnten Gesprächsmodus verlasse. Indem ich aufstehe, die Patienten bitte aufzustehen oder ich Gegenstände hole. Wenn ich ohne große Erklärung aufstehe und zu meinem Regal mit den Gegenständen für meine Impact-Übungen gehe, verfolgen die Patienten mich interessiert. Wenn ich sie ohne große Erklärung bitte, sich Gegenstände für sich, für das Symptom oder etwas anderes auszusuchen, dann sind sie meistens schon neugierig. Wenn wir zusammen etwas machen, bleibt das Interesse bestehen. Nur Interesse zu wecken reicht da natürlich nicht aus, sonst müsste ich während der Arbeit mit den Patienten ständig und ununterbrochen das Interesse wecken. „Interesse wecken" ist nur eine Möglichkeit, dann kommen ja unter anderem noch Spaß, Freude und Humor dazu. Diese Gesellen halten das Interesse hoch.

Erstmal gilt für das Prinzip „Interesse wecken", dass ich etwas Unerwartetes tue, etwas, womit die Patienten nicht gerechnet haben. Dies gilt auch, wenn Sie mehrere Stunden hintereinander mit den Patienten mithilfe von Impact-Techniken arbeiten. Die Patienten wissen nun vielleicht schon, dass Sie nicht sitzen bleiben und reden werden, sie wissen nun vielleicht schon, dass Sie Gegenstände holen, Stühle schieben oder Papier zerknüllen. Ja, aber sie wissen in dieser Stunde nicht, was Sie machen werden. „Interesse wecken" Sie also auch, indem Sie ihre Übungen nicht haarklein erklären, sondern einfach tun und ausprobieren. „Interesse wecken" geschieht auch, wenn Sie sich während der Übung leiten lassen von dem, was bei den Patienten da ist, und darauf eingehen. Ich möchte nicht den Eindruck erwecken, dass ich jede Stunde mit den Patienten mit Impact-Techniken arbeite. Keine Angst, Sie dürfen weiterhin noch viele Stunden im Sitzen und Reden arbeiten. Das tue ich auch. Es macht keinen Sinn, die Patienten ständig mit interessanten Informationen und Erkenntnissen zu füttern, sie brauchen ja auch Zeit zum Verdauen. Und das geschieht oft im Nachbesprechen von Sitzungen mit Impact-Techniken.

2.6   Lust und Spaß in der Therapie

> „Wenn Sie zu lange zu hart arbeiten, kriegen Sie ein weiches Hirn."
> Lee Iacocca.

Bei der Suche nach einem klugen Ausspruch bin ich auf das obige Zitat von Lee Iacocca gestoßen und es hat mir auf Anhieb gefallen. Überrascht war ich, dass so eine Weisheit von einem US-amerikanischen Manager der Automobilindustrie kommt. Und weil ich nur ein Fallberichtebuch schreibe, fühle ich mich hier nicht gezwungen, langwierig wissenschaftliche Beweise für die Verifizierung zu suchen. Wenn ich Lust und Spaß an meiner Arbeit habe, dann bleibt mein Hirn wacher, als wenn ich mich durch eine langweilige Arbeit quäle. So habe ich zum Beispiel für den kurzen theoretischen Teil dieses Buchs fast genauso viel Zeit gebraucht wie für meine gesamten Fallberichte zusammen. Ich habe mit der Theorie bis zum Schluss gewartet, weil ich einfach mehr Spaß am Schreiben der Fallbeispiele hatte, da war mein Hirn wacher und kreativer. Auch von anderen Beispielen aus dem Alltag weiß ich von mir: Ja, ich bekomme ein weiches Hirn, wenn ich zu lange zu hart arbeite. Ich werde vergesslich, unkreativ, missmutig, schlafe schlechter, meine Mails bestehen dann oft aus halben Sätzen, ich kann Bücher nicht genießen und noch einiges mehr. Diese Beispiele reichen mir als Bestätigung des Ausspruchs des Herrn Iacocca. Manchmal kommen einfach zu viele Dinge auf einmal zusammen, die abgearbeitet werden wollen. Und Patienten sind einfach Menschen wie wir. Wenn sie zu lange hart arbeiten, dann bekommen sie auch ein weiches Hirn. Die Auswirkungen eines weichen Hirns variieren von Mensch zu Mensch.

Patienten beschreiben oft, dass ihnen der Kopf brummt oder der Schädel drückt, wenn wir an dem Thema arbeiten, welches sie so belastet. Und das melden sie manchmal schon wenige Minuten nach Beginn der Arbeit zum Thema. Das es manchmal so schnell geht, kenne ich selbst aus eigenen Selbsterfahrungsstunden und bekomme diese Rückmeldung auch von Kollegen aus den Selbsterfahrungskursen, die ich gebe. Viele Kollegen fühlen sich am Ende eines Selbsterfahrungstages, als hätten Sie ununterbrochen gearbeitet. Und das war auch so. Auch wenn sie nicht immer selbst im Focus standen, sondern oft „nur" Beobachter einer Arbeit mit Kollegen waren.

Wenn Menschen trainieren, dann wachsen die Muskeln und das sieht man bei manch einem gut Trainierten auch sehr deutlich. Ob die Hirnwindungen den ganzen Tag gearbeitet haben, das ist nicht zu sehen, sondern zu fühlen. Was für den Sportler die Regenerationsphasen in den Pausen sind, ist in der Psychotherapie Spaß und Lust an der Arbeit. Bei Humor in der Arbeit wird Spannung abgebaut, nicht nur mental, sondern auch körperlich. Wer bei mir ein Impact-Seminar oder ein Selbsterfahrungsseminar mitgemacht hat, der hat etliche Spiele mit mir kennengelernt. Ich selbst lache gerne und die Rückmeldungen von Patienten und Kollegen beziehen sich oft auf die positive Wirkung dieser Spiele, die uns zum Lachen gebracht und Spannung in Geist und Körper abgebaut haben. Und ganz aktuell in Zeiten der Energiekrise, in der manche Räume ja nur noch auf 19 Grad Celsius erwärmt werden dürfen, half es einfach, dem Kältetod zu entkommen.

Durch meine Ausbildung in provokativer Therapie am Deutschen Institut für Provokative Therapie habe ich gelernt, mit Bildern und Metaphern Humor in die Therapie zu bringen. Und wer schon einmal **gemeinsam** mit Patienten oder Kollegen über eine Marotte oder ein ungutes Verhalten oder einen recht unnützen Gedanken gelacht hat, weiß um die verbindende Wirkung. Ich glaube, dass die Schwierigkeit in diesem Prinzip darin besteht, dass wir Therapeuten nicht gelernt haben, Spaß und Lust an der Arbeit zu haben. Ich jedenfalls nicht. Mir wurde beigebracht, wenn ich die Therapieplanung gut und richtig mache, immer professionell reagiere, dann gelingt eine Therapie. Dass diese Einstellung immer noch vermittelt wird, bestätigen viele Rückmeldungen von Kollegen aus den Selbsterfahrungskursen oder aus den Supervisionen im Psychotherapie-Ausbildungsmodus. Der Umkehrschluss ist, wenn die Therapie schlecht läuft, dann sind ausschließlich wir Therapeuten schuld daran. Und diese Botschaft ist schlechthin ein Lustkiller. Kollegen beschreiben oft, dass die Arbeit mit den Patienten an sich Spaß mache, dass sie sich aber verunsichert fühlen, ob sie alles richtig machen, sich unter Druck setzen, noch mehr leisten zu müssen.

Lust und Spaß an der Arbeit entspannt die Hirnwindungen und macht sie aufnahmefähig für neue Informationen oder die Weiterverarbeitung von wiederholten Informationen. Das gilt für die Patienten und für uns Therapeuten. Wer
schon als Patient beim Bearbeiten seiner Themen Spaß hat, der ist motivierter in
der Umsetzung der erarbeiteten alternativen Verhaltensweisen. An eine humorige
Therapiestunde erinnern sich Patienten lieber und leichter. Humor ist eine der
besten Ressourcen. Trauen Sie sich, mit den Patienten gemeinsam zu lachen und
erlauben Sie sich selbst Spaß an ihrer Arbeit.

2.7 Einfach ist einfacher

„Man muss es so einfach machen, dass man es einfach machen muss."
Frank Merkl (*1970, Werbetexter).

Vielleicht suchen Sie nach einem Handbuch, in dem genau beschrieben ist, bei
welchem Störungsbild, bei welcher Erkrankung oder in welcher Therapiephase Sie
welche Technik wie und wie oft und warum anwenden. Das gibt es einfach nicht.
Sie können Impact-Techniken einbauen, wann immer Ihnen welche einfallen,
um das gesprochene Wort irgendwie sichtbar und fühlbar zu machen. Und es ist
einfach so…gerade eben ist Ihnen eingefallen, wie Sie es mit Papier darstellen
können, 10 Minuten später fällt Ihnen ein, wie Sie es mit Stühlen, Gegenständen
oder Knete darstellen hätten können. Das, was Ihnen gerade einfällt, ist einfach
richtig, auch wenn es sehr einfach ist. Wir Therapeuten erlernen oft Therapieverfahren, in denen eine ganz bestimmte Reihenfolge einzuhalten ist. Und auch
ich habe solche Therapieverfahren schon erlernt und finde die Vorgehensweise
oft nachvollziehbar, richtig und gut. Bei Impact-Techniken ist einfach immer
alles richtig. Ob es beim Patienten ankommt, das ist eine ganz andere Frage. Das
wissen wir bei keinem Therapieverfahren. Impact-Techniken sind so einfach, dass
Sie es einfach nicht glauben können.
Ⅰn meinen Seminaren bekomme ich oft die Rückmeldung, bei mir würde alles
so einfach aussehen. Kollegen wollen oft wissen, ob ich zu Beginn der Übung
weiß, wie die Übung abläuft, welche Übung ich bei welchen Patienten anwende
usw. usf. Meine Antwort ist dann auch wieder einfach: Ich probiere es einfach
aus. Bei Impact-Techniken kann ich meinen eigenen hohen Leistungsanspruch gut
beruhigen, weil ich hier einfach meinem Bauchgefühl folgen und experimentieren
kann. Und im Laufe der Zeit habe ich immer mehr Freude am Ausprobieren, weil
ich sicherer geworden bin. Ich weiß am Anfang einer Übung nicht, wie sie abläuft,
nur dass was Gutes rauskommt. Und damit genug mit „einfach ist einfacher" für
Therapeuten.
Nun das Prinzip „einfach ist einfacher" in Bezug auf die Patienten. Charles
Dickens (1812 bis 1870) soll einmal gesagt haben:

„Auch eine schwere Tür hat nur einen kleinen Schlüssel nötig."

Ich erlebe oft in meinen Gruppensitzungen, dass ich Modelle erkläre. Dabei gebe ich mir Mühe, diese vollständig und mit allen Facetten zu erklären. Manchmal verwende ich dazu tolle Arbeitsblätter aus Büchern, die ich teuer erworben und durchgearbeitet habe. Wenn wir dann an einem konkreten Beispiel für einen Patienten arbeiten und ich höre in den Diskussionsrunden die Rückmeldungen der Patienten dazu, die sich losgelöst von jedem Modell dazu äußern, bin ich baff, mit welcher Kraft es bei dem Mit-Patienten ankommt, der gerade sein persönliches Thema vorgestellt hat und nun die Rückmeldungen bekommt.

Eine Patientin sagte einmal in der Kennlernrunde für eine neue Patientin in der Gruppe, die Einzelsitzungen seien zwar intensiver, die Gruppensitzungen jedoch nachhaltiger…

Die Rückmeldungen der Patienten sind frei von schwierigen Umschreibungen und komplexen Zusammenhängen und sind daher oft einfacher zu verstehen. Unser Gehirn ist bei einfachen Darstellungen nur mit dem Aufnehmen beschäftigt. Wenn es erst komplexe Modelle verstehen muss, sind die Hirnwindungen zuerst damit beschäftigt, die einfachen Bestandteile der komplexen Modelle zu analysieren, zu verstehen und dann auch noch auf das eigene Problem zu transferieren. Deswegen profitieren Patienten davon, wenn wir uns unsere Arbeit „einfach einfacher" gestalten.

2.8 Wiederholung

„Mit ihrem Wiederholen langweilen wir die Fehler".
    Unbekannter Autor.

Leider ist das nicht immer so. Menschen können Fehler unglaublich oft und ausdauernd wiederholen. Je öfter die Fehler wiederholt werden, umso tiefer brennen sie sich in den synaptischen Bahnen des Gehirns ein. Dieser Mechanismus gilt nicht nur für Fehler, sondern auch für das richtige und gute Verhalten. Es gilt also, die in der Therapie erarbeiteten Verhaltensalternativen ebenfalls so lange zu wiederholen, bis sie sich in das Hirn eingebrannt haben. Im therapeutischen Verlauf berichten die Patienten oft von „Rückfällen" in vertraute Muster und sind enttäuscht von sich selbst. Sie bezweifeln dann manchmal, dass sie es jemals schaffen, sich so zu verändern, dass sie ihr Ziel erreichen. Dann benutze ich gerne kleine Kinder als Beispiel. Alles, was wir als jüngere Kinder lernen, das lernen wir, ohne an den Erfolgen zu zweifeln. Wenn ein Kind zum Beispiel laufen lernt, gelingt das nicht auf Anhieb. Es fällt hin und fällt hin und fällt nochmal hin. Und doch zweifelt es nicht. Die kognitiven Fähigkeiten reichen einfach noch nicht zum Zweifeln aus. Also wiederholt das Kind das Laufenlernen, bis es sicher laufen kann. Alles, was wir als Kinder jemals gelernt haben, das mussten wir wiederholen. Mit jeder Wiederholung werden Verknüpfungen zwischen den aktivierten Synapsen vertieft, bis wir das können, was wir lernen wollen. Irgendwann reichen die kognitiven Fähigkeiten für Zweifel aus, wenn wir etwas neu erlernen wollen und nach einigen Wiederholungen immer noch keinen Erfolg haben. Selbst-

zweifel erschwerden das Erlernen neuer Verhaltensweisen. Wiederholung ist
jedoch eine anerkannte Lernmethode. Wir brauchen einige Wiederholungen von
Informationen, bis diese mithilfe unserer hoffentlich wachen Neuronen den Weg
vom Arbeitsgedächtnis ins Langzeitgedächtnis geschafft haben. Lee Iacocca, den
ich schon mal beim mnemotechnischen Prinzip „Lust und Spaß" zitiert hatte,
formulierte passend zu dem Prinzip der „Wiederholungen":

> „Lern alles was du willst, aber dann, um Himmels willen, steh nicht rum, sondern tu was
> mit dem Wissen. Wende es an, mach was draus."

Ich ermutige meine Patienten so oft wie möglich und so gut ich kann, die
erarbeiteten neuen Verhaltensmuster anzuwenden. Die neuen Gedanken zu
denken, sich anders zu verhalten als üblich. Jede praktische Wiederholung ist notwendig, um sich verändern zu können. Es ist wie das nach oben laufen in einer
Spiralfeder. In dieser Spiralfeder arbeiten wir uns mit jeder Runde nach oben. Die
Runden werden kleiner und kürzer. Irgendwann kommt der Patient und ist stolz,
dass er es geschafft hat. Beim nächsten Mal ist er wieder frustriert, dass es doch
wieder nicht geklappt hat. Patienten sind dann enttäuscht von oder wütend auf
sich. Und wir Therapeuten wiederholen immer wieder noch etwas zu dem Thema.
Der Patient bekommt immer mehr Wissen und mit Wissen ist hier eben auch
gefühltes Wissen gemeint. Der Frust, die Enttäuschung beim Misslingen, der Stolz
und die Freude bei Gelingen. Passend finde ich hier die Information, dass es kein
Scheitern gibt. Ich kann nur gewinnen oder lernen. Jeder braucht etliche gelungene
Wiederholungen im Praxistest.

Mit jedem Wiederholen wird das neuronale Netz gestärkt, welches in unserem
Hirn existiert. Trampelpfade, die oft gegangen werden, bekommt man nicht
mehr aus einer Blumenrabatte raus. Jeder kennt das in irgendeinem Stadtbild. So
funktioniert unser Hirn.

Mit diesem Wissen dürfen wir unseren Patienten oder auch uns selbst zum
gleichen Thema immer wieder Wiederholungen auf unterschiedliche Art und
Weise gönnen, um uns entwickeln zu können.

Meine Arbeitsmaterialien

Jeder beschriebene Gegenstand kann auch ganz anders genutzt werden, je nachdem, was die Patienten mit dem Gegenstand verbinden. Wenn eine Übung sehr beeindruckend für den Patienten war, dann verschenke ich gerne mal einen Gegenstand. Wenn Karten oder die Becher verwendet werden, dann verschenke ich die auch gerne. Hin und wieder bringen mir Patienten auch Gegenstände mit, die sie mit denen tauschen, die wir in der Übung verwendet haben. Die tausche ich dann nicht wieder ein, sondern behalte sie in Ehren in meiner Praxis.

Im Rahmen der Psychotherapieweiterbildung gebe ich regelmäßig meine Seminare auch an der Akademie für Psychotherapie (AfP). An diesem Institut werden alle Richtlinienverfahren für den Erwachsenen- und für den Kinderbereich angeboten. Wenn ich dort Seminare habe, dann „schleppe" ich nur wenige von meinen eigenen Materialien aus der Praxis zum Seminar, sondern gehe einmal kurz in die Kindertherapieräume und sammele mir einige Gegenstände von dort zusammen. Nach dem Seminar räume ich diese natürlich wieder zurück. Ich tue dies, um den Teilnehmern in den Seminaren zu zeigen, dass Impact-Techniken nicht nur mit bestimmten Gegenständen funktionieren, sondern dass die Wahl der Gegenstände völlig sekundär ist. Ich habe auch schon Runden in den Seminaren durchgeführt, in denen ich völlig auf die Gegenstände vom Dozententisch verzichtet habe, sondern Rucksäcke, Stifte vom Flipchart, einen Schlüsselbund, Trinkflaschen und anderes genommen habe. Die Beschreibung meiner Arbeits-

© Der/die Autor(en), exklusiv lizenziert an Springer-Verlag GmbH, DE, ein Teil von   19
Springer Nature 2023
K. Vader, *Impact-Techniken in der Einzel- und Gruppenpsychotherapie*,
Psychotherapie: Praxis, https://doi.org/10.1007/978-3-662-66955-6_3

materialien soll vielmehr der besseren Verständlichkeit meiner Fallbeispiele dienen.

Fühlen Sie sich also frei, Gegenstände aus ihrer Wohnung zu nehmen, mit denen Sie sich gerne an ihrem Arbeitsplatz umgeben und arbeiten möchten.

Matroschka: Die Matroschkas verwende ich oft, um das Konzept der Inneres-Kind-Arbeit zu vermitteln. Wenn die innerste Puppe durch alle anderen Puppen noch zu hören ist, dann können sich die Patienten dieses Konzept gut vorstellen und merken.

Rätselkiste: Mit der Rätselkiste erkläre ich die tollen Auswirkungen von kognitiver Umstrukturierung. Der Deckel geht nämlich nicht so auf, wie man denkt, sondern anders. Doch das wird hier nicht verraten. Die Patienten knobeln hin und her, wie nun die Kiste aufgehen könnte. Dabei ermutige ich immer wieder zum Umdenken. Wenn die Kiste dann nach unterschiedlich langer Knobelzeit auf ist, dann erkläre ich, dass man mit eben solchem Umdenken eine Lösung erzielen kann.

Seile: Die Seile benutze ich, wenn ich Themen mit mangelnder Abgrenzung habe oder Grenzen überschritten werden, oder auch zur Darstellung von Gedanken, die mich fesseln.

Gummiband: Dies benutze ich, um Patienten die Macht von gewohnten Denkweisen zu demonstrieren, weil sie an mir ziehen, je weiter ich weggehe und trotzdem an ihnen festhalte.

Ritter: Ritter werden überzufällig oft als Vertreter für die gewünschte mutige Seite genommen.

Weihnachtsmann: Er wird öfter als Vertreter für Überraschung, was Gutes und Starkes genommen.

Minion: Diese kleinen gelben Kerlchen verkörpern Frechheit, Unbeschwertheit, Witz, Charme…, aber nur für denjenigen, der sie aus den Filmen kennt und mag. Ansonsten erinnern sie nur an Überraschungseier. Manchmal wird die Minionfigur auch nur wegen der Keule genommen, die das kleine Kerlchen trägt, um „draufhauen" oder „sich durchsetzen" darzustellen.

Schokoosterhase: Er wird oft gewählt, wenn es darum geht, etwas Glänzendes/Großes oder was Ängstliches darzustellen.

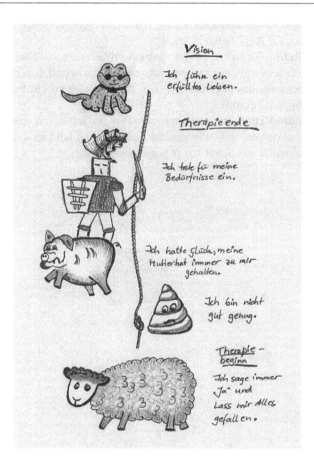

Würfel: Die Würfel sind gefallen oder um etwas sehr Konkretes (z. B. meine Pünktlichkeit, meine Ordnungsliebe) Geradliniges (z. B. Odrnung, die ich brauche oder meine Gewohnheiten und Prinzipien) oder aber wenn es darum geht, viele verschiedene Seiten von etwas darzustellen, dann ist er gefragt.

Kinderkartenspiel: Da werden die Bildchen symbolisch verwendet; das Häschen für Angst, der Löwe für Mut usw.

Trinkbecher: Diese nehme ich öfter für die Arbeit zum Selbstwert. Die Patienten sollen sich dann vorstellen, dass sie den Inhalt des Bechers trinken möchten. Dann frage ich, ob ich z. B. jetzt ein altes Taschentuch in das Getränk tun dürfte. Das möchte natürlich niemand. Dann kann ich mit dem Vergleich arbeiten. Bei dem, was sie trinken wollen, achten sie sehr genau darauf, was in ihrem Getränk ist. Dann soll sich der Patient vorstellen, dass er der Becher wäre und was er dann in sich aufnimmt oder nicht (z. B.: Abwertung, Selbstzweifel oder Selbstermutigung).

Kleine graue Filzmaus: Diese wird ziemlich oft gewählt, wenn sich jemand mit einem niedrigen Selbstwert darstellen will.

Kleine Keramikhäschen: Manche von ihnen stehen, manche sitzen, manche sind im Mädchen-, manche im Jungenoutfit. Die werden oft genommen, um eine

Ansammlung von vielen kleineren Life-Events darzustellen. Manchmal wird so ein Häschen auch für Ängstlichkeit gewählt.

Zwei Holzfüchse: Es ist ein kleiner und ein größerer Fuchs. Diese werden oft gewählt, um sich selbst als das frühere, jüngere Ich darzustellen und der größere Fuchs als Vertreter für das gegenwärtige Ich. Manchmal wird ein Fuchs auch als Vertreter für Klugheit gewählt.

Ein rosa Gummischaf: Dieses Gummischaf ist einfach durch seine Farbe sehr auffällig und wird deswegen häufig gewählt, jedoch kann ich hier keinen Schwerpunkt benennen, wofür das Schaf so oft genommen wird.

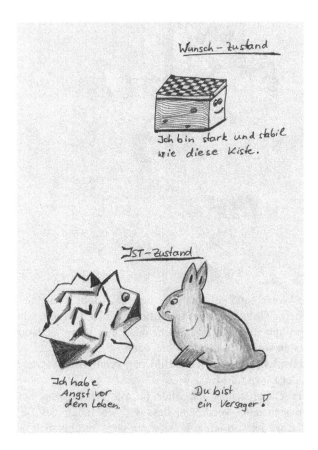

Stoffkater Garfield: Die meisten werden Garfield kennen. Meiner hat noch eine coole Sonnenbrille auf. Noch nie hat ihn jemand für Blindheit gewählt, obwohl die Brille definitiv blickdicht ist. Der „Rest" um die Brille herum wird einfach häufig für Gelassenheit, Coolness, Ruhe oder dickes Fell gewählt.

Igelbälle: Ich habe mehrere Igelbälle in verschiedenen Farben. Den gelben und den roten Igelball benutze ich dabei gerne um mit dem roten Ball etwas Ungutes und mit dem gelben Ball etwas Gutes darzustellen. Meine Patienten kennen diese

Farbbedeutung oftmals aus verschiedenen Übungen. So kann z. B. der rote Ball
für Depression, passiv, ausgeliefert, hilflos, unsicher, Lebensüberdruss, Ängste
usw. und der gelbe Ball für gesund, aktiv, selbstwirksam, selbstbestimmt, sicher,
Lebensfreude, mutig usw. stehen. So kann ich diese beiden verschiedenen
Befindlichkeiten mithilfe der Bälle auf dem Boden legen und der Patient kann sich
so zwischen die Bälle stellen, wie er sich gerade fühlt. Wir können so überprüfen,
ob eine Verhaltensweise jemanden eher zum gelben oder roten Ball bringt.

Alle Gegenstände können auch ganz anders genutzt werden, je nachdem,
was die Patienten mit dem Gegenstand verbinden. Wenn eine Übung sehr beeindruckend für den Patienten war, dann verschenke ich gerne mal einen Gegenstand. Wenn Karten oder die Becher verwendet werden, dann verschenke ich die
auch gerne. Hin und wieder bringen mir Patienten Gegenstände mit, die sie mit
denen tauschen, die wir in der Übung verwendet haben. Die tausche ich dann nicht
wieder ein, sondern behalte sie in Ehren in meiner Praxis.

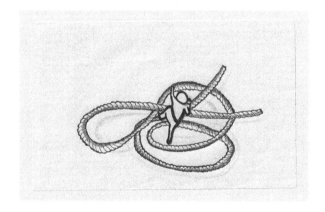

Fallbeispiele aus dem Einzelsetting

4

Inhaltsverzeichnis

© Der/die Autor(en), exklusiv lizenziert an Springer-Verlag GmbH, DE, ein Teil von
Springer Nature 2023
K. Vader, *Impact-Techniken in der Einzel- und Gruppenpsychotherapie*,
Psychotherapie: Praxis, https://doi.org/10.1007/978-3-662-66955-6_4

In diesem Kapitel stelle ich Ihnen einige Beispiele mit Impact-Techniken im Einzelsetting vor. Ich hoffe, dass ich Ihnen zeigen kann, wie sich die Arbeit mit Impact-Techniken immer an dem Hier und Jetzt der Patienten orientiert, sie ins Fühlen bringen und bei ein bisschen Freude am Experimentieren leicht umsetzen lässt. Egal, was die Patienten für ein Thema bringen, das wird zum Arbeiten genutzt. Für Impact-Techniken müssen Sie nicht zwingend einen Vorratsraum voller Arbeitsmaterialien haben, sondern können auch hier mit dem arbeiten, was Sie griffbereit haben. Im Austausch mit Kollegen oder angeregt durch das Buch „Impact-Techniken für die Psychotherapie" (Beaulieu, 2010) habe ich viele Ideen bekommen und weiterentwickelt.

Oft schildern Patienten sehr verstrickte Situationen oder beklagen so viele verschiedene Problembereiche, dass ich im Gespräch die Orientierung verliere, beziehungsweise den Patienten zu lange auf ihren eigenen gedanklichen Verstrickungen folge. Häufig geht es in den Konflikten um zahlreiche Gedankenpakete aus den unterschiedlichsten Lebensphasen der Patienten und um mehrere Personen, mit denen sie in Konflikt stehen, von denen sie sich nicht abgrenzen können, vor denen sie sich nicht wehren können. Patienten beklagen, dass sie schon so lange an ihren Problemen arbeiten und gefühlt immer noch nicht oder nicht weit genug vorangekommen sind. Impact-Techniken bieten sich hier sehr gut an, um als Therapeut den Überblick über die Problemvielfalt des Patienten zu bekommen, unbewusste Hindernisse sichtbar zu machen und durch die Draufsicht eine produktive emotionale Distanz zu erreichen. Kollegen berichten mir in

Supervisionen oder in Seminaren immer wieder, dass sie sich redlich im Gespräch mühen und doch oft erleben, dass die Worte beim Patienten nicht ankommen. Auch ich habe in meiner Psychotherapieausbildung von einem meiner Supervisoren zu hören bekommen, dass wir Therapeuten ein Thema manchmal 30 Mal unterschiedlich erklären, der Patient es aber erst beim 31. Mal verinnerlicht hat, weil es erst dann im Herzen angekommen ist. Mit Impact-Techniken kann ich den Weg vom Verstand zum Herzen des Patienten schneller abschreiten und fast jeder Schritt ist voller Fühlen. Wenn ich Impact-Techniken anwende, dann arbeite ich meistens stehend mit dem Patienten, weil wir Gegenstände hin- und herräumen oder verschiedene Positionen einnehmen, die wir dann auch wechselseitig einnehmen. Dass Bewegung einen positiven Einfluss auf das Lernen hat, beschreibt Beck (Beck, 2021) in seinem Buch. So oft es geht versuche ich, das gesprochene Wort, den beklagten Sachverhalt, den Konflikt des Patienten in einer Darstellung auf dem Boden sichtbar zu machen. So können der Patient und ich relativ sicher sein, dass wir über dasselbe reden. Die Arbeit mit den Gegenständen weckt das Interesse und hält die Konzentration konstant auf einem erfreulich guten Level. Als Therapeut kann ich mir so die vielen Beispiele der Patienten besser merken und wir haben oft gemeinsam schon etwas Spaß am Aussuchen der Gegenstände, weil die Patienten interessante Assoziationen beschreiben. Ich werde immer wieder gefragt, ob ich jede Stunde mit Impact-Techniken arbeite. Nein, das tue ich nicht. Manchmal bin ich einfach müde oder das Knie tut weh oder ein Infekt bahnt sich an, dann ist meine Kreativität auf einem niedrigen Level und mir fällt nicht so viel ein wie sonst. Und nur weil ich von Impact-Techniken begeistert bin, wende ich sie nicht auf Teufel komm raus bei jedem und immer an. Die Gespräche nach einer Arbeit mit Impact-Techniken sind jedoch konkreter, bildhafter und fassbarer. Meistens werden die Problemanalysen eineindeutig, die Gedanken verlieren sich nicht mehr in Endlosschleifen, um das Problem zu verstehen oder eine Lösung zu kreieren. Oft benutzen die Patienten und ich dann in der weiteren Bearbeitung des Konfliktes bzw. des Problems die Nennung der Gegenstände, welche in der Arbeit mit der Impact-Technik benutzt wurden. Und ich kann nachfragen, wie nahe der ausgewählte Gegenstand, der symbolisch für das Problem lag, jetzt noch ist und ob er vielleicht in eine andere Richtung sieht. Und dann können die Patienten und ich uns konkret über den Abstand unterhalten.

Während ich hier darüber schreibe, habe ich das Gefühl, es ist besser, Ihnen jetzt das erste Fallbeispiel zu beschreiben. Sonst wundern Sie sich wahrscheinlich nur, warum ich über Abstände, Blickrichtungen und Gegenstände schreibe. Für Sie ist es ja noch nicht konkret geworden. Deshalb nun der erste Fallbericht.

Alle Fallberichte sind nur skizzenhaft dargestellt, da es primär um die Beschreibung der Übung geht, weniger um den genauen Wortlaut. In der Realität reden meine Patienten und ich deutlich mehr miteinander. So manch humorige Nuance geht dabei verloren, das ist schade. Wie sehr Humor die Arbeit belebt, kann ich besser in den Seminaren zeigen.

4.1 Mit Igelbällen psychoedukativ arbeiten

Ich versuche oft, herauszufinden, wie der Patient zu einer Sache steht. Wenn Patienten zum Beispiel wegen depressiver Beschwerden kommen und mir berichten, dass es ihnen schon besser geht, weiß ich nicht, wie schlecht es ihnen ging und wie weit sie immer noch vom gesunden Befinden weg sind. Solche Informationen bekomme ich im Gespräch nur bedingt heraus. Ich kann mir diese Aussagen des Patienten sichtbar machen lassen. So verwende ich oft einen roten Igelball zur Darstellung von was Negativen (z. B. die depressiven Beschwerden) und einen gelben Igelball für die Darstellung von etwas Positiven (z. B. das gesunde Befinden). Dies zieht sich wie ein roter Faden durch viele Sitzungen und erleichtert das Arbeiten, weil hier bereits auf einfache und bekannte Konstrukte zurückgegriffen werden kann; rot bedeutet ungut, gelb bedeutet gut. Die Auswahl der Gegenstände bedarf dann weniger Zeit. Im folgenden Fallbeispiel finden Sie eine Arbeit mit dieser Polarisierung, die ich sehr hilfreich finde, um zu sehen, wie weit der Patient noch vom gesunden Befinden weg ist. Ich möchte Ihnen in diesem Fallbericht zeigen, wie Sie mit Impact-Techniken mit dieser Information dann weiterarbeiten können.

4.1.1 Patientenvorstellung

Pat. A.: männlich, Anfang 20, Student, massive Selbstwertprobleme mit defizitärer Kommunikationsfähigkeit. Er kommentiert jeden seiner Gedanken, ist daher in den Gruppen auffällig durch sein Dazwischenreden. Wenn er mit seinen Rückmeldungen dran ist, dann tut er dies äußerst ausschweifend, kommt von einem Thema zum nächsten, zum nächsten, zum nächsten, sodass die Gesprächsführung erschwert ist. Es gab in der frühen Kindheit Hörprobleme, die zu Entwicklungsverzögerung beim Sprechen und in der Kommunikation geführt haben. Der Patient beschreibt Einzelgängertum, seit er sich erinnern kann. Die Studienzeit fand für ihn bisher fast ausschließlich im Onlinemodus statt, was seine Zurückgezogenheit fördert und er sich dadurch oft einsam fühlt. Seine mangelhafte Kommunikation wird aufrechterhalten und dadurch auch seine Selbstwertprobleme.
Der junge Mann ist seit ca. $^3/_4$ Jahr bei mir in Kombinationsbehandlung.

4.1.2 Anliegen an die Stunde

Mit dem Patienten habe ich bereits mehrmals an Möglichkeiten seiner Selbstwirksamkeit/Selbstbestimmung (Hanning & Chmielewski, 2019) gearbeitet, um seinen Selbstwert zu stabilisieren. Er braucht dabei viele verschiedene Beispiele, weil ihm das Transferieren einer guten Umgangsweise in einer Situation auf eine andere ähnliche Situation schwer fällt.

In diese Stunde kommt er mit einer konkreten Situation, in der er sich wieder abgewertet gefühlt hat und wissen möchte, wie er sich da hätte verhalten sollen.

4.1.3 Stundenverlauf

Pat.:   *Auf einer Feierlichkeit haben wir gekegelt. Ich war nicht gut, habe nur ein Kegel getroffen. Da haben anwesende Kinder sich für mich gefreut und ich habe gedacht, die machen sich lustig über mich.*

Th.:   *Wie haben Sie darauf reagiert?*

Pat.:   *Ich habe noch zweimal gekegelt, dann habe ich mich zurückgezogen und nicht mehr mitgekegelt.*

Th.:   *Welche Gedanken haben Sie gehabt?*

Pat.:   *Das lässt sich schwer sagen. Als ich da saß und über die Kinder nachgedacht habe, da dachte ich, die sind eigentlich noch zu jung, um sarkastisch zu sein. Ich konnte mir trotzdem nicht vorstellen, dass die sich einfach für mich gefreut haben.*

Th.:   *Welche Gedanken hatten Sie über sich selbst?*

Pat.:   *Ich bin nicht gut. Ich kann nicht kegeln, ich kann eigentlich so vieles nicht.*

Th.:   *Wie wirkten sich die Gedanken auf Sie aus?*

Pat.:   *Ich war frustriert, lustlos…*

- Meine Idee ist, dem Patienten die Auswirkung seiner negativen Gedanken (Roth, 2003) fühlbar und ihm das Konzept der Selbstbestimmung zur Stärkung des Selbstwertes (Hanning & Chmielewski, 2019) nochmals greifbar zu machen. Dazu möchte ich zwei Pole darstellen, um die unterschiedlichen Ausprägungen des Selbstwertes darstellen zu können. Damit möchte ich den Patienten später an den zwei Polen in die unterschiedlichen Gefühlslagen bringen.

Th.:   *Ich lege Ihnen hier mal den roten Igelball für ein schlechtes Selbstwertgefühl und dort den gelben Igelball für das gute Selbstwertgefühl hin. Und Sie positionieren sich bitte jetzt dort, wo Sie glauben, dass Sie sich aktuell mit ihrem Selbstwertgefühl befinden.*

- Die Bälle liegen gut zwei Meter auseinander. Ich kann bei diesem Patienten darauf zurückgreifen, dass wir schon öfter mit den Igelbällen gearbeitet haben und er die Bedeutung des roten und des gelben Igelballes gut kennt. Er positioniert sich fast mittig, näher beim roten Ball.

Th.:   *Gut, welchem Pol kommen Sie mit den Gedanken „Ich bin nicht gut, ich kann so vieles nicht" näher?*

- Patient geht deutlich näher an den roten Ball heran. Während er sich nur auf diese Darstellung mit den zwei Bällen konzentrieren muss, kommentiert er trotzdem noch alle seine Gedanken dabei laut. An den ausgesprochenen

Gedanken kann ich jedoch bemerken, dass er strukturierter beim Thema bleibt und nicht noch 100 andere Themen in seine Überlegungen, wo und warum er denn jetzt hier stehe, einfließen lässt.

Th.:   *Ok, ich lege Ihnen jetzt nochmal die bekannte Triade „Denken-Handeln-Fühlen" hier auf den Boden hin.*

• Die Worte „Denken", „Handeln" und „Fühlen" habe ich so auf einem laminierten A4-Blatt aufgeschrieben, dass sie zusammen ein Dreieck bilden. Jeweils zwischen zwei Begriffen ist ein Pfeil eingezeichnet, der in beide Richtungen geht. In vorangegangenen Stunden wurde diese Triade mehrmals schon besprochen. Dem Patient ist das Modell bekannt.

Th.:   *Da Sie fast beim roten Ball stehen, nehmen Sie bitte den roten Ball in die Hand und positionieren sich bei dem Begriff „Denken" und sprechen nochmal laut die Gedanken aus, die ein negatives Gefühl auslösten.*

• Der Patient positioniert sich an der Ecke des Dreieckes beim Begriff „Denken" mit dem roten Ball in der Hand.

Pat.:   *Ich bin nicht gut, ich kann so vieles nicht.*
Th.:   *Während Sie mir bitte die dabei aufkommenden Gefühle beschreiben, gehen Sie bitte auch zur Ecke „Fühlen".*

• Patient geht zum Begriff „Fühlen". Dabei murmelt er die Aufgabenstellung vor sich her und formuliert dann seine Gefühle.

Pat.:   *Ich bin frustriert, habe keine Lust mehr, weiter zu kegeln.*
Th.:   *Ok, die negativen Gedanken haben Frust ausgelöst, was passiert auf der Handlungsebene?*

• Der Patient geht zum Begriff „Handeln". Das Kommentieren wird weniger.

Pat.:   *Ich bleibe irgendwann am Tisch sitzen, kegle nicht mit, gehe dann raus aus dem Raum.*

• Ich bitte den Patienten, noch paar Runden weiter durchzuspielen und achte immer darauf, dass er sich jeweils zu dem Begriff stellt, zu dem er eine Aussage trifft. Ich gebe ihm Rückmeldungen über seine Körperhaltung, Stimme, Blicke. Auffallend ist, dass er in der Körperhaltung schlaffer wird und leiser redet. Nach drei Runden bitte ich ihn nun, ausgehend von dem Begriff „Denken" mit alternativen positiven Gedanken zu starten, die wir in vergangenen Stunden in Bezug auf ähnliche Situationen auch schon erarbeitet hatten. Falls ich noch keine alternativen Gedanken erarbeitet hätte, würde ich im Stehen diese erarbeiten.

Th.:   *Sie konnten nun fühlen, dass Ihre negativen Gedanken zu Frust, Unlust und Traurigkeit führten und Sie aufgehört haben, mit der Gruppe zu kegeln. Wir hatten in vergangenen Stunden schon mal alternative Gedanken erarbeitet. Also Gedanken, die Sie ermutigen und stärken.*

> *Legen Sie bitte den roten Ball zurück auf den Boden und gehen bitte zum gelben Ball. Ich lege nun die Triade „Denken-Handeln-Fühlen" zum gelben Ball. Starten Sie nun bitte an der Ecke „Gedanken" mit dem gelben Ball in der Hand.*

- Der Patient läuft nun einige Runden mit positiven Gedanken (z. B.: „Ich bin in Ordnung. Kegeln hat heute nicht geklappt, trotzdem bin ich in Ordnung"). Ich gebe ihm wieder Rückmeldung über seine Körperhaltung (aufrechter), seine Stimme (fester), seine Bewegungen (flüssiger, lebhafter) und seinem Gesichtsausdruck (freundlicher, heller). Wir besprechen das teilweise im Stehen noch nach und wiederholen den Zusammenhang zwischen Denken-Handeln-Fühlen.

Pat.:	*Mir geht es nach den letzten Runden besser. Ich ärgere mich, dass ich das immer wieder schleifen lasse.*
Th.:	*Das verstehe ich. Alte Denkmuster brauchen etliche Wiederholungen, bis sie mit neuen Denkmustern überschrieben sind. Sie haben eingangs gesagt, dass Sie sich abgewertet gefühlt haben. Wurden Sie abgewertet oder ….*
Pat.:	*Nee, das habe ich wieder selbst gemacht*
Th.:	*Hm, dann lassen Sie uns nochmal mit dem Selbstwertmodell(Hanning & Chmielewski, 2019) arbeiten und gucken, wie ihre Selbstabwertung ihren Selbstwert beeinflusst.*

- Ich lege ihm meine angefertigten Arbeitskarten hin. Es sind drei Moderationskarten, auf denen die Begriffe „Selbstbestimmung", „Bindung" und „Kompetenz" stehen. Der Selbstwert wird durch diese drei Bereiche gestärkt, wenn diese gut befriedigt sind, oder geschwächt, wenn diese Bereiche unbefriedigt sind. Zusätzlich zu den Begriffen stehen einige Erklärungen dazu auf den Karten. Jede Moderationskarte besteht aus einer gelben und einer roten Seite, sodass die Karten gewendet werden können. Die rote Seite bedeutet, dass dieser Bereich unzureichend bis gar nicht befriedigt ist, die gelbe Seite bedeutet, dass dieser Bereich gut befriedigt ist. Natürlich kann jeder Bereich auch nur halb oder ¼ oder noch ganz anders erfüllt sein. Das konnte ich in meiner Bastelarbeit nicht umsetzen. Und natürlich sind die Moderationskarten wieder laminiert. Und wie Sie bemerken, verwende ich hier wieder die Farben rot und gelb. Ich kann so also genau sehen, welche Bereiche gelb = gut erfüllt und welche Bereiche rot = schlecht erfüllt sind.

Th.:	*Welchen Bereich treten Sie mit ihren negativen Gedanken mit Füßen?*
Pat.:	*Naja, ich mache meine Kompetenz nieder… und ich falle aus der Bindung raus.*
Th.:	*Richtig. Wollen Sie das?*
Pat.:	*Natürlich nicht. Ich bin da auch sauer über mich.*
Th.:	*Kann das sein, dass der Bereich der Selbstbestimmung ebenfalls mit Füßen getreten wurde?*

- Patient überlegt länger, murmelt dabei alle seine Überlegungen vor sich hin.

Pat.:   *Sie meinen, wenn ich mit anderen Gedanken gegensteuere, dann bin ich selbstbestimmt?*

Th.:   *Da bin ich mir ziemlich sicher. Da wir jetzt mit der Stunde am Ende sind, legen wir an diese Stelle hier ein gedankliches Lesezeichen. Sie können bis zur nächsten Stunde noch weitere gedankliche Beispiele aufschreiben, die ihren Selbstwert schützen. Und wenn es passt, arbeiten wir in der nächsten Gruppensitzung daran weiter, auch zum Bereich Selbstbestimmung.*

4.1.4 Fazit

Der Patient und ich haben schon mehrmals mit Impact-Techniken gearbeitet. Nach den Stunden geht der Patient motivierter und die Konzepte und Informationen sind für ihn schneller verfügbar, sodass er auch in schwierigen Situationen recht zeitnah darauf zurückgreifen kann. Eben nur nicht lang anhaltend. Bei ihm bin ich mir ziemlich sicher, dass ich ihn ohne Impact-Techniken gar nicht erreicht hätte, da er im ausschließlich verbalen Gespräch schwerer auf strukturiertes Arbeiten zu fokussieren ist. Das Arbeiten mit Bewegung hilft ihm, sich zu konzentrieren und beim Thema zu bleiben. Zudem kann ich ihn so auch immer wieder zurück zum Thema führen. Seine ausschweifende Kommunikation habe ich hier nicht dargestellt, weil es mir nur um die Darstellung der Impact-Technik geht und ich das, was dann nicht direkt dazu gehört, weglasse. Sollten Sie diese Übung so oder so ähnlich ausprobieren, werden Sie erleben, dass Patienten sehr schnell ins Arbeiten kommen und meistens von selbst weniger ausschweifend sind.

Sie müssen sich nicht unbedingt Igelbälle kaufen. Sie können Gegenstände dafür nehmen oder Zettel beschriften oder Stühle verwenden. Selbst in einem leeren Raum können Sie mit Impact-Techniken arbeiten, indem Sie die Wände des Raumes nutzen. Die unterschiedlichen Wände sind dann symbolisch die Vertreter für unterschiedliche Standpunkte. So kann zum Beispiel eine Wand für das selbstzweiflerische und die gegenüberliegende Wand für das selbstvertrauende Verhalten stehen. Dann könnten Sie mit dem Patienten unterschiedliche Kognitionen erarbeiten und ihm mit den Bewegungen zwischen den Wänden aufzeigen und spürbar machen, wohin ihn diese Gedanken bringen. Der Patient kann Ihnen dann mit Schritten zwischen den Wänden zeigen, wohin und wie weit ihn die unterschiedlichen Gedanken bringen.

Wenn der Patient sich zwischen den Begriffen „Denken", „Handeln" und „Fühlen" bewegt, bleiben Sie auf ihrer Stelle stehen. Sie dürfen sich natürlich bewegen. Ich möchte Ihnen nur verdeutlichen, dass der Patient so sehr schnell zu spüren bekommt, dass er alleine seine Befindlichkeit ändern kann. Wir Therapeuten können ihn dabei unterstützen, die Veränderung aber nicht für ihn bewirken. Wenn wir uns im Gespräch bemühen, den Patienten für eine Veränderung zu motivieren, dann denken viele Patienten, wir zücken irgendwann noch ein Wundermittel aus der Tasche, mit dem dann die Veränderung einfacher geht. In der Arbeit mit Impact-Techniken merken sie recht schnell, dass wir Therapeuten „nur" Begleiter auf einem schwierigen Weg sind. Dies finde ich psychohygienisch für uns Therapeuten wichtig, denn auch ich kann mich während der Arbeit mit Impact-Techniken mehr zurückhalten als im Gespräch. Alleine dadurch, dass sich der Patient bewegen muss und ich mich nicht mit bewege oder den Patienten aus dem negativen Befinden nicht herausziehen kann, wird in der Arbeit mit Impact-Techniken sofort spürbar, dass ich nur Begleiter für die Phase der Therapie bin. Ich habe sozusagen den Patienten auf eine charmante Art desillusioniert. Ich habe nämlich kein Zaubermittel in der Tasche, mit dem ich ihn aus dem negativen Befinden herausholen kann. Es tut gut, dass ich als Therapeut begleite, das ist hilfreich. Mehr nicht. Ich kann so auch gut besprechen, dass wir diese Übung noch zig Mal wiederholen können. Sie stundenlang zwischen den Bällen oder mit den Bällen zwischen Begriffen hin und her zu laufen zu lassen, darauf haben die Patienten dann doch keine Lust und sind motiviert, eine Veränderung zu erreichen. In ausschließlich verbaler Arbeit sind die Patienten erfindungsreicher, noch etliche Begründungen zu erklären, warum es nicht geht, sich zu verändern, warum es so schwierig ist, den ersten Schritt zu gehen usw. usf. Das ist alles richtig. Wenn ich mit meinen Patienten mit Impact-Techniken gearbeitet habe, dann ist die Motivation trotzdem höher, weil die Wissensvermittlung zu den Möglichkeiten der Entwicklung, der Veränderung schneller ins Fühlen, ins Spüren, ins Herz gelangt ist. Nichtsdestotrotz ist gerade dieser Patient aus diesem Fallbeispiel der Beweis dafür, dass Impact-Techniken keine Wunder bewirken können. Ich erreiche ihn in den Stunden mit den Impact-Techniken, kann ihn am Thema halten und auch in jeder Stunde die richtige Verhaltensweise erarbeiten, diese wendet er jedoch weniger nachhaltig an als viele andere Patienten. In der oben beschriebenen Stunde sind wir erst ziemlich zum Stundenende auf sein Stundenanliegen gekommen, da es mir wichtig war, nochmals psychoedukativ zu arbeiten und dafür ein Großteil der Stunde gebraucht wurde.

4.1.5 Querverweis

Die direkt im Anschluss folgende Gruppenstunde finden Sie unter Abschn. 5.4. In dieser Gruppenstunde wird das Thema aus der eben beschriebenen Einzelsitzung vertieft. Für den Patienten ist es wichtig zu sehen, dass es auch seinen Mitstreitern schwer fällt, immer die richtige und stärkende Selbstinstruktion zu finden. Sollten Sie nicht mit Gruppen arbeiten, dann können Sie die in der Gruppensitzung beschriebene Übung einfach im Einzelsetting durchführen. Ebenso gut können Sie diese eben beschriebene Einzelübung im Gruppensetting durchführen. Dann ist ein Teilnehmer aktiv und die anderen Teilnehmer schauen zu und lernen dabei, da auch die Beobachter von Impact-Techniken ins Fühlen kommen.

4.2 Mit dem Seil eine destruktive Kommunikation spürbar machen

Mit Patienten darüber zu reden, was Kommunikationskiller, Verletzungen oder Abwertungen sind, ist häufiges Stundenthema. Meistens erfahren unsere Patienten diesen unschönen Umgang durch einen anderen Mitmenschen. Aber auch unsere Patienten sind nicht frei davon, diese destruktiven Elemente einer Kommunikation einzusetzen. Oftmals werden subtile Strategien angewendet, die dem Patienten dabei gar nicht bewusst sind. So kann emotionale Erpressung großen Druck erzeugen, den ich mit Impact-Techniken gut spürbar machen kann. Wenn Menschen überfordert, hilflos oder verzweifelt sind, auch das zeigt sich in der Kommunikation oft destruktiv. Und so kann Kommunikation verbinden oder voneinander weg treiben, je nachdem wie sie geführt wird.

Wenn zwei Menschen jeweils ein Ende eines Seiles anfassen, so sind sie verbunden. Wie sie verbunden sind, kann ich mit der Seillänge spürbar machen. Im Gespräch gehen mir viele von den Informationen verloren, die ich mit einem Seil sichtbar machen kann. Mal ist es eine enge, mal eine distanzierte Verbindung. Und manchmal ist die Verbindung sogar gefährdet, wenn das Seil losgelassen oder weggeschmissen wird. Ich nutze das Seil oft, um bei Schwierigkeiten in der Beziehung die Kommunikation aufzuzeigen.

Die hier beschriebene Übung ist Inhalt einer Doppelstunde mit meiner Patientin und ihrem Ehemann.

4.2.1 Patientenvorstellung

Pat. B.:   Anfang 30, verheiratet, 2 Kinder, depressiv, massive Selbstwertprobleme, die sich immer wieder auch in Konflikten mit dem Ehepartner entladen, da sie ständig Angst hat verlassen zu werden. Die Patientin stammt aus einem Elternhaus, in dem eine ungute Streitkultur herrschte. Insbesondere der Vater war sehr abwertend, den Kindern – der Patientin und deren Geschwistern – gegenüber. Die Patientin hat daher neben den Selbstwertproblemen auch nicht gelernt, Konflikte konstruktiv zu klären. Der Ehemann ist schon sehr lange zum Paargespräch eingeladen, nun hat er endlich zugesagt.

4.2.2 Anliegen an die Stunde

Die Patientin und ich hatten in den Einzelsitzungen besprochen, dass es wichtig sei, die Entstehung von Konfliktsituationen zu analysieren, um überhaupt Strategien entwickeln zu können, wie diese dann gestoppt und geklärt werden können. Dies wäre in einem Ehegespräch nötig, um beide Ehepartner auf denselben Wissensstand zu bringen.

4.2.3   Stundenverlauf

Nach der Begrüßung, dem Warm-up mit dem mir bis dahin unbekannten Ehemann, bitte ich die beiden, mir eine typische Streitsituation zu schildern.

Pat.:   *Naja, zum Beispiel habe ich letzte Woche gesagt, wir müssen uns um die Einschulung kümmern, die Gasstätte, Einladung für die Gäste und all dem, was so anfällt. Und da fährt er mich an, ich soll nicht so eine Hektik machen, das wird schon, ich sei echt nervig.*

Ehemann: *Also so habe ich das nicht gesagt...*

Pat.:   *Doch, und das machst du immer. Ich will das klären....*

Ehemann: *Wir haben doch aber auch noch ein Jahr Zeit und du nervst dann halt echt. Ich arbeite den ganzen Tag...*

Pat.:   *Ach, ja. Und ich wohl nicht. Und ich bin dazu noch depressiv und mir fällt eh schon alles schwer und du bist da echt so fies zu mir...*

- Usw. usf. Ich habe mir diese Ehekommunikation noch fünf Minuten angehört. Schnell wurde mir klar, dass diese mit Vorwürfen und emotionaler Erpressung gespickt ist, die immer wieder zu Distanzierung und Annäherung führen.

Th.:   *Ich unterbreche Sie jetzt einfach mal, da ich Ihnen etwas zeigen möchte.*

- Beide verstummen, ich hole ein Seil.

Th.:   *Stehen Sie bitte auf und nehmen jeder von Ihnen jeweils ein Seilende in die Hand. Sie gehen jetzt soweit aufeinander zu, wie es sich gut anfühlt. Das Seil sollte dabei nicht durchhängen und zu Beginn auch nicht gezogen werden. Wir werden dann mal schauen, wie sich das entwickelt.*

- Das Paar probiert die Distanz aus, bleibt dann in ca. 1,5 m Entfernung stehen. Wäre mein Raum größer, dann wäre der Abstand wahrscheinlich größer gewesen. Aber so entsteht diese Distanz nicht nur in Abhängigkeit vom Wohlgefühl zueinander, sondern noch in Abhängigkeit davon, wie wohl sie sich mit den Stühlen oder dem Bücherregal neben oder hinter sich fühlen.

Th.:   *Ok, das ist die Entfernung, die für Sie beide jetzt im Moment in Ordnung ist. Nun unterhalten Sie sich einfach nochmal über die Schuleinführung. Wenn Sie, Herr B, etwas sagen, dann zeigen Sie Frau B bitte an, ob Sie das von ihrem Mann entfernt oder näher bringt, indem Sie das Seil kürzer oder weiter fassen. Und umgekehrt. So, dass wir immer sehen können, wie sich die Entfernung ändert. Ich bitte Sie, wenn jeder seine Aussage gemacht hat, dann erstmal Zeit für den anderen zu lassen, damit der hineinfühlen und die Seillänge anpassen kann.*

Patientin:	*Ok, wir müssen die Schuleinführung planen. Ich habe da an drei verschiedene Gasstätten gedacht...*
Ehemann:	*Wir haben doch noch ein ganzes Jahr Zeit, was nervst du jetzt schon damit...*
Patientin:	*Damit kann man...*
Th.:	*Stopp. Frau B, zeigen Sie erst noch, ob diese Formulierung „was nervst du jetzt schon damit" Sie weiter weg oder näher ran an ihren Mann bringt. Sie sind unverändert stehen geblieben.*
Pat.:	*Ach so, ja. Also das ist verletzend und ich will ihm erklären, dass ein Jahr nicht mehr viel Zeit ist, um die Gaststätte fest zu buchen.*
Th.:	*Hm, wenn das verletzend ist, bringt es Sie weiter weg?*
Pat.:	*Ja.*
Th.:	*Dann gehen Sie so weit weg von ihrem Mann, wie es sich richtig nach dieser Verletzung anfühlt und fassen das Seil an einer neuen Stelle.*

- Die Patientin fasst das Seil ca. zehn Zentimeter weiter hinten an und geht dementsprechend auch zehn Zentimeter weiter weg von ihrem Mann.

Th.:	*Ok, und jetzt geht es weiter.*
Pat.:	*Ok, also ein Jahr ist nicht lang, um das alles zu planen.*
Ehemann:	*Wir wissen doch noch gar nicht, wer alles kommen kann, da ist das jetzt doch viel zu früh.*
Pat.:	*Egal, wieviel Gäste kommen, wir müssen uns überlegen, wo wie feiern wollen. Die Anzahl der Gäste können wir dann immer noch konkretisieren.*
Ehemann:	*Das ist doch total übertrieben.*
Pat.:	*Nein, und wir müssen mal losgehen, was für einen Ranzen wir kaufen. Wir brauchen einen sehr leichten, damit...*
Ehemann:	*Über was du dir alles Gedanken machst, das ist irre...*
Pat.:	*Ich bin nicht irre, ich...*
Ehemann:	*Ich habe auch nicht gesagt, dass du irre bist....*
Pat.:	*Doch, das machst du ganz oft, vor allem, seit ich in Therapie bin...*
Ehemann:	*Ach, du bist einfach zu sensibel...*
Th.:	*Stopp, jetzt müssen wir die Aussagen erst nochmal durchsortieren. Welche Aussage wen wohin gebracht hat...*

- Vielleicht ahnen Sie, dass sich die Seillänge oft geändert hat.

Und natürlich ging in der Hitze des Gefechtes das Gespräch nicht so brav und strukturiert, wie ich das instruiert hatte. Ich habe mehrmals eingegriffen, immer wieder nachgefragt, ob jetzt Nähe oder Distanz erzeugt wird und darauf geachtet, dass Nähe und Distanz mit der Seillänge gezeigt wird. Das Seil wurde fallen gelassen, wenn es für einen von beiden zu verletzend war. Das Seil wurde aber auch mal von einer Seite weggeworfen, mit der Aussage: „Dann mach doch deinen Scheiß alleine".

So konnte ich dem Paar gut zeigen, welche Macht die Worte haben. Da von den Konflikten immer wieder auch die Kinder betroffen waren, habe ich meinen Stoffkater symbolisch für die Kinder genommen, das Seil in der Mitte um den Hals des Katers gebunden und dann den beiden wieder die Seilenden gegeben. Sofort waren beide betroffen und sehr bemüht, das Seil so wenig wie möglich zu spannen, um den Kater nicht zu würgen. Gleichzeitig wollten sie das Seil auch nicht wegwerfen oder fallen lassen. Die Patientin brach in Tränen aus, der Ehemann war sehr betroffen. Beiden war theoretisch klar gewesen, wie sehr die Kinder unter den Konflikten leiden. Nun wurde es für beide „fühlbar sichtbar", was Worte für eine Macht haben. Das Paar war nun hochmotiviert, einen Weg für die Kinder zu finden, statt „den Kater zu erwürgen". Wir erarbeiteten ein Code-wort, welches derjenige sagen sollte, der zuerst aus dem Konflikt aussteigen konnte, um das Codewort zu sagen. Dies sollte erstmal dem Ziel dienen, Ver-letzungen zu vermindern.

4.2.4 Fazit

Für beide Ehepartner war die Erkenntnis, dass Worte die Distanz oder Nähe in der Kommunikation so massiv beeinträchtigen, spürbar geworden. Die unterschied-lichen Abstände mithilfe des Seiles immer wieder neu zu justieren, hat beiden auf-gezeigt, wie schnell Worte Distanz oder Nähe schaffen. In der Theorie war beiden das klar, es hier mithilfe von „aufeinander zugehen" oder „voneinander weg-gehen" jedes Mal neu zu sehen und auch zu spüren, war für beide beeindruckend. Neu war für die beiden auch, es dem anderen durch das Ändern der Seillänge konkret und deutlich zeigen zu können. Im Gespräch geht das unter, im emotional hochgeladenen Streitgespräch geht es mehr als unter.

Das Bild vom „erwürgten Kater" war für beide Eltern schwer zu ertragen und hat sich im Gedächtnis fest verankert, sodass nach dieser Sitzung eine deutlich mildere Form in der gemeinsamen Kommunikation erreicht wurde. Die Häufig-keit von hochstrittigen Situationen war deutlich niedriger, weil beide nun das gemeinsame Ziel vor Augen hatten, den Kater am Leben zu lassen, sich gut um den Kater, also die Kinder zu kümmern. Als Nebeneffekt hat sich die Ehedynamik entspannt. Diese blieb im Vergleich zu anderen Beziehungen angespannt, trotz-dem deutlich entspannter, als vor dieser Sitzung. Wir haben in der Folge noch ein weiteres Ehegespräch gehabt, in dem die Möglichkeit einer Psychotherapie für den Ehemann besprochen wurde, da auch er biografisch hoch belastet war.

Nach Beendigung der Therapie bei mir suchte die Patientin nach einiger Zeit wieder einen Therapieplatz. Da ich in der Zwischenzeit komplett auf Gruppen-therapie/Kombinationstherapie umgestellt hatte, verwies ich sie an eine Kollegin. Impact-Techniken sind zwar eindrücklich und effizient UND trotzdem kein Zaubermittel.

Dieselbe Arbeit mit Seil hatte ich in Vergangenheit schon öfter genutzt. So z. B. auch, als ich bei einer Patientin das Gefühl hatte, dass sie im Rosenkrieg ihrer Scheidung die Kinder manipulierte, um dem zukünftigen Exmann bei der

Umgangsregelung auf keinen Fall entgegenzukommen. Da ich hier die Patientin nur im Einzel hatte, habe ich den zukünftigen Exmann gespielt. Nur mit Worten konnte ich ihr nicht aufzeigen, dass bei allen Verletzungen die Kinder nicht „erwürgt" werden sollten. Im Gespräch hatte sie immer Argumente, warum sie diesem „Mistkerl" es auf keinen Fall leicht machen und warum dies und das nicht gehen würde. Schließlich sei er fremdgegangen, habe die Familie zerstört und habe seine Kinder gar nicht verdient. Erst mit dem Seil und dem „erwürgten Kater" erkannte sie, dass die Kinder den Preis für diese Einstellung zahlten. Es gelang mir, dass die Patientin fortan mit ihrem Mann zur Erarbeitung der Umgangsregelung die Hilfe des Jugendamtes in Anspruch nahm.

Sollten Sie kein Stofftier zum Erwürgen haben, dann können Sie ein Blatt Papier mit dem Seil erwürgen, oder Sie ziehen beide an einem Blatt Papier, bis es zerreißt.

Sollten Sie kein Seil für die Paararbeit haben, dann könnten Sie das Paar bitten, sich in der Entfernung voneinander gegenüberzustellen, in der sich beide wohl fühlen. Dann könnten Sie die beiden bitten, einfach durch einen Schritt „weg vom" oder „hin zum" anderen zu zeigen, was die Aussagen des anderen mit einem selbst macht. Den Beziehungsabbruch in der Kommunikation könnten Sie dadurch spürbar machen, indem Sie die beiden bitten, sich umzudrehen, wenn die Aussage des Gegenübers so verletzend war, dass man am liebsten die Situation verlassen würde. Statt eines Seiles könnten Sie einen Luftballon, Igelball, einen Stift, eine Spaghetti, ein Lineal oder, oder, oder zwischen die Hände nehmen lassen. Vielleicht auch einfach die Fingerspitzen aneinander legen. Dann soll sich das Paar miteinander unterhalten. Automatisch müssen sich beide auf den Gegenstand zwischen ihnen beiden konzentrieren und die Energie zum Streiten wird niedriger. Vielleicht gehen die beiden gar nicht aufeinander ein und der Gegenstand fällt runter oder fliegt weg. Sie können dann das Gesehene und Erlebte besprechen. Sie können das Pärchen bitten, die Kommunikation zu wiederholen oder fortzusetzen und auf den Gegenstand zu achten. Die Möglichkeiten sind vielfältig. Was da ist, kann genutzt werden, und natürlich, was mir in dem Moment einfällt. Seien Sie wohlwollend mit sich. Wenn Ihnen nichts mit Bewegung und Gegenständen einfällt, dann arbeiten Sie mit dem, was Ihnen vertraut ist und experimentieren eben später. Ich persönlich bin der Meinung, dass es eine Typfrage ist, ob Sie Impact-Techniken mögen oder nicht. Ich glaube, dass die Arbeit mit Impact-Techniken die Therapie an sich nicht erfolgreicher macht. Es ist nur so wie bei einer Blinddarmoperation. Dieser kann mir auf eine herkömmliche oder auf eine inzwischen geläufige minimalinvasive Art herausoperiert werden. Bei beiden Operationsformen ist am Ende der Teil weg, der weg sollte. Nur der Weg ist bei der minimalinvasiven Operation wesentlich effizienter, die Heilung verläuft schneller und ich habe weniger Narben. Von daher ist der Weg zum Therapieziel ein effizienterer mit Impact-Techniken. Davon bin ich überzeugt und das habe ich durch zahlreiche Rückmeldungen von Patienten oft bestätigt bekommen. Beim Therapiefazit erinnern sich die Patienten eindrücklich an die Impact-Techniken, selten an die Arbeitsblätter oder Gesprächsstunden. Und die meisten Entwicklungsschübe beobachte ich nach Stunden mit Impact-Techniken.

4.3 Mit Bewegung den Weg in die Erkrankung sichtbar machen

Indem ich im Raum einen Platz als gut, gesund, erwünscht usw. und einen Platz als ungut, krank, unerwünscht usw. definiere, kann ich den Patienten dann mit Bewegung zwischen diesen beiden Plätzen unmittelbar spürbar machen, welche Auswirkungen die Lebensführung und verschiedene Einstellungen haben. Für jedes Verhalten darf ein Schritt in die eine oder andere Richtung gegangen werden. So können mir die Patienten zeigen, ob z. B. zu viel Handyspielerei sie sehr weit in die ungute Richtung bringen oder sie eher weniger belasten. Und ich kann sehen, wie weit regelmäßige sportliche Betätigung den Patienten guttun oder ob diese eher weniger Auswirkung auf das Befinden hat. Sie bemerken an dieser Stelle vielleicht, dass es mir nicht nur darum geht, die Patienten ins Fühlen zu bringen, sondern dass Impact-Techniken mir helfen, die Patienten besser zu verstehen. Wenn mir ein Patient sagt, dass ihm Sport guttut, dann ist das eine ziemlich allgemeine Aussage. Wenn er mir durch einen großen oder einen kleinen Schritt in die Richtung der guten Befindlichkeit zeigt, wie gut ihm der Sport tut, dann ist seine Aussage für mich konkreter. Zwei Pole aufzuzeigen, ist eine meiner häufigsten Darstellungen.

4.3.1 Patientenvorstellung

Pat. C: Die Patientin ist Mitte 45, ledig, hatte über die Terminservicestelle ein Erstgespräch bei mir. In Vergangenheit hatte sie wegen depressiver Phasen bereits eine stationäre Behandlung und zwei ambulante Therapien in Anspruch genommen. Auch diesmal gehe es ihr wieder wegen depressiver Beschwerden schlecht.

Frau C. wiederholte immer wieder, dass es ihr schlecht gehe und sie dringend Hilfe brauche. Sie wisse ja selbst, dass es total falsch sei, was sie mache. Sie arbeite nur noch, gehe keinerlei Hobbys mehr nach und treffe keine Freunde mehr. Sie arbeite einfach nur noch. Während sie dies alles beklagt, lächelt sie und schildert alle ihre Verhaltensweisen auf eine humorige abwertende Art und Weise. Sie wirkt dabei sehr feindifferenziert in dem Sinn, dass sie genau weiß, dass ihre Lebensweise sie wieder in die Depression geführt haben.

4.3.2 Anliegen an die Stunde

Ein konkretes Anliegen an diese Stunde konnte sie nicht benennen. Sie wolle, dass es ihr einfach wieder gut gehe und sie hoffe auf einen Therapieplatz bei mir.

4.3.3   Stundenverlauf

Einige Minuten nach Beklagen ihrer Beschwerden und Schilderungen ihrer „Dummheiten" (nachts durcharbeiten, Hobbys sausen lassen….) steige ich ein.

Th.:   *Was hat Ihnen aus den vorangegangen Therapien geholfen?*

Pat.:   *Ja eigentlich, haben mir immer alle das Gleiche mit auf den Weg gegeben. Naja, diese Stopptechniken z. B. oder positives Denken und den ganzen Kram. Ich soll auf meine Arbeitszeiten achten, ich soll wieder zum Chor und zum Sport gehen und mich mit meinen Freunden treffen. Eine Weile mache ich das, aber dann lasse ich wieder nach. Ehrlich gesagt bin ich so froh, dass ich keine Kinder habe. Stellen Sie sich mal vor, was ich denen angetan hätte mit meinen ständigen Depressionen.*

Th.:   *Das kann ich nicht beurteilen. Es kann einfach auch sein, dass Ihr ganzes Leben anders verlaufen wäre, wenn Sie sich irgendwann auf eine Beziehung einlassen hätten können und jetzt Familie hätten. Das weiß einfach keiner. Hat es denn geholfen, den ganzen Kram anzuwenden?*

Pat.:   *Ja, mir ging es ja nach jeder Behandlung wieder gut.*

Th.:   *Ich möchte mir jetzt erstmal einen Überblick verschaffen, wie Ihr Weg nach der letzten Behandlung verlaufen ist. Stellen Sie sich bitte vor ihren Stuhl. Diese Stelle nehmen wir symbolisch als den Platz, der dafür steht, dass es Ihnen gut geht. Und dort in die gegenüberliegende Ecke, da ist die Depression. Was möchten Sie für die Depression dort in die Ecke legen…irgendetwas hier aus dem Raum. Hier im Regal liegen zum Beispiel viele verschiedene Sachen.*

• Die Patientin sucht sich für die Depression den Stoffkackehaufen aus und auf meine Bitte hin suchte sie sich gleich noch etwas für den gesunden Zustand aus: das rosa Schaf.

Th.:   *Gut, den Kackehaufen lege ich in die Ecke und das rosa Schaf steht bei Ihnen. Nun machen Sie bitte für jede Verhaltensweise, die Sie aus Ihrer Sicht zur Depression bringt, einen Schritt. Und damit ich das verstehe, benennen Sie bitte diesen Schritt.*

Sie stieg da sehr bereitwillig ein und machte den ersten Schritt für ständiges Arbeiten, dann einen Schritt für das Aufgeben ihrer Freizeit/Hobbys, dann noch einen Schritt für „ständiges Frustfressen und fett werden". Dann fiel ihr nichts mehr ein, sodass ich noch Vorschläge machte. Ich schlug ihr selbstabwertendes Denken und Selbstzweifel vor. Dafür machte sie entsprechend große Schritte und stand dann in der Ecke. Kaum dort angekommen, blieb sie nicht in Laufrichtung stehen, sondern drehte sich um und lehnte sich lächelnd in die Ecke, machte es sich dort gemütlich. Ich meldete ihr dies zurück, worauf hin sie meinte, dass sie dieses Leben ja schon so lange so führe und sich mit der Depression irgendwie auch arrangiert hatte. Während sie in der Ecke gemütlich stehen blieb, erklärte ich ihr, dass ich nicht an ihrer Stelle rechtzeitig aufhören könnte zu arbeiten, oder dass ich nicht an ihrer Stelle zu ihren Freunden, zu ihrer Chorgruppe gehen könnte oder an ihrer Stelle für gesundes Essen und Sport sorgen könnte. Dem stimmte sie zu und ich fragte sie, was sie denn konkret von mir erwarte, damit sie aus der Ecke heraus käme. Mit humoriger Art erklärte sie mir, dass ich natürlich nichts wirklich für sie tun könne, dass sie mit dem, was sie wisse, ihren Weg gehen müsse.

An dieser Stelle, war unsere Stunde zu Ende. Für mich klangen in der eingangs beklagten Symptomatik noch die Worte in den Ohren, dass ihre ungeborenen Kinder froh sein könnten, dass sie nicht ihre Mutter geworden sei. Ich vermutete hier lange zurückliegende biografische Themen, die ich in dieser Stunde jedoch nicht abklopfen konnte.

Ich bot ihr noch einen Termin an, um alle Strategien nochmals zu wiederholen und sie könne sich überlegen, ob sie sich eine Gruppentherapie vorstellen könne, da ich seit 2020 nur noch Kombinationsbehandlung anbiete. Sie könnte bei mir nur in eine Gruppe einsteigen und sich dazu noch Einzelstunden buchen.

In der Folgestunde meldete sie mir zurück, dass ihr durch unsere Übung deutlich geworden sei, dass sie niemand aus der Ecke herausholen könne, sie müsse einfach wieder die richtigen Verhaltensweisen anwenden. Sie wolle sich trotzdem therapeutische Unterstützung im Rahmen einer Einzeltherapie holen, an einer Gruppentherapie bei mir wolle sie nicht teilnehmen.

4.3.4 Fazit

Dies alles in einer Stunde zu erarbeiten, ist meistens nur mit therapeutisch vorerfahrenen Patienten möglich. Ansonsten dauert so eine Übung in der Regel länger als eine Stunde, da viele Patienten einfach nicht wissen, welche ungünstigen Verhaltensweisen sie in die Ecke/in die Depression getrieben haben.

Mit dieser einfachen Übung, sich von einem Punkt zum anderen zu bewegen, kann ich mit den Patienten sehen, welche Schritte sie gehen, wie sie sich mit bestimmten Gegebenheiten arrangieren usw. usf. Im Gespräch kann das natürlich auch erarbeitet werden. Mit dieser einfachen Übung nur mit Bewegung, wird aber auch den Patienten schnell deutlich, dass ich als Therapeut nicht für sie den Weg gehen kann und ich kann viel mehr Informationen für mich sammeln als im Gespräch. Wie stark sich zum Beispiel bestimmte Verhaltensweisen auf diesen Patienten auswirken, das kann ich einfach an der Schrittgröße erkennen.

Diese Übung kann gerne einfach auch umgekehrt als Problem-Ziel-Analyse angewendet werden. Ich definiere gemeinsam mit den Patienten ein Ziel (z. B. Gesundheit, raus aus der Depression, angstfrei sein, Überstunden abbauen usw. usf.), dann lasse ich den Patienten sich dort aufstellen, wo er sich in Bezug auf sein Ziel sieht. Die obige Patientin würde dann also beim Kackehaufen starten und zum rosa Schaf kommen müssen. Dabei würden wir zusammen erarbeiten, welche Schritte notwendig sind, welche Hindernisse überwunden werden müssen, um zum Zielpunkt zu kommen. Hätte die obige Patientin völlig ratlos vor mir gestanden, hätte ich so mit ihr gearbeitet. Dies ist eine einfache Übung und gut zum Einsteigen in Impact-Techniken geeignet. Wenn Sie sich mehr trauen und gerne schon mehr ausprobieren möchten, dann können Sie die Patienten fragen, ob es Hindernisse gibt, die den Weg zum Ziel versperren. So kann zum Beispiel die Angst vor einer Kündigung als Gegenstand symbolisch in den Weg zum Ziel gestellt werden. Für die Patienten ist diese einfache Übung sehr eindrücklich, da sie ihren Weg und Hindernisse oder etwas ganz anderes wirklich sehen können. Noch ausgefeilter wird die Übung, wenn Sie auf die Blickrichtung der gestellten Gegenstände achten. Guckt der Patient zum Ziel? Beobachtet das Hindernis den Patienten? Wie weit ist das Ziel entfernt? Habe ich als Patient nur Kontakt zum Problem? Kann der Patient sein Ziel überhaupt sehen? Oft ist es so, dass der Patient sein Ziel gar nicht sieht. Dafür gibt es ja auch den Ausspruch „Ich habe mein Ziel aus den Augen verloren". Patienten berichten dann, dass sie sich eigentlich um den Abbau der Überstunden kümmern wollten, dass sie eigentlich mit dem Nachbarn wegen dem täglichen Löcherbohren sprechen wollten. Eigentlich! Und dann hatten sie das Ziel aus dem Auge verloren, weil sie sich nur noch um die Hindernisse gekümmert haben. Die Hindernisse sind meistens angstbesetzt, sodass sie eine große Macht haben. Mit Impact-Techniken können Sie diese ganzen Nuancen gut sichtbar machen.

Auch wenn Sie mit Gegenständen arbeiten, die keine Augen haben, wie z. B. ein Würfel, eine Blüte, die Igelbälle usw., können Sie fiktive Augen erschaffen. Ich klebe dann manchmal einen kleinen Zettel dahin, wo die Augen sind oder erfrage es immer wieder neu. Es ist beeindruckend, wie oft sich das Ziel und der Patient nicht anschauen oder nicht in Reichweite stehen oder weit weg aus dem Blickfeld geräumt werden. In den folgenden Fallbeispielen finden Sie immer wieder Arbeiten mit Gegenständen, bei denen die Abstände und die Blickrichtung eine große Bedeutung haben. Vielleicht haben Sie inzwischen Lust auf mehr bekommen.

4.4   Mit Gegenständen Hindernisse spürbar machen

Wir assoziieren mit Gegenständen sehr schnell bestimmte Charaktereigenschaften, Erlebnisse und Gefühle. Dies passiert in unterschiedlichen Geschwindigkeiten und trotzdem passiert es. So verbinden Patienten sehr oft meinen Stoffkackehaufen mit etwas Negativen (z. B. mit Angst vor Ablehnung oder den grenzüberschreitenden Chef). Meinen Ritter mit Schild hingegen verbinden sie meistens mit etwas Positiven (z. B. ich kann mich abgrenzen, ich trete für mich ein oder ich bin mutig). In meiner Arbeit mit Patienten verlasse ich mich immer darauf, dass diese Assoziationen bei der Auswahl der Gegenstände aktiviert werden und bin geduldig, wenn die Auswahl mal länger dauert. Ich vertraue darauf, dass ich bereits durch das Aufstehen und die Auswahl der Gegenstände eine aktive Prozessarbeit beim Patienten in Gang bringe. Zwanghaft strukturierte oder nach Perfektion strebende Menschen benötigen etwas länger, da sie die Auswahl fehlerfrei treffen wollen, obwohl sie die nachkommende Arbeit noch gar nicht kennen. Ich ermutige dann penetrant freundlich, dass jede Auswahl die richtige ist. Die Arbeit mit Gegenständen ist deshalb so hilfreich, weil ich mir die Blickrichtung und die Abstände der inneren Anteile oder verschiedener Konflikte gemeinsam mit dem Patienten ansehen kann. Wir reden dann über dasselbe auf dem Boden liegende Gebilde. Und wenn Sie inzwischen immer mehr Lust auf die Arbeit mit Impact-Techniken haben, dann können Sie selbst die unterschiedlichen Positionen einnehmen. Spätestens dann, wirklich allerspätestens dann kommen Sie selbst ins Fühlen und können ganz neue Informationen über die Gefühle der Patienten erhalten. Wenn Sie in der Position des Patienten stehen und er steht hinter Ihnen in der Position der „Angst vor Ablehnung", dann spüren Sie den Atem der Angst. Und wenn Sie die „Angst vor Ablehnung" direkt vor sich stehen haben, dann kann es durchaus sein, dass Sie sich klein und gefangen fühlen. Dann spüren Sie, wie sich der Patient fühlt. Es ist wichtig, dass Sie sich nach solchen Übungen mit intensivem Spüren gut ausschütteln, abklopfen oder Ähnlichem, um sich selbst wieder zu entrollen. Mit entrollen ist gemeint, dass in der Übung eingenommene Rollen wieder abgelegt werden können. Ich schüttele mich mit meinen Patienten dafür gerne zusammen aus. Jeder darf sich in der Form seines Anfangsbuchstaben ausschütteln oder in einer Art und Weise, wie er sich noch nie ausgeschüttelt hat. Natürlich weiß ich, dass es nicht wirklich geht, sich in Buchstabenform auszuschütteln. Es macht aber Spaß und in Gruppen gibt es dann immer eine Lachrunde und die befreit wirklich. Ich klopfe mich auch oft mit dem Patienten ab. Jeder klopft mit der flachen Hand seinen eigenen Körper einmal ab, damit die Spannung aus dem Körper abfließen kann.

4.4.1   Patientenvorstellung

Der **Patient** ist Mitte 60 und war wegen einer rezidivierenden depressiven Erkrankung mit vulnerablen narzisstischen Zügen in Vergangenheit bereits mehrmals stationär und ambulant behandelt worden. Aktuell ist er Rentner, ist verheiratet, hat zwei Kinder und fünf Enkelkinder. In der Kindheit ist er emotional vernachlässigt worden, in der Herkunftsfamilie war nur Arbeit wichtig. Aufgrund der vielen Arbeit und der Persönlichkeitsstruktur der Eltern gab es keine engen familiären Beziehungen in der Familie. Der Vater ist seit etlichen Jahren tot, die Mutter pflegebedürftig. Der Patient kümmert sich alleine um die Mutter (Einkauf, Behördengänge, zu Besuch gehen, usw.), der drei Jahre jüngere Bruder macht nicht mit, obwohl er in der Nähe wohnt. Der Patient leidet unter massiven Selbstwertproblemen, definierte sich in Vergangenheit nur über Leistung. Als Rentner tut er dies immer noch, indem er sich z. B. so aufopferungsvoll um seine Mutter und auch um seine fünf Enkelkinder kümmert, dass er dadurch immer wieder an seine körperlichen Belastungsgrenzen kommt.
Der Patient ist seit zwei Jahren bei mir in der Kombinationsbehandlung.

4.4.2   Anliegen an die Stunde

Der Patient beklagt, dass er es wieder nicht geschafft habe, seinem Bruder zu sagen, dass er bei der Pflege der Mutter Unterstützung braucht und der Bruder einen Teil der Aufgaben übernehmen soll. Er möchte wissen, wie er es schaffen kann, seine Angst zu überwinden und dem Bruder dies zu sagen.

4.4.3 Stundenverlauf

Bei der Aussage „meine Angst überwinden" und „es wieder nicht geschafft" baut sich bei mir innerlich ein Entscheidungsbild auf. Von einem Punkt aus habe ich die Möglichkeit, in zwei verschiedene Richtungen zu gehen. Ich entscheide mich entweder für den einen Weg oder für den anderen Weg, für das eine oder das andere. Und jeder von uns hat schon mal in einem solchen Dilemma gesteckt, sich zwischen zwei Sachen, zwischen zwei Wegen, zwischen zwei Verhaltensweisen usw. usf. entscheiden zu müssen. Oft sind unsere Entscheidungen angstbesetzt und Angst ist bekanntlich kein guter Berater. Dies alles hatte ich so im Kopf, als mir der Patient seine Situation schilderte, dass er seinem Bruder so gerne gesagt hätte, dass er bei der Betreuung der Mutter mitmachen solle, es aber wieder nicht geschafft habe.

Th.:   *Herr D, wollen wir mal was ausprobieren?*

- Dabei stehe ich auf und hole ein Seil, welches ich in einer V-Form auf den Boden lege.

Th.:   *Suchen Sie sich bitte drei Gegenstände aus. Einen Gegenstand für sich, einen Gegenstand für „Ich sorge für mich, indem ich meinem Bruder sage, er soll mir helfen" und einen Gegenstand für „Ich habe es ihm wieder nicht gesagt".*

- Herr D wählt ein Häschen für sich, setzt es an die Spitze des Seils. Den Stoffkackehaufen wählt er für „Ich habe es ihm wieder nicht gesagt" und den Ritter für „Ich habe es ihm gesagt".

Dann erarbeiten wir im Gespräch, welches Ziel er damit verfolgt, wenn er seinem Bruder **nicht** sagt, dass dieser ihn bei den Erledigungen für die Mutter unterstützen soll. Sein Vermeidungsziel ist: „Ich will vom Bruder nicht abgelehnt werden". Dafür wählt er den Schokoosterhasen, weil der schon so alt ist. Die Verpackung des oft benutzten Schokotieres ist abgegriffen und am Hintern hat er schon eine Delle. Dann bitte ich ihn, an ein Seilende dieses Vermeidungsziel zu legen und den Stoffkackehaufen dort hinzulegen, wo er denkt, dass dieser hingehört. Von sich aus nimmt er noch den roten Igelball, den wir in Einzel- und Gruppensitzungen symbolisch oft für schwächende, hinderliche, negative, entmutigende Gedanken nehmen. Beide Gegenstände legt er an das linke Seilstück, welches zum Osterschokohasten führt. Es dem Bruder nicht zu sagen, schützt den Patienten vor dessen Ablehnung. Davon ist er überzeugt.

Th.: Ok. Wohin würde Sie der Ritter bringen, also welches Ziel würden Sie dadurch erreichen, wenn Sie seine Unterstützung einfordern?

- Der Patient überlegt einige Zeit, es ist schwieriger für ihn, zu benennen, was er dadurch erreichen würde. Er wählt letztendlich eine Minionfigur. Diese soll „Selbstfürsorge" darstellen. Er legt noch als Glücksbringer den Marienkäfer zum Ritter. Immerhin ist Anstrengung keine Garantie für Erfolg, also kann Glück nur hilfreich sein.

In der Arbeit mit den Gegenständen justieren wir die Aussagen noch nach. Im Stehen sind wir konkreter am Thema dran, der Patient ist durch die Arbeit mit den Gegenständen an das Thema gefesselt. In Abb. 4.1 können Sie sehen, welche Darstellung in dieser Stunde zustande gekommen ist.

Zusammenfassend stehen die Figuren für folgende Bedeutungen:

Minionfigur: Ich achte auf mich und haushalte sorgsam mit meinen Kräften. Ich spreche Dinge zeitnah an, wenn sie mich stören oder belasten. Ich tue das Richtige, auch wenn ich Angst habe. Die Minionfigur steht also für Werte, mit denen der Patient ein erfülltes Leben führen kann (entspricht dem Annäherungsziel).

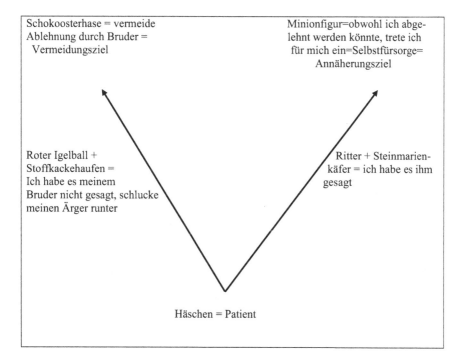

Abb. 4.1 Darstellung der unterschiedlichen Entscheidungsmöglichkeiten des Patienten und der Schritte zum jeweiligen Ziel

Ritter und Marienkäfer: Ich sage meinem Bruder, dass ich sein Verhalten nicht in Ordnung finde und fordere von ihm, dass er mich unterstützt (Schritte zum Annäherungsziel).

Schokoladenhase: Ich will vermeiden, dass mein Bruder sauer auf mich ist oder denkt, ich schaffe das nicht alleine. Er denkt, ich bin ein Schwächling, weil ich ihn um Hilfe bitte (entspricht dem Vermeidungsziel).

Der rote Igelball und der Stoffkackehaufen: Ich sage ihm nicht, dass ich sein Verhalten unfair finde und ich Unterstützung brauche, sondern schlucke meinen Ärger hinunter (Schritte zum Vermeidungsziel).

Der Patient ist sehr berührt und weint immer wieder, weil ihn die Erinnerungen an die Kindheit überrollen. Auch das konkrete Platzieren der Gegenstände ist emotional berührend, weil ihm auf einer tieferen Ebene bewusst wird, wie sehr er gegen sich selbst arbeitet. An dieser Stelle ist die Stunde vorbei und ich bitte ihn, es in der nächsten Stunde, die als Gruppe stattfindet, zur weiteren Bearbeitung zu thematisieren.

4.4.4   Fazit

Für Patienten ist es meistens sehr eindrücklich, das „Gesagte" zu sehen. In dieser einfachen Darstellung, die ich öfter verwende, wird dem Patienten sichtbar, dass er einen Stoffkackehaufen benutzt, um den Schokoosterhasen zu vermeiden. Die psychologisch korrekten Begrifflichkeiten bekommen ein Synonym. Allein schon dadurch lockert es die Stimmung auf und erhöht die Motivation. Wenn der Patient dann inbrünstig sagt: „So 'ne Scheiße will ich nicht mehr", dann kann ich freundlich lächelnd auf den Ritter und den Steinmarienkäfer zeigen und zustimmend sagen: „So ein Ritter mit 'nem Steinkäfer ist auch viel attraktiver." Ohne weitere Erklärung brennt sich das tief ins Gedächtnis des Patienten ein. Und so war er auch motiviert, dies in der nächsten Gruppensitzung anzusprechen.

Patienten formulieren ja von sich aus schon solche Aussagen wie: „So ein Scheiß, das will ich nicht mehr." Oder „Und so einen Scheiß mache ich mit." Sie wissen nur nicht, warum sie diesen „Scheiß" dann doch mitmachen und aushalten. Wenn Ihnen hier das Vermeidungsziel nochmal klar vor Augen geführt wird, dann existiert dieses Bild im Gehirn. Worte verlieren manchmal ihre Bedeutung, sobald die Patienten den Raum verlassen. Anhand dieser auf dem Boden liegenden Darstellung können die Patienten dann sehr gut erkennen, dass sie ihr Annäherungsziel aus Angst dem Vermeidungsziel opfern. Der Patient hatte diese Stunde als Einzelstunde gebucht, weil er genau an diesem Thema schon so lange hängen bleibt und nicht vorwärts kommt. In Gesprächen sind die Patienten meiner Erfahrung nach kreativer, um das Vermeidungsverhalten zu begründen. Wenn Sie mit solchen Darstellungen arbeiten, werden Sie vielleicht auch die Erfahrung machen, dass Patienten ziemlich betroffen sind, wenn sie ihr Vermeidungsverhalten in Gegenständen sehen und durch die Klarheit der Darstellung nicht auf Ausreden ausweichen, sondern wesentlich lösungsorientierter sind.

In der nachfolgenden Gruppensitzung für den Patienten D wird genau diese Darstellung aus dem Einzelsetting zum Leben erweckt. Natürlich hätte ich mit ihm auch die unterschiedlichen Positionen einnehmen können, unsere Stunde war aber zu Ende, bevor wir dies tun konnten. Und es bot sich an, ihn das Thema mit der Gruppe zum Leben zu erwecken, damit die anderen Teilnehmer gleich mit lernen können.

Wenn Sie ausschließlich im Einzelsetting arbeiten, dann hätten Sie die Möglichkeit, die verschiedenen Positionen einzunehmen. Dann sind Sie mal die Angst vor Ablehnung, mal sind Sie die Selbstfürsorge, mal sind Sie in der Rolle des Patienten usw. usf. Der Patient wechselt ebenfalls die Rollen. Das können Sie so lange durchspielen, bis Sie das Gefühl haben, dass Sie für sich genügend Informationen gesammelt haben und bis Sie das Gefühl haben, der Patient ist in allen Positionen/Rollen ins Fühlen gekommen. Spätestens wenn Sie in der Rolle der „Angst vor Ablehnung" stehen, spüren Sie, wie mächtig diese Position ist und dass es für den Patienten eben nicht so einfach ohne Weiteres möglich ist, einfach das gute und richtige Verhalten einzusetzen. Die Angst vor Ablehnung existiert ja schon seit es Menschen gibt. Es ist in uns evolutionär noch verankert, dass unsere Existenz in der Gemeinschaft gesichert ist, so haben wir seit Urzeiten überlebt. Abgelehnt oder verstoßen zu werden hätte in Urzeiten den sicheren Tod für unsere Vorfahren bedeutet. Deswegen ist die „Angst vor Ablehnung" eine der häufigsten Ängste bei uns Menschen. Hier geht es langfristig für den obigen Patienten um die Integration dieser Angst. Das bedeutet, obwohl er Angst vor Ablehnung hat und die ihm aus Erfahrung bei seinem Bruder auch sicher ist, kann er für sich eintreten. Die Ablehnung seines Bruders ist unangenehm und wird auch immer unangenehm bleiben UND trotzdem darf der Patient für sich eintreten. Wenn wir einen spannenden Film sehen und ganz dringend auf Toilette müssen, dann gehen wir auf Toilette, obwohl wir einen Teil des Filmes dadurch verpassen. Alles andere wäre unangenehm. Solche Beispiele bringe ich oft ein, damit ich erklären kann, was ich mit Integration meine.

4.4.5 Querverweis

Die nachfolgende Gruppensitzung mit dem Patienten D finden Sie unter 5.1. Dort wird die oben beschriebene Impact-Übung aus dem Einzelsetting im Gruppensetting fortgesetzt.

4.5 Inneres-Kind-Arbeit mit Gegenständen und Bewegung

Oft arbeite ich mit psychologischen Modellen in Form von selbst angefertigten Arbeitskarten. So habe ich z. B. für die Vermittlung und Darstellung der Rollen „Täter", „Retter" und „Opfer" in Anlehnung an das Karpmann-Dreieck aus dem Psychodrama (Karpmann, 2016) dieses Modell als laminiertes A4-Blatt angefertigt.

Die Begriffe „Täter/Verfolger", „Retter" und „Opfer" sind in einem Dreieck angeordnet und jeweils zwischen zwei Begriffen gibt es einen Pfeil, der in beide Richtungen zeigt. Zu jedem Begriff steht eine kurze Beschreibung der Rolle. Oft liegt das Blatt in Gruppen einfach auf dem Boden und wir besprechen anhand von Einzelbeispielen, in welche Rollen die Teilnehmer rutschen oder hineingeschoben werden. Des Weiteren habe ich noch drei weitere laminierte Arbeitskarten, um die einzelnen Rollen zu verdeutlichen, und diese Karten nutze ich oft in Aufstellungen oder Darstellungen in Kombination mit Gegenständen. Ich kenne nur Märchen, in denen es einen Täter/Verfolger, ein Opfer und einen Retter gibt, deswegen habe ich für diese Arbeitskarten Bilder aus dem Märchen Schneewittchen gewählt. Das Märchen kennen die meisten, und selbst wenn jemand es nicht kennt, kann ich es kurz erzählen. Auf einer Karte ist ein Bild mit Schneewittchen, auf der Rückseite ist Opfer geschrieben. Auf einer weiteren Karte ist die böse Stiefmutter vor dem Spiegel für die Rolle des Täters/Verfolgers und für die Rolle des Retters habe ich ein Bild vom Prinzen. Ich lege die Bilder aus dem Märchen auf den Boden und lasse die Patienten raten, wer welche Rolle innehat. Für die Arbeit zum Selbstwert nutze ich das Modell von Hanning und Chmielewski (2019). Dafür habe ich mir einfach Moderationskarten mit den Begriffen „Selbstbestimmung", „Bindung" und „Kompetenz" mit dazugehörigen erklärenden Beispielen laminiert. Alle drei Moderationskarten gibt es mit einer gelben Vorderseite und einer roten Rückseite, sodass sich auch hier die Bedeutung von rot = ungut (z. B. mangelnde Selbstbestimmung), gelb = gut (z. B. gute Selbstbestimmung) durchzieht. Es ist mir durchaus bewusst, dass jeder dieser drei Bereiche gleichzeitig rote und gelbe Anteile haben kann. Das bespreche ich im jeweiligen persönlichen Beispiel des Patienten. Und es gibt natürlich auch eine laminierte Moderationskarte mit dem Begriff „Selbstwert". So habe ich mir etliche laminierte Arbeitskarten erarbeitet, mit denen ich gut auf dem Boden arbeiten kann. Die Karten können vom Patienten so gelegt werden, wie es ihm passend erscheint. Schon dadurch kommt Bewegung ins Spiel, der Geist wird wacher und in Gruppen ist es sichtbar, was der andere erzählt. Ich verknüpfe oft Modelle miteinander und erlaube mir, sie für den Patienten so abzuwandeln, dass wir miteinander arbeiten können. So kann es sein, dass sich ein Patient in der Opferrolle fühlt, wenn er sich weder geliebt noch selbstbestimmt fühlt und daraus auch keinen Ausweg sieht. Im folgenden Fallbeispiel arbeite ich mit der Kombination der beiden eben beschriebenen Modelle.

4.5.1 Patientenvorstellung

Der **Patient E** ist seit seiner Jugend mit den Folgen eines Hirntumors geplagt, der operativ entfernt wurde, jedoch zahlreiche andere schwere somatische Diagnosen nach sich zog. Hinzu kommt eine Kindheit, die durch recht ungünstige familiäre Umstände zur Entwicklung eines massiven Minderwertigkeitsgefühls führte.

Als der Patient 4 Jahre alt war, änderten sich seine Lebensrahmenbedingungen durch ein traumatisches Verlusterlebnis gravierend. Er hat als Kind gelernt, seine Bedürfnisse zurückzustecken und hauptsächlich auf die Bedürfnisse seiner neuen Bezugspersonen zu achten. Sein Selbstwertgefühl entwickelte sich sehr defizitär ausgerichtet und es fällt ihm bis heute schwer, seine Bedürfnisse zu befriedigen, sich durchzusetzen und abzugrenzen.

4.5.2 Stundenanliegen

Der Patient arbeitet im Schichtsystem im Gesundheitswesen und springt für seine Kollegen viel zu oft ein, sodass sich zahlreiche Überstunden angesammelt haben und er seine privaten Termine immer wieder verschiebt. So habe er schon öfter seine Tochter vertröstet, weil er ihr wiederholt absagen musste, obwohl die beiden eine feste Verabredung hatten. Der Patient leidet sehr darunter, sich nicht abgrenzen und durchsetzen zu können und fühlt sich als schlechter Vater. Er beklagt massive körperliche Beschwerden, Schlafstörungen und Konzentrationsstörungen. Diese Stunde möchte er daran arbeiten, seinem Ziel, sich durchzusetzen und seine Schichten nicht zu verschieben und auch keine Extra-Schichten zu übernehmen, näher zu kommen.

4.5.3 Stundenverlauf

Th.:   *Lassen Sie uns mal aufstehen. Ich möchte mir etwas mit Ihnen ansehen. Ich lege zuerst ein Seil hier hin, damit wir uns ihren Lebenslauf besser vorstellen können. Sie suchen sich Gegenstände für sehr prägende Ereignisse aus ihrem Leben aus und positionieren sie so am Seil, dass wir sehen können, wann was passiert ist. An welchem Ende soll ihre Geburt sein, damit wir wissen, wo Vergangenheit und wo Zukunft ist?*

- Ich gehe mit ihm gemeinsam zu dem Regal, in dem meine ganzen Gegenstände stehen. Der Patient wählt einen kleinen Fuchs für sich als Kind aus und positioniert ihn an einem Seilende.

Th.:   *Gut, meine Idee ist jetzt, dass Sie erst noch den heutigen Tag markieren.*

- Der Patient nimmt einen größeren Fuchs und stellt ihn an das Seilende.

Th.:   *Wissen Sie, ich stelle den Fuchs mal hierhin (ungefähr bei der Hälfte des Seiles), weil heute ja nicht ihr letzter Lebenstag ist, ok? (schmunzelnd)*
Pat.:   *So, wie ich mich fühle, könnte es bald mein letzter Tag sein. Aber ok, machen Sie nur…*
Th.:   *Gut, wenn Sie sich zurückerinnern, was sind große negative Ereignisse und was sind große positive Ereignisse?*

- Aus Datenschutzgründen verzichte ich an dieser Stelle auf Details. Für dieses Fallbeispiel ist das 4. Lebensjahr wichtig. Dieses markiert er mit einer blauen Wäscheklammer, die symbolisch dafür steht, dass es ihm förmlich den Brustkorb zusammendrückt, wenn er sich an die Zeit von damals erinnert. Er legt noch weitere Gegenstände an das Seil. So liegen z. B. Gegenstände für den auf ihn ausgeübten Leistungsdruck seit der Schuleinführung, die Sprachlosigkeit seiner Eltern, eine eigene schwere Erkrankung im Teenageralter mit den folgenden vielen schweren somatischen Erkrankungen bis hin zu den vielen Beispielen für mangelnde Abgrenzung und Durchsetzung seiner Bedürfnisse im Berufsleben.

Th.: *Da ist ganz schön viel passiert in ihrem Leben. Haben Sie eine Idee, welche Ereignisse mit dazu beitragen, bis heute, dass Sie sich so schlecht abgrenzen, sich immer um das Wohlergehen der anderen kümmern? Sozusagen das Wohlergehen der anderen immer am Wichtigsten nehmen?*

Pat.: *Nicht so richtig. Das ist alles so lange her.*

Th.: *Ich habe hier Matroschkas, die kennen Sie sicher. Hier die Kleinste, die Innerste stelle ich zum 4. Lebensjahr. Was haben Sie damals gelernt, über sich, über die Welt, über ihren Selbstwert, über den Wert der anderen?*

• Wir erarbeiten folgende Kognitionen: „Wenn ich es nicht schaffe, meine mir Nahestehenden zu trösten, dann sterben sie", „Ich muss mich mehr anstrengen", „Es geht nicht um mich", usw.

Th.: *Die kleinste Matroschka symbolisiert diese ganzen Gedanken und Gefühle und ich packe die in die nächst größere Matroschka. Die hat auch was gelernt, das können wir uns später noch ansehen. Ich sortiere jetzt alle Puppen ineinander.*

• Während ich das tue, verfolgt der Patient das interessiert. Als nur noch die große, die äußere Matroschka zu sehen ist, erkläre ich ihm, dass diese symbolisch für den erwachsenen Herrn E steht. Dann schüttele ich die Matroschkas, sodass der Patient das Klappern hören kann.

Th.: *Sagt Ihnen das was, können Sie damit was anfangen?*

Pat.: *Naja, was ich gelernt habe, das steckt in mir.*

• Ich erkläre ihm mithilfe der Matroschkas das Konzept vom inneren Kind (Stahl, 2017). Dabei stehen wir die ganze Zeit neben dem Seil. Der Patient kann noch Ergänzungen machen, welche Matroschka er mit welchem Alter verbindet, kann das nun mit den Gegenständen vom Seil her verknüpfen. Es wird für ihn verständlich, dass es im Hier und Heute Situationen gibt, auf die sein inneres Kind ängstlich und verspannt reagiert. Zum Beispiel wenn ihn eine Kollegin oder ein Kollege bittet, die Schicht zu tauschen. Herr E traut sich nicht, den anderen zu enttäuschen, da er dann Angst vor schlimmen Konsequenzen für den anderen hat. Ich kann ihm jetzt mithilfe der Matroschkas erklären, dass die Verlustangst des inneren Kindes um die Nahestehenden, wenn er nicht alles für ihr Wohlergehen tut, getriggert wird, wenn Kollegen ihn um einen Gefallen bitten. Auf die Frage hin, was sein inneres Kind bräuchte, erarbeiten wir stärkende positive Kognitionen. Als Hausaufgabe soll der Patient Situationen sammeln, in denen er diese anwenden kann.

4.5.4 Folgestunde im Einzelsetting

Th.: *Wie ist es Ihnen seit der letzten Stunde ergangen, hat etwas nach-gearbeitet?*

Pat.: *Ja, ich habe verstanden, wieso ich immer so in Stress gerate, wenn mich ein Kollege wegen dem Tausch einer Schicht fragt. Ich habe es aber wieder nicht geschafft.*

Th.: *Schritt für Schritt. Sie verstehen jetzt erst einmal ihre Angst in der Situation. Das ist wichtig. Ich möchte heute mit Ihnen Ihren Selbstwert anschauen. Dazu lege ich nochmal das Seil und die Wäscheklammer hin. Dann können wir uns an die letzte Stunde besser erinnern. Neben die Wäscheklammer lege ich die Karte mit dem Begriff „Selbstwert". Eine Seite dieser Karte ist gelb, die andere Seite ist rot.*

Pat.: *Ah, die Sonnenseite und die böse Seite…*

Th.: *Genau. Der „Selbstwert" wird gefüttert von den Bereichen „Selbst-bestimmung", „Kompetenz" und „Bindung". Sie können sich die Karten mal durchlesen, da stehen ein paar Beispiele drauf, was diese Begriffe bedeuten und jede Karte gibt es mit einer gelben und einer roten Seite. Drehen Sie die Karten so, dass wir sehen können, welche Bereiche gelb, also gut sind, und welche Bereiche rot, also irgendwie ungut sind.*

- Der Patient liest sich die Karten durch und dreht sie hin und her.

Pat.: *Naja, das schwankt.*

Th.: *Ja, das ist so… Für jeden von uns. Ich möchte mir jetzt mit Ihnen gemeinsam ansehen, wie es um Sie in der Kindheit stand, zu Zeiten der blauen Wäscheklammer.*

- Der Patient dreht jetzt spontan alle Karten so, dass nur rote Seiten oben liegen.

Th.: *Ok. Das heißt, in der Kindheit ist ihr Selbstwert mit unguten Dingen gefüttert worden. Ich stelle hier zu der blauen Klammer die kleinste Matroschka hin. Erinnern Sie sich aus der letzten Stunde an das Modell vom inneren Kind?*

Pat.: *Jaja, die Kleine klappert in mir.*

Th.: *Genau. Klappert die vor Wut, aus Angst, weil sie unsicher ist…, oder wieso klappert die.*

Pat.: *Ich habe Angst…also die Kleine hat Angst.*

Th.: *Hm, die Kleine…das ist Ihr inneres Kind. Also der kleine Rolf (Name geändert).*

- Wir besprechen jetzt, woher die Angst kommt. Dem Patienten wird deut-lich, dass er durch dieses gravierende Lebensereignis in allen drei Bereichen dieses Selbstwertmodells gravierende Einbrüche hatte, die in den folgenden Jahren aufrechterhalten wurden. Ihm wurde klar, warum er im Leistungs-bereich immer so überhöhte Ansprüche an sich hatte und diese auch viele Jahre bis zum gesundheitlichen Zusammenbruch erfüllen konnte. In den Bereichen „Bindung" und „Selbstbestimmung" sah er sich völlig ausgeliefert und beschrieb sich hier selbst als Opfer.

Th.:   *Ach, Herr E... Ich habe hier noch etwas anderes (ich schmunzele ihm zu).*

- Ich lege die Bilder von Schneewittchen, dem Prinzen und der bösen Stiefmutter hin.

Pat.:   *Ganz klar, ich bin Schneewittchen.*

Th.:   *Ok, Sie haben das Prinzip erkannt. Schneewittchen ist das Opfer.*

- Ich drehe die Karte um, sodass jetzt das Wort „Opfer" zu lesen ist.

Th: *Haben Sie eine Idee, was die beiden anderen für Rollen haben?*

Pat.:   *Naja, der Prinz ist der Retter, die Stiefmutter... keine Ahnung. Was gibt es denn noch für 'ne Rolle?*

Th.:   *Die Stiefmutter, das ist der Täter.*

- Ich drehe die beiden anderen Karten um, so dass jetzt alle Begriffe zu lesen sind.

Pat.:   *Aah, die Stiefmutter ist der Täter. Hm, also ich bin als Kind das Opfer, meine Großeltern und Eltern sind Täter. Mein Großvater hat den Druck ausgeübt, meine Großmutter sollte ich trösten und nach dem Tod ihres Sohnes wieder glücklich machen und meine Eltern haben mich sozusagen verlassen...Ich war umgeben von Tätern.*

Th.:   *Vielleicht waren die Täter einfach Erwachsene, die keine andere Lösung für die damalige Lebenssituation hatten. Wenn ich Sie richtig verstehe, dann fühlen Sie sich als Opfer auf der Arbeit?*

Pat.:   *Ja, ich habe keine Idee, wie ich da raus komme.*

Th.:   *Wer könnte denn im beruflichen Bereich Ihr Retter sein?*

- Hier überlegt der Patient lange, zuckt dann die Schultern.

Pat.:   *Also, dann müsste es genug Personal geben, dass wir mal einen entspannten Dienstplan haben, alle Kollegen müssten gleich motiviert sein und mitdenken... keine Ahnung. Es gibt irgendwie keinen Retter.*

Th.:   *Ja, ein gravierender Unterschied zwischen Märchen und dem realen Leben. Im Märchen gibt es immer einen Retter. In der realen Welt sprechen wir Psychologen von einem gesunden Erwachsenen, der gut für sich sorgt, der die Situation analysiert und der dann Entscheidungen trifft, um für sich einzutreten. In der Realität brauchen wir den gesunden Erwachsenen in uns, damit wir aus der Opferrolle herauskommen. Das besprechen wir ein anderes Mal weiter. Jetzt ist die Stunde zu Ende. Brummt Ihnen der Schädel?*

Pat.:   *Yepp, ich bin Schneewittchen und es gibt keinen Retter. Ich muss mich selbst retten.*

Th.:   *(Schmunzelnd) ...Es wäre gut, wenn Sie sich selbst retten wollen...Sie sollten wollen...*

4.5.5 Fazit

Mithilfe der Matroschkas verstehen Patienten besser, dass ein vor vielen Jahren erlebtes Ereignis bis heute nachwirken kann. Als Bild verwende ich gerne die Prinzessin auf der Erbse. Was wir als Kind lernen, drückt sich durch viele Lebensjahre hindurch. Jede Matratze ist eine Lebensspanne. Gute wie auch ungute Erfahrungen prägen unser Leben, drücken sich durch die Matratzen. Für den Patienten kann ich so recht eindrücklich vermitteln, dass dieses innere Kind etwas vom gesunden Erwachsenen braucht, um zur Ruhe zu kommen. In Folgestunden kann ich immer wieder auf die klappernde Matroschka zurückgreifen. In aller Regel benutzen auch die Patienten dann diese Bilder, Metaphern und Erfahrungen aus den Stunden mit Impact-Techniken. Ich kann es nur nochmal wiederholen, die Kommunikation zwischen den Patienten und mir oder auch im Gruppensetting unter den Patienten wird konkreter. Ein mnemotechnisches Prinzip von Impact-Techniken ist es, abstrakte Konzepte konkret zu machen. Dies wird hier genutzt. Die innerste Matroschka ist das innere Kind, das jüngere Ich. Bis jetzt war das jedem Patienten einleuchtend. Auch die Bilder aus dem Märchen Schneewittchen zu nutzen, um das Karpmann-Dreieck zu konkretisieren, hat bis jetzt noch immer geklappt. Meiner Erfahrung nach kommen die Patienten meistens auf zwei Rollen selbst, wenn ich die Bilder zeige. Ich kann hier das Wechselspiel zwischen Täter und Retter oder Retter und Opfer oder Opfer und Täter auf einer einfach veranschaulichten Weise durchspielen. Wie sensibel wir auf schlechte Erfahrungen in der Gegenwart reagieren, kann ich mit dem Bild der Prinzessin auf der Erbse versinnbildlichen.

Ich bin jetzt 25 Jahre niedergelassen und arbeite sehr häufig mit diesen Modellen. Viele Patienten sind in die Opferrolle hineingerutscht und bleiben dort, was sich natürlich ungünstig auf den Selbstwert auswirkt. Deswegen stehen die Karten vom Karpmann-Dreieck und die Karten zum Selbstwert sichtbar und griffbereit im Fach mit den ganzen Gegenständen. Manchmal wählen die Patienten statt einem Gegenstand auch eine dieser Karten, wenn es konkret um dieses Thema geht. Im Laufe der Jahre bin ich durch meine Ausbildung in Hypnose und in provokativer Therapie trainiert, auf die bildhafte Sprache meiner Patienten schnell mit Bildern anzuspringen. Es ist wirklich hilfreich, sich ein Repertoire an mentalen Bildern zu schaffen, um bestimmte Informationen vermitteln zu können. Einige haben Sie hier in den vergangenen Fallberichten schon lesen können. Unser Gehirn arbeitet einfach bildhaft. Dafür gibt es dieses uns allen gut bekannte Bild vom Elefanten. Besser gesagt, die Aufforderung: „Denken Sie nicht an einen Elefanten." Unser Gehirn ignoriert das abstrakte Wort „nicht" und übrig bleibt das Wort Elefant, weil wir dazu ein Bild haben. Es gelingt uns nur, nicht an den Elefanten zu denken, wenn wir uns eine Alternative überlegen. Zum Beispiel möchte ich lieber an einen Flamingo denken. Der darf gerne einen blauen Schnabel haben und ein Jackett tragen. Je genauer ich das Bild beschreibe, desto leichter erscheint dieser Flamingo vor meinem inneren Auge. Patienten konzentrieren sich oft auf den Elefanten, obwohl sie den gar nicht möchten. So malen sie sich in allen Facetten aus, wie der Chef sie umgehend entlässt oder die Kollegen sie meiden, wenn sie ihnen nicht gefällig sind. So wird die Angst vor Abgrenzung gefüttert. Der Elefant wird immer dicker und größer. Mit Impact-Techniken arbeiten wir mithilfe der Gegenstände am Flamingo. Dadurch, dass sich die Patienten Gegenstände für das Ziel aussuchen, können sie sich jetzt konkret zum Beispiel den Ritter vorstellen, wenn sie sich in einer Situation abgrenzen wollen oder müssen. Wenn Sie diese bildhafte Sprache ausprobieren, die von ganz alleine durch die Gegenstände in der Arbeit mit Impact-Techniken kommt, dann werden Sie vielleicht bemerkten, dass Patienten sich doch etwas schneller dem Ziel zuwenden können, weil sie die richtigen Schritte gehen. Sie wollen ja der Ritter sein und nicht der Stoffkackehaufen. Ich wünsche Ihnen viel Freude beim Anwenden dieser Bilder.

4.5.6 Querverweis

Die darauf folgende Gruppensitzung finden Sie unter Fallbericht 5.3. In dieser Gruppensitzung wird das Stundenthema aus der oben beschriebenen Einzelsitzung vertieft.

4.6 Vermeidung sichtbar machen durch Wegwerfen von Gegenständen

Patienten kommen öfter mit der unbewussten oder bewussten Einstellung „Wasch mich, aber mach mich nicht nass…". Sie schildern uns mitunter zahlreiche Problembereiche, lassen uns aber an keinen richtig näher heran. Manchmal beschäftigen sie uns mit dem „Zeigen und Beschreiben ihrer Probleme", um uns davon abzuhalten, wirklich daran zu arbeiten. Denn das wäre zu schmerzhaft, zu bedrohlich, zu beschämend oder zu ängstigend oder noch etwas ganz anderes. Deswegen ist es oft hilfreich, sich gemeinsam Klarheit darüber zu verschaffen, ob der Patient mit mir an seinen Themen arbeiten möchte und wenn ja, an welchem Thema am dringlichsten.

4.6.1 Patientenvorstellung

Die **Patientin F** ist Anfang 30, leidet seit Jahren an einer depressiven Erkrankung, im PSSI (Persönlichkeits-Stil-und Störungs-Inventar) zeigen sich deutlich histrionische Züge. Sie lebt in einer offenen Beziehung, schildert zahlreiche Probleme auf Arbeit, viele Streitsituationen in der Beziehung und häufige Überforderungsgefühle vom Alltag. Sie möchte ihre Kindheit aufarbeiten und schwierige Situationen aus dem Freundeskreis analysieren, um sie ändern zu können. Des Weiteren möchte sie herausfinden, wieso sie in Stresssituationen immer so viel esse, sie habe seit ca. 5 Jahren 15 kg Übergewicht und habe schon etliche erfolglose Abnehmversuche unternommen.

4.6.2 Anliegen an die Stunde

Für mich geht es noch um die Klärung der Therapieziele, Therapiemotivation und Änderungsbereitschaft. Die Patientin selbst ist nicht so klar, um was es in dieser Stunde gehen soll.

4.6.3 Stundenverlauf

Sie schildert mir ein Thema, als ich konkreter nachfrage, reagiert sie mit Formulierungen wie „Naja, eigentlich ist mir das andere Thema wichtiger". Als ich konkreter nach diesem Thema nachfrage, reagiert sie wieder ähnlich. Das wiederholt sich noch einige Male.

Ich stehe auf, bitte sie auch aufzustehen, nehme meine acht Filzstifte vom Flipchart und erkläre ihr, dass die Stifte jetzt symbolisch für ihre Themen stehen. Dann gebe ich ihr die Stifte und bitte sie, mir das Thema zu nennen, an dem sie mit mir arbeiten wolle.

Pat.: *Naja, wie ich eben sagte, diese ständigen Konflikte mit meinem Partner. Ich raste da immer so aus.*

Th.: *Wenn ich mich um dieses Thema gemeinsam mit Ihnen bemühen soll, dann geben Sie mir bitte diesen Stift.*

- Die Patientin gibt mir den Stift und schaut mich fragend an.

Th.: *Sie hatten mir ja bereits beschrieben, dass Sie oft über die Maßen gekränkt reagieren, wenn er nicht pünktlich nach Hause kommt. Gibt es noch andere typische Situationen, in denen Sie über die Maßen gekränkt reagieren?*

Pat.: *Eigentlich stört mich mehr, dass ich 15 kg zugenommen habe. Und ich habe schon alles probiert, um wieder abzunehmen.*

- Ich schmeiße den ersten Filzstift weg. Die Patientin schaut mich etwas erschrocken an.

Th.: *Ok, ich lasse das Thema mit den Konflikten in der Partnerschaft fallen. Geben Sie mir bitte den zweiten Stift für das Thema Übergewicht.*

- Patientin ist verwirrt, gibt mir aber den zweiten Stift. Auch das Thema mit dem Übergewicht lasse ich dann wieder fallen, als sie mir rückmeldet, dass sie eigentlich die Konflikte auf Arbeit so belastend fände, dass sie lieber an diesem Thema arbeiten wolle.

Th.: *Wissen Sie, Frau F, ich habe Sie jetzt nur ein paar Mal gesehen und kenne Sie nicht so gut. Kann es sein, dass Sie selbst noch nicht wissen, um was Sie sich in der Therapie kümmern wollen oder müssten? Sie benennen ein Thema und jedes Mal, wenn ich genauer nachhake, dann lassen Sie das Thema fallen, steigen nicht genauer darauf ein. Deswegen habe ich jetzt bereits die ersten beiden Stifte, also die beiden ersten Themen, fallen gelassen.*

- Die Patientin ist berührt und fängt an zu weinen.

Pat.:   *Das war mir so nicht bewusst. Irgendwie fühlt sich alles wie ein großer*
         Klumpen an, alles gehört irgendwie zusammen. Wenn ich es mir ganz
         genau überlege, dann habe ich kein gutes Selbstwertgefühl. Wenn mein
         Freund später als geplant nach Hause kommt, dann denke ich ja gleich,
         ich bin ihm zu fett. Bei Freunden denke ich, ich bin zu kompliziert, darf
         niemanden zur Last fallen, bin zu langweilig. Aber was soll ich denn
         daran ändern?

Th.:   *Wollen Sie mir dafür einen Stift geben?*

- Die Patientin nickt und gibt mir den dritten Stift. Wir besprechen das bisher
  Geschehene in der Stunde nach und ich vergewissere mich bei ihr, dass es ihr
  ein tiefes Bedürfnis ist, am Selbstwert zu arbeiten. Diesmal bleibt sie dabei. Ich
  behalte also diesmal den Stift in der Hand.

Th.:   *Wissen Sie, wenn ich jetzt nochmal das mit den Stiften so vor meinem*
         inneren Auge vorbeiziehen lasse, vielleicht kümmern Sie sich nicht genug
         um Sachen, die Ihnen wichtig sind, und lassen sie dann immer fallen?
Pat.:   *Hm, ja, naja...da ist was dran... Ich habe meinen Freund schon mehr-*
         mals gebeten, wenn er später als verabredet heimkommt, dass er mir
         dann Bescheid sagt. Ist doch nicht zu viel verlangt, oder?
Th.:   *Um wieviel Verspätung geht es denn...ein paar Minuten oder eine*
         Stunde?
Pat.:   *Ich meine so 'ne halbe bis ganze Stunde. Ich mach mir ja auch Sorgen.*
Th.:   *Ja, verstehe ich, und da bin ich ganz bei Ihnen. Wenn es um eine halbe*
         oder eine ganze Stunde geht, das ist durchaus eine Nachricht an Sie
         wert... Also Sie sind das wert.

- Ich schmunzele ihr zu.

Pat.:   *Ok, das hilft mir jetzt auch nicht weiter. Ich kann ja nicht hexen, damit er*
         mir Bescheid gibt.
Th.:   *Da haben Sie recht. Nochmal zurück zu meiner Vermutung, dass Sie*
         sich vielleicht nicht um das kümmern, was Ihnen wirklich wichtig ist.
         Vielleicht wissen Sie das noch gar nicht so genau, wenn sich alles wie
         ein großer Klumpen anfühlt. Ich möchte Ihnen mal ein Selbstwertmodell
         zeigen. Es gibt drei Bereiche, die „Bindung“, die „Selbstbestimmung“
         und die „Kompetenz“.

- Dabei lege ich ihr meine laminierten Moderationskarten auf den Boden, die im
  Fallbeispiel 4.5 ausführlich beschrieben worden sind. Wir hocken uns beide hin
  und reden über diese drei Bereiche. Es ist ein reger Austausch. Die Patientin
  bleibt beim Thema. Für die Patientin ist die Information sehr eindrücklich, dass
  sie selbst etwas für ihren Selbstwert tun kann. Dabei helfen ihr die Karten sowie
  diese hin und her drehen zu können. Es kristallisiert sich ein Mangel in allen
  drei Bereichen heraus, am stärksten jedoch scheint in dieser Stunde die „Selbstbestimmung“ eingeschränkt zu sein.

Wir verabschieden uns, dabei sagt sie mir, dass es ihr wichtig war, dass ich den Stift nicht wieder weggeschmissen habe. Das habe ihr geholfen, beim Thema zu bleiben.

4.6.4 Fazit

Für Patienten ist es immer wieder eindrücklich, mit diesem Selbstwertmodell in Form dieser laminierten Karten zu arbeiten. Sie können mir mit diesem Arbeitsmaterial zeigen, wie es mit dem Selbstwert in der Vergangenheit war, was passiert ist, was sich verändert hat und wie sich das auf den Selbstwert von heute ausgewirkt hat. Indem sie dabei die Karten immer wieder umdrehen können, merken sie, dass sie was bewegen können.

Ein Thema vom Patienten wegzuschmeißen ist für die Patienten erschreckend. Wenn wir dann darüber reden, dass sie es selbst tun, erst dann wird es ihnen oft bewusst. Wenn Sie es selbst mal machen, trauen Sie sich ruhig, die Gegenstände deutlich wegzuwerfen statt sie vorsichtig fallen zu lassen. So wird dem Patienten deutlich, dass sie uns ein Thema anbieten und dann wieder „entziehen". Im Gespräch habe ich mich schon das eine oder andere Mal dazu verführen lassen, auf die wechselnden Themen einzusteigen. Manche Patienten wechseln ja recht geschickt die Themen. Oftmals verheddern sich die Patienten selbst in dem Wirrwarr an Themen und haben das Gefühl, dass sie ALLES erzählen müssen. Manche wollen auch ALLES erzählen. Das kostet meistens nur wertvolle Zeit statt einen Informationsgewinn zu erzielen. Mit Impact-Techniken komme ich schneller auf den Punkt. Nur mit Worten zu erklären, dass der Patient sich bei der Themenauswahl auf das für ihn wichtige Thema konzentrieren soll, bewirkt oft keine Veränderung, weil der Patient nicht ins Fühlen gekommen ist. Wenn ich so wie im obigen Beispiel die Themen wegschmeiße, das rüttelt auf. Kein Patient will, dass ich seine Themen wegschmeiße. In ihrer Wahrnehmung ist es oft so, dass sie glauben, ALLE Themen bleiben beim Therapeuten und der macht dann etwas ganz Geniales damit. Mit der obigen Übung habe ich klare Verhältnisse geschaffen und stärke damit die Arbeitsbeziehung. Der Patient ist jetzt mit im Boot und trägt aktiv dazu bei, dass ich keinen weiteren Stift mehr wegschmeiße. Sollten Sie es ausprobieren und der Patient reagiert nicht so schnell wie im obigen Beispiel, dann halten Sie mehrere Wiederholungen aus. Die sind dann einfach notwendig, bis es beim Patienten ankommt. Meiner Erfahrung nach sind hier die narzisstisch strukturieren, die perfektionistischen und die zwanghaften Patienten eine Herausforderung. Ich wiederhole insbesondere für diese Patientengruppen nochmal: Impact-Techniken sind nur effiziente Techniken, keine Zaubermittel. Auch ich komme bei manchen Patienten nicht weiter, erreiche keinen befriedigenden Therapieabschluss, obwohl ich auf Impact-Techniken schwöre. Die narzisstisch strukturierten Patienten gönnen uns Therapeuten manchmal einfach keine gute Therapieentwicklung und die perfektionistischen und zwanghaften Patienten haben ein Bestreben nach umfassender und kompletter Darstellung der Probleme und verlieren dabei die Struktur, weil sie kein Ende finden.

4.6.5   Folgestunde: Arbeit zum Selbstwert mit Papier und Schere

Wir begrüßen uns und ich frage nach, was aus der letzten Stunde hängen geblieben ist.

Sie erklärt mir, dass sie verstanden habe, dass jeder am Selbstwert was ändern könne. Bei ihr sei es jedoch besonders schwer, da sie ja schon als Kind mit Abwertung zugeschüttet worden sei. Das sei ja nun einfach mal ein schlechter Start.

- Ich nehme ein Blatt Papier.

Th.:   *Frau F, nur mal angenommen, Sie sind dieses Blatt Papier...glatt und schön weiß. So kurz nach der Geburt. Ok?*

- Die Patientin nickt.

Th.:   *Sie meinen, dass Sie durch frühe Abwertung so geworden sind?*

- Beim Sprechen zerknülle ich das Papier, die Patientin zuckt zusammen und zieht hörbar Luft ein.

Pat.:   *Naja, ganz so schlimm nicht.*

- Ich gebe ihr das Papier mit der Bitte, mir zu zeigen, wie zerknüllt sie denn sei. Sie streicht es auf dem Oberschenkel glatt.

Th.:   *Ok, ich glaube ja, dass jeder Mensch, der in Ihrem Alter ist, schon ein paarmal zerknittert wurde, so symbolisch für Ungerechtigkeiten, Verletzungen, Benachteiligungen, Missverständnisse usw. Und trotzdem lohnt es sich, auf sich aufzupassen. Das Leben ist oftmals voller weiterer negativer Erfahrungen und dann passiert Folgendes....*

- Ich nehme die Schere und das glattgestrichene Blatt von der Patientin und stoße mit der Schere Löcher in das Papier, dabei erkläre ich, dass wir mal auf einen ungerechten Chef stoßen, mal von unfreundlichen Mitmenschen beleidigt werden, dass es zu Missverständnissen im Freundeskreis kommen kann usw. usf. Für jedes Beispiel stoße ich ein Loch in das Papier.

Th: *Wie finden Sie das?*
Pat.:   *Na total blöd. Aber so ist es ja.*
Th.:   *Wissen Sie, es gibt Strategien, wie man sich vor der Schere schützen kann, wie man Löcher wieder kleiner bekommt. Das geht jetzt beim Papier nicht, aber wissen Sie, was ich meine?*
Pat.:   *Ich glaub schon. Nach dem Streit mit meiner besten Freundin habe ich mich mit ihr ausgesprochen und dann nochmal und nochmal...Dann war es wieder gut.*
Th.:   *Genau. So was meine ich. Es gibt Strategien, die mich vor der Schere schützen und es gibt Strategien, die sich um vorhandene Löcher und Falten kümmern. Und daran können wir arbeiten.*

Pat.: *Wenn mein Freund aber nicht auf meine Bitte eingeht, dass er mich informieren soll, wenn er zu spät kommt, was gibt es denn dann für eine Strategie?*

Th.: *Wir sind wieder bei der Selbstbestimmung angekommen. Sie können ja fast sicher sein, dass er demnächst wieder nicht Bescheid gibt, wenn er sich verspätet. Sie können darauf reagieren, indem Sie mit ihm etwas machen oder mit sich selbst etwas machen.*

Pat.: *Ich verstehe nicht, was Sie meinen?*

Th.: *Wenn ich das Blatt Papier wäre und mein Freund würde mich so mit dem Zu-spät-Heimkommen ohne Bescheid zu geben verletzten, also ein Loch in das Blatt Papier machen, dann würde ich ihm deutlich sagen, wie sehr mich sein Verhalten verletzt, dass ich mir Sorgen um ihn mache und mir wünsche, dass er mir Bescheid gibt.*

Pat.: *Hm, ich habe ihm das schon gesagt.*

Th.: *Als Sie sich so richtig zerknüllt gefühlt haben oder als die Wut etwas verraucht war?*

Pat.: *Na wenn er dann endlich heimgekommen ist.*

Th.: *Also im wütenden zerknüllten Zustand?*

Pat.: *Ja, klar.*

- Ich werfe ihr das zerknüllte Blatt wütend vor die Füße? Die Patientin guckt erschrocken.

Th.: *Ok, so?*

Pat.: *Ja.*

Th.: *Und wie hat er darauf reagiert?*

Pat.: *Na sauer. Ich soll nicht so nerven, mich nicht so haben und solche Sachen sagt er dann, das macht mich nur noch wütender.*

Th.: *Ich glaube, das würde vielen Menschen so gehen. Wie wäre es denn, wenn Sie ihm anders begegnen?*

- Dabei hebe ich das Papier wieder auf, streiche es glatt und erkläre ihr dann eine alternative Vorgehensweise.

Th.: *Wie wäre es, wenn Sie nicht direkt im wütenden Zustand mit ihm reden, sondern etwas später, also wenn die Wut verraucht ist, geglättet zu ihm gehen und ihm ihre Löcher, ihre Verletzungen zeigen. Sie könnten ihm zum Beispiel in Ruhe sagen, dass Sie sein Verhalten verletzt.*

Pat.: *Hm, das klingt gut. Ich frage mich nur, was ich so mit meiner Wut mache, bis ich wieder ruhiger werde. Ich muss mich doch abreagieren.*

Th.: *Macht ja auch Sinn. Nur wenn Sie sich an ihm abreagieren, dann ist ein gutes Gespräch nicht mehr wirklich möglich. Wie wäre es, wenn Sie zeitnah mit ihm darüber in Ruhe reden? Sozusagen, bevor er ein weiteres Mal zu spät heim kommt und Ihnen nicht Bescheid gibt.*

- Dabei übergebe ich ihr ruhig das geglättete Papier.

Pat.: *Ah, das fühlt sich gut für mich an. Vorhin, als Sie mir das Papier so zer-*
knüllt vor die Füße geworfen haben, war ich erschrocken und auch
wütend. Jetzt ist es anders.

Th.: *Was Sie hier fühlen, fühlt er vielleicht auch. Es würde sich lohnen,*
mit ihm ruhig über ihre Verletzungen zu reden. Dabei lächele ich ihr
ermutigend zu.

Das besprechen wir noch genauer im Sitzen, während das Blatt Papier zwischen uns liegt, dann ist die Stunde wieder zu Ende.

4.6.6 Fazit

Diese simple Arbeit mit Papier, welches Sie zerknüllen, zerstechen, löchern oder zerschneiden oder gerne auch darauf herumtrampeln, je nach Bild des Patienten, ist immer beeindruckend und löst umgehend Gefühle aus. Patienten haben nun das Bild im Kopf, wie sie symbolisch zerknüllt oder zerrissen werden und wollen sich um das Blatt Papier, also um sich, kümmern. Ich kann zehnmal erklären, wie wichtig es ist, sich vor ungerechtfertigten Angriffen vom Gegenüber zu wehren und wohlwollend mit sich zu sein, oder einmal zeigen, wie das Blatt Papier durch Worte vor der Schere geschützt werden kann. Im obigen Fallbeispiel konnte ich der Patientin mit dem Papier in zerknüllter und geglätteter Variante fühlbar machen, wie ihr Verhalten wahrscheinlich beim Partner ankommt.

Ich habe noch ein weiteres Fallbeispiel im Gruppensetting unter 5.3, in dem ich zum Selbstwert und zur Abgrenzung mit Papier gearbeitet habe. Diese Impact-Technik aus 5.3 könnten Sie zum Beispiel jetzt mit dieser Patientin als Fortsetzung durchführen. Letztendlich ist jede Übung ein Unikat. Ich wende oft die gleiche Grundidee bei unterschiedlichen Patienten an, die Übung selbst verläuft dann jedes Mal unterschiedlich. Mit dem Seil habe ich mit der obigen Patientin in einer Folgestunde eine Biografiearbeit (wie im Fallbeispiel 4.5) gemacht, um die inneren Anteile, die gelernten Botschaften, herauszuarbeiten. Mit der Matroschka habe ich dann das Modell des inneren Kindes (Stahl, 2017) erklärt und dann mit Aufstellungen in der Gruppe dazu gearbeitet. Dazwischen immer wieder Stunden mit Situationsanalysen und auch Stunden mit „nur" reden, dabei aber immer wieder Bezug nehmend auf die Impact-Übungen. Die Patientin benutzte dann öfter Formulierungen wie: „Ich habe mein Blatt Papier geschützt, meine innerste Matroschka beruhigt, für einen gelben Selbstwert gesorgt" usw. Daran merke ich, wie gut die Patienten sich die Impact-Techniken abgespeichert haben. Und weil sich diese Übungen bei Patienten gut abgespeichert haben, benutzen sie dann immer wieder diese codierte Sprache. Es ist wie eine Art Fachsprache, nur nicht so abstrakt, sondern konkret.

Und wie Sie aus den Fallberichten erkennen können, lasse ich mir nicht jede Stunde was Neues einfallen. Manchmal dauern die Impact-Techniken nur einige Minuten, manchmal fast die ganze Stunde. Wenn die Übung nur kurz geht, dann bleibt die Darstellung aber noch die ganze Stunde auf dem Boden liegen, sodass wir uns immer wieder darauf beziehen können. Patienten fotografieren sich oft die Darstellungen. Auch das ist ein weiterer Vorteil von Impact-Techniken. Ein Gespräch kann man nicht fotografieren. Wenn Patienten in der Stunde viel mitschreiben, dann kommen sie nicht ins Fühlen. Die Patienten gucken sich öfter die Fotos an und kommen beim Ansehen des Fotos ins Fühlen. Dadurch rutschen die Stundeninhalte nicht so weit weg, sondern bleiben oftmals hilfreich erhalten und unterstützen auf dem Weg zum Annäherungsziel.

4.7   „Unordnung" in einer Patchwork-Familie mit Gegenständen aufzeigen

Das Familienkonzept Vater-Mutter-Kind ist schon lange im Wandel begriffen. Und damit meine ich nicht nur die Veränderungen durch Trennungen, sondern auch die vielen möglichen Konstellationen, die es inzwischen möglich machen, eine Familie zu sein. Es entstehen dadurch jedoch oft auch „Unordnungen" in den Familien, weil der Umgang mit demjenigen, der die Familie verlässt, ungut ist oder ein neuer Partner, eine neue Partnerin Vater oder Mutter ersetzen soll oder will. Sie alle kennen Patienten, die mit Schwierigkeiten aus solchen Trennungsgeschichten heraus zu uns kommen. Sehr häufig wirken sich Schwierigkeiten in Patchwork-Familien auf der somatischen Ebene aus. Die Ordnung in Familien wurde durcheinander gebracht, das stresst. Vor etlichen Jahren habe ich einen Workshop zu Strukturstellen besucht und war begeistert, wie einfach sich „Unordnung" in Familien aufzeigen lässt. Eine kurze knackige Information war: Vater-Mutter-1.Kind-2.Kind. An erster Stelle steht derjenige, der die Familie zusammenhält. Meistens sind das die Mütter in der Rolle der Managerin der Familie. Die Familie wird wie im Sportunterricht aufgestellt. Hier eben nur nicht der Größe nach, sondern nach dem Eintrittszeitpunkt in das System. Deswegen steht das jüngste Kind immer am Ende.

Wenn sich das Elternpaar trennt, bleibt eine Lücke im Familiensystem (Juul, 2012), die vom neuen Partner, von der neuen Partnerin nicht eingenommen werden darf. Der neue Partner, die neue Partnerin muss sich mit seinen/ihren eigenen Kindern hinten anstellen. Auch ohne Kinder muss sich der neue Partner, die neue Partnerin hinten anstellen. Auch ein weiteres gemeinsames Kind muss sich hinten anstellen. Wie gesagt, wer zuletzt kommt, muss sich hinten anstellen. Es geht hier um eine lineare Darstellung der Familien. Das ist etwas anderes, als Familien im Genogramm darzustellen. Mit den Patienten spiele ich die jeweils entsprechende Variante durch, bespreche die Rollen, Grenzüberschreitungen und Verletzungen. Eine andere Form der Ordnung in Familien ist mit einem Haus hilfreich darzustellen. Im Keller bekommt jedes Elternteil jeweils ein Zimmer symbolisch dafür, dass jeder seine eigene Biografie hat. Im Erdgeschoss befindet sich die Paarebene. Das heißt, wenn die ersten Dates gut waren, dann begeben sich beide gemeinsam auf die Erdgeschossebene des Hauses. Wenn das Paar ein Kind bekommt, dann bewohnen beide zusammen die Erdgeschossebene = die Paarebene UND die 1. Etage = die Elternebene und die Kinder sind Besucher der Beziehung und wohnen deswegen im Dachgeschoss. Mit dem „Besuchsstatus" der Kinder ist gemeint, dass die Beziehung schon besteht, dann kommt das Kind dazu. Wenn das Kind flügge wird, dann zieht es aus dem Dachgeschoss in ein eigenes Haus und die Eltern bleiben in ihrem Haus mit dem leeren Dachgeschoss zurück. Dann gestalten sie das Dachgeschoss = Kinderzimmer in ein Gästeraum, Hobbyraum oder Ähnliches um. Wenn sich das Paar über die Jahre der Kindererziehung nur auf die Elternebene konzentriert hat, dann kommt es oft zu Trennungen, weil sie mit sich als Paar nichts mehr anzufangen wissen oder viele leben nebeneinander her. Das wurde vorher nicht sichtbar, weil das Paar auf der Elternebene in all den Jahren ein gutes Team war. Für viele Paare ist es eine Herausforderung, nach dem Auszug der Kinder wieder auf der Paarebene miteinander zu agieren.

Wenn sich das Elternpaar trennt, während das Kind noch im Dach wohnt, dann zieht ein Elternteil aus (ja, auch beim Nestmodell, es ist als Konstrukt, als Modell gemeint). Der Elternteil, der geht, braucht einen festen Platz. Das bedeutet, es müssen klare Absprachen getroffen werden, wie das getrennte Paar auf der Elternebene erhalten bleibt.

Ich persönlich bin fest davon überzeugt, dass für manche Systeme einfach keine Ordnung geschaffen werden kann. So wird es hochwahrscheinlich immer Konflikte geben, wenn ein Kind in einem One-Night-Stand gezeugt wurde und die beiden Erwachsenen in der Hitze des Gefechts nicht überprüft haben, ob sie zusammen ein Kind großziehen möchten, dies aber dann tun, obwohl die Sympathie aber nur für den Sex gereicht hat. Es wird auch keine Ordnung geben, wenn sich ein Großelternteil über die Maßen in die Erziehung einmischt und von den Eltern keine Begrenzung gelingt. Eltern müssen sich also nicht trennen, damit „Unordnung" in Familien eintritt. Tabuthemen, Geheimnisse, Traumata, Parentifizierung oder andere Umstände können die Familienordnungen stören. Die Beispiele sind zahlreich und es gilt zu tüfteln, wie für das jeweilige System die bestmöglichste Ordnung in Anlehnung an die „Ordnungen der Liebe" (Schneider, 2021) erreicht werden kann. Auch hier wünsche ich viel Spaß beim Jonglieren mit den jeweiligen Konstellationen in den Familien. Und nun mein Fallbeispiel.

4.7.1 Patientenvorstellung

Eine **Patientin** mit Mitte 30, zwei Vorschul-Kinder, seit ca. drei Jahren vom Kindesvater getrennt lebend, der wenig Interesse an den Kindern hat, sich dementsprechend wenig engagiert. Die Patientin beklagt seit einem Jahr massive Panikattacken. Sie lebe seit zwei Jahren mit ihrem neuen Partner zusammen. Die Beziehung laufe gut, sie wünsche sich trotzdem mehr Unterstützung von ihm. Die bevorstehende Einschulung des älteren Kindes mache ihr Angst, da die Anforderungen an sie als Mutter dann sicherlich noch mehr steigen würden. Der neue Partner habe einen zehnjährigen Sohn aus seiner vorhergehenden Beziehung. Alle zwei Wochenenden sei dieser in ihrer Familie da. Sie fühle sich dann zurückgesetzt, weil der Partner mit seinem Sohn viel inniger als mit ihren Kindern sei und sie befürchte, dass er ihre Kinder nicht genug liebe und sie bei Schulschwierigkeiten der Kinder und ihren dann befürchteten vermehrten Panikattacken verlassen werde.

4.7.2 Anliegen an die Stunde

Die Patientin bittet mich um die Vorbereitung eines Paargespräches, in welchem ich dem Partner erklären solle, dass ihre Panikattacken mit seinem mangelhaften Engagement zusammenhängen.

4.7.3 Stundenverlauf

Als die Patientin mir dieses Anliegen schildert, bitte ich sie, sieben Gegenstände auszuwählen. Ich erkläre ihr, dass jeweils ein Gegenstand für eine Person steht... sie selbst, ihr 1. Kind, ihr 2. Kind, der Kindesvater, der neue Partner, dessen zehnjähriger Sohn und dessen Ex-Partnerin.

Ich bitte sie, mit den sieben Gegenständen die Familiensysteme vor der Trennung aufzustellen, nachdem ich ihr die Reihung erklärt habe, also wer zuletzt kommt, muss sich hinten anstellen.

In der ursprünglichen Version stehen die beiden Systeme folgendermaßen:

Ehemaliges Familiensystem der Patientin vor der Trennung vom Kindesvater:

- Patientin/Ex-Partner/1. Kind/2. Kind

Ehemaliges Familiensystem des neuen Partners vor dessen Trennung von der Kindesmutter:

- Ex-Partnerin des neuen Partners/neuer Partner/der zehnjährige Sohn

Nun bitte ich die Patientin, ihr Familiensystem nach der Trennung aufzustellen.

Familiensystem der Patientin nach der Trennung vom Kindesvater:

Patientin/Lücke/1. Kind/2. Kind; Kindesvater wurde weit weg gestellt.

Ich lasse mir danach von der Patientin erklären, wie sie ihr System gerne hätte, seit sie mit ihrem neuen Partner zusammen ist.

Patientin/neuer Partner/1. Kind/2. Kind; Kindesvater wurde noch weiter weg gestellt.

Es ist wirklich hilfreich, hier am Boden zu hocken und gemeinsam die Veränderung sehen zu können. Es werden sofort die Wünsche der Patientin deutlich, dass der neue Partner an ihrer Seite stehen und den Kindesvater ersetzen soll.

Ich erkläre ihr nun einige Regeln für Familiensysteme, dass er sich hinten anstellen muss, dass die Lücke für den Kindesvater erhalten bleiben muss, indem der Kindesvater auch zukünftig auf der Elternebene mit einbezogen werden muss, auch wenn dieser sich nicht sehr engagiert zeigt. Wenn der neue Partner auf die freigewordene Stelle des Kindesvaters geht, dann gibt es meistens massive

Probleme. Für die Kinder bleibt der Papa immer der Papa, auch wenn er die Vater-
rolle nicht engagiert ausfüllt. Er darf nicht ersetzt oder ausgetauscht werden. An
dieser Stelle erfolgt eine angeregte Diskussion, da sie begreift, dass der Kindes-
vater/ihr Ex-Mann immer der Papa für ihre Kinder bleiben muss und wird. Kinder
achten sehr penibel darauf. Sie können es nur nicht formulieren, sondern erspüren
diese Unordnung. Wir besprechen, dass der neue Partner das bestehende System
lange und sehr genau beobachten muss, um die Spielregeln zu verstehen. Wir
diskutieren, welche Veränderungen der zehnjährige Sohn des neuen Partners mit
sich bringt, wenn er an den Wochenenden kommt. Hat er ein „Gästezimmer",
also einen festen Platz in der Wohnung? Was darf er und was darf er nicht und so
weiter. Die Patientin schildert mir ihre Eifersucht. Daraufhin frage ich sie, ob sie
möchte, dass der Partner sich nicht mehr um seinen Sohn kümmert und schmeiße
dabei die Minionfigur, die für seinen Sohn gewählt wurde, zurück zur Kindesmutter. Spontan steht die Patientin auf und nimmt die Minionfigur, sie weiß dann
nur nicht, wohin mit dem Kind. Sie hat nichts gegen das zehnjährige Kind, verbindet nur ihre eigenen Ängste mit seinem Erscheinen. Wir besprechen hier die
veränderten Familiensysteme, und dass ihr Partner als guter Vater natürlich auch
Zeit mit seinem Sohn verbringen will. Letztendlich stellt sie die Minionfigur mit
einer kleinen Lücke zum Vater = ihrem neuen Partner in ihrer Patchwork-Familie
auf. Wir rücken den neuen Partner näher an ihre Kinder heran, wenn sein eigener
Sohn nicht da ist und rücken ihn ein Stück näher an den eigenen Sohn heran und
damit gleichzeitig ein Stückchen von den Kindern der Patientin weg, wenn dieser
an den Wochenenden zu Besuch ist. Es ist eine sehr angeregte, intensive Stunde
mit nur sieben Gegenständen geworden. Es gibt hier noch viel Redebedarf.

4.7.4 Fazit

Mit Worten kann das alles sicherlich auch beschrieben werden. So kann ich ihr
aber einfach und unkompliziert zeigen, welche Veränderungen und Auswirkungen
unterschiedliche Konstellationen mit sich bringen, indem ich Figuren wegstelle,
hinzuhole und auch wegschmeißen kann.
   Ich steige oft in Übungen mit Impact-Techniken ohne große Erklärungen
ein. Zum einen weiß ich ja noch nicht, um was genau es in der Übung geht und
wie sie ablaufen wird, zum anderen erwecke ich so das Interesse und die Neugier der Patienten. Und bevor ich dem Patienten auch nur Ansatzweise erklären
könnte, was Impact-Techniken sind, warum, wieso und weshalb ich bestimmte
Dinge so mache, wie ich sie mache, wäre die Stunde herum. Impact-Techniken
brauchen auf jeden Fall ein gesundes Bauchgefühl beim Therapeuten und den
Mut, diesem Gefühl, dieser Intuition zu folgen. Meine Idee bei der obigen
Patientin war, dass die Panikattacken mit den Ängsten, die durch die ganzen
Veränderungen aufkamen, zu tun hatten. Letztendlich ging es die ganze Stunde
nicht um das ursprüngliche Stundenanliegen der Patientin. Sie hat durch diese

Arbeit erkannt, dass ihre Panikattacken nicht mit dem Verhalten ihres Partners zu tun haben, sondern, dass eigene Ängste sie sehr quälen. Mein Bauchgefühl wurde bestätigt. Wichtig war mir im Verlauf der Arbeit, das zehnjährige Kind mal „wegzuschmeißen", um die Reaktion der Patientin zu sehen. Ich habe bei ihr kein „Ich bin gegen das Kind" gespürt, sondern viel Verunsicherung. Deswegen war mir hier die Wissensvermittlung über diese Familiensysteme wichtig. Die Patientin meldete mir am Ende der Stunde umgehend zurück, dass dieses „Wegschmeißen" ihr sofort klar gemacht hat, dass es nicht um das Kind als Störfaktor geht. Das Gefühl habe sie bisher immer gehabt. Ihr sei ihre Verunsicherung bewusst geworden und sie wolle nun gar kein Ehegespräch mehr unter dem eingangs benannten Auftrag haben, sondern brauche noch mehr Informationen und Strategien, mit ihren eigenen Ängsten umgehen zu können.

Ich habe ihr das Familienhaus am Flipchart gezeigt und ihr wurde sehr deutlich, dass sie hier noch viele Informationen braucht.

In jedem Impact-Seminar taucht mindestens ein Beispiel auf, bei dem ich auf diese Art (Erklärung der Familiensysteme mit Gegenständen) arbeite. Und jedes Mal tauschen wir uns angeregt nach 20 min. Fallarbeit mindestens doppelt so lange über weitere Beispiele aus. Ich erlebe in meinen Seminaren bei solchen Beispielen und den dazugehörigen Erklärungen, dass meine Kollegen diese Art der Darstellung für komplizierte Familiensysteme sehr hilfreich empfinden. Zum einen, um selbst einen Überblick zu bekommen, was in den Systemen der Patienten abgeht, und zum anderen, diese ganzen Informationen dem Patienten auf der Gefühlsebene zur Verfügung stellen zu können. In den meisten Seminaren sind Kindertherapeuten dabei, die mit Kindern arbeiten, welche die Unordnung in den Systemen in voller Wucht abbekommen und trotzdem nicht beschreiben können. Systemiker arbeiten schon seit langer Zeit mit Familienbrettern, um einen Zugang für die „Unordnung" zu bekommen, welche ja gerne verschwiegen wird, selbst wenn sie bekannt ist. Meine Patientin ist definitiv weit entfernt von destruktiven Verhaltensweisen. Ihr fehlten einfach hilfreiche Informationen. Die Panikattacken milderten sich einige Stunden später, als wir erarbeitet hatten, welche Unterstützung sie sich konkret vom Partner wünschte, die er durchaus leisten wollte und konnte. In einem späteren Paargespräch haben wir ganz klar besprochen, dass er von der Paarebene aus väterliche Aufgaben übernehmen kann, ohne den Platz des Kindesvaters einzunehmen. Und natürlich auch umgekehrt. Welche Aufgaben darf die Patientin von der Paarebene aus für den zehnjährigen Sohn übernehmen, die durchaus mütterlichen Charakter haben, ohne die Rolle/den Platz seiner Mutter einzunehmen?

Ein interessanter Nebeneffekt von Impact-Übungen ist, dass Patienten zu Hause ihren Partnern das Stundenthema, das was sie bewegt, einfach durch „Zeigen mit Gegenständen" erklären können und das Paar so einfacher in ein gemeinsames Gespräch kommt. So mancher meiner Patienten hat zu Hause ein paar Gegenstände auf den Tisch gelegt und den Inhalt der Therapiesitzung erzählen können. Und gerade bei partnerschaftlichen Themen hilft es dem Erklärenden, die wichtigen Informationen vermitteln zu können, die ja auch den nicht in Therapie befindlichen Partner betreffen.

4.8 Arbeit zum verdeckten Thema mit Moderationskarten

Wenn ich mit dem Patienten alleine arbeite, jedoch mehrere Anteile, Themen, Botschaften, Entscheidungen oder was auch immer darstellen will, kann ich das alles mit Moderationskarten und einer darauf eingezeichneten Blickrichtung (durch Pfeile) bearbeiten. Wenn Sie kleine Räume haben oder in karg ausgestatteten Zimmern arbeiten (z. B. an manchen Weiterbildungseinrichtungen oder Kliniken) oder einfach keine Lust auf Arbeit mit Gegenständen haben, dann finden Sie vielleicht Gefallen an dieser Art von Impact-Technik. Papier und ein Stift sind meistens verfügbar. Ein weiterer Vorteil ist, dass ich mich direkt auf die dargestellte Position stellen kann.

Die Arbeit zum verdeckten Thema eignet sich sehr gut bei Patienten, die immer und immer wieder ein bestimmtes Symptom beklagen, ohne einen Zusammenhang zu psychischen Auslösern zu erkennen. Wenn ich als Therapeut das dahinter stehende Thema erahne, aber selbst nicht klar benennen kann oder ich das dahinter stehende Thema klar sehe, es dem Patienten nur nicht näher bringen kann, dann benutze ich gerne diese Übung. Ich selbst bin überzeugt, dass das Symptom des Patienten die bestmöglichste Art und Weise des Patienten ist, mit seinem Problem umzugehen. Deswegen mache ich diese Übung doch ziemlich oft. Und wie bei Patientin F unter 4.6 schon beschrieben, ist es manchmal für Patienten zu schmerzhaft, zu beschämend oder zu peinlich, sich direkt mit dem wirklichen Problem auseinanderzusetzen. Deswegen werden uns Therapeuten oft Symptome beklagt. Wenn die Arbeit am oder mit dem Symptom keine Linderung bringt, dann lohnt sich diese Übung, welche ich selbst aus einem Seminar zu Impact-Techniken als Teilnehmerin mitgenommen habe. Diese Übung besteht aus drei Phasen. In der Phase 1 begegnen sich der Patient und das Symptom. Das Symptom kann „Ständiges Zu-spät-Kommen zur Sitzung", „Ständiges Jammern über den Nachbarn", der Tinnitus, die Schmerzen usw. usf. sein.

In der Phase 2 wird das verdeckte Thema hinzugeholt. Ich frage den Patienten, ob er mit den Begriffen „X-Faktor", oder „blinder Fleck" oder „schwarzer Fleck" oder „verdecktes Thema" etwas anfangen kann. Diese Bezeichnung benutze ich dann in der Übung. In der Phase 2 geht es darum, dass der Patient die Veränderung bemerkt, wenn ein verdecktes Thema hinzukommt. Sehr oft bauscht sich das Symptom dann auf, damit sich der Patient nicht um das verdeckte Thema kümmert.

In Phase 3 nehme ich das Symptom weg, damit sich der Patient mit dem verdeckten Thema auseinandersetzen muss. Diese Phase 3 geht eben nur im experimentellen therapeutischen Setting. In der realen Welt kann niemand dem Patienten das Symptom wegnehmen. Es kann also in der realen Welt nicht überprüft werden, welche Auswirkungen es hätte, wenn das Symptom weggenommen wird.

In jeder Phase nehmen der Patient und ich jede Rolle abwechselnd ein, so lange, bis keine neuen Informationen mehr benannt werden.

Im Gruppensetting können die Mitpatienten Vertreter für das Symptom, den Patienten und das verdeckte Thema sein. Dann tauschen die Vertreter nicht die Rollen, sondern geben immer nur aus ihrer einen Rolle die Rückmeldungen. Die Übung wird so also in einer Variante von Aufstellungsarbeit durchgeführt.

4.8.1   Patientenvorstellung

Die **Patientin** ist Ende 20, studiert, lebt noch bei den Eltern, ist Single. Sie wurde als Frühchen geboren und hatte einige Entwicklungsverzögerungen. Von den somatischen Startschwierigkeiten ist erfreulicherweise nichts zurückgeblieben. Als Langzeitfolgen der Frühgeburt und der Entwicklungsschwierigkeiten ist sie stark kurzsichtig und hat ein minimal eingeschränktes Hörvermögen. Sie beklagt, dass sie sich nie wirklich richtig dazugehörig fühle, obwohl sie immer gut integriert war. Des Weiteren hat sie Angst, dass sie keinen Partner findet, da sie prognostisch in relativ jungen Jahren ein sehr stark eingeschränktes Seh- und Hörvermögen haben wird.

4.8.2   Anliegen an die Stunde

Die Patientin beklagt eine ausgeprägte Angst, für immer alleine zu bleiben und möchte wissen, was sie tun kann, um die Angst zu lindern.

4.8.3   Stundenverlauf

Th.:   *Gut, dann probieren wir heute einfach mal etwas mit Moderationskarten aus. Wählen Sie sich bitte eine Farbe für die Moderationskarte aus, auf die Sie „ICH" schreiben und malen Sie bitte noch einen Pfeil darauf.*

Pat.:   *Ah, heute bin ich kein Hase?*

Th.:   *Genau, heute sind Sie eine Moderationskarte. Jetzt suchen Sie sich bitte noch eine Moderationskarte aus, die für die „Angst, alleine zu bleiben" steht. Schreiben Sie das bitte darauf und zeichnen Sie auch wieder einen Pfeil dazu. Und nun bitte noch eine Moderationskarte für „den X-Faktor" oder „blinden Fleck" oder „schwarzen Fleck" oder „verdecktes Thema". Was passt für Sie am besten?*

Pat.:   *X-Faktor*

- Die Patientin wählt sich die Moderationskarten in unterschiedlichen Farben aus und beschriftet diese.

Th.:   *Sie beginnen mit sich selbst, legen Sie also die Karte mit „ICH" irgendwo im Raum auf dem Boden hin und achten dabei auf die Blickrichtung, die durch den Pfeil angezeigt wird. Und dann legen Sie bitte die Moderationskarte mit „Angst, alleine zu bleiben" in Bezug auf sich selbst auf den Boden.*

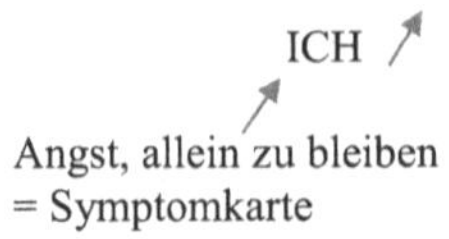

ICH ↗

↗

Angst, allein zu bleiben
= Symptomkarte

Abb. 4.2 Darstellung der Angst, allein zu bleiben, in Bezug auf die Patientin. Die Pfeile zeigen die Blickrichtung an

In der Phase 1 entsteht die Darstellung, wie Sie sie in Abb. 4.2 sehen können.

- Dann bitte ich die Patientin, sich auf die Karte mit „ICH" zu stellen und ich stelle mich auf die Symptomkarte. Ich als Therapeutin bin jetzt die „ Angst, allein zu bleiben", stehe also ziemlich dicht in ihrem Rücken und schaue auf sie. Ich lasse sie sagen, was sie denkt und fühlt, dann sage ich, was ich denke und fühle. Wir wechseln so lange, bis ich alle für mich notwendigen Informationen habe. Manchmal gehe ich auch mit der Patientin gemeinsam in die Vogelnestperspektive und wir reden über das Gehörte.
- Jetzt steigen wir in Phase 2 der Übung ein. Dafür bitte ich sie, die Position von „ICH" einzunehmen, damit ich die Karte mit dem „X-Faktor" legen kann. Sie soll aus ihrer Position heraus fühlen, wo der „X-Faktor" hingehört. Ich laufe also so lange mit dem „X-Faktor" im Raum herum, bis sie mir sagt, dass der „X-Faktor" dort hingehört. Die Karte mit dem „X-Faktor" liegt dann ca. zwei Meter vor der Patientin, die Blickrichtung geht von der Patientin weg. In Abb. 4.3a können Sie mit Blickrichtung die Darstellung sehen.

In den Phasen sammele ich kurz zusammengefasst folgende Informationen:

In Phase 1: Die Angst fühlt sich mächtig an und möchte, dass „ICH" bei ihr bleibt. Das „ICH" fühlt sich ausgeliefert.

In Phase 2: Der „X-Faktor" fühlt sich alleine, weiß nicht, zu wem er gehört. Das „ICH" kann mit dem „X-Faktor" nichts anfangen, obwohl er gefühlt schon sehr lange zu „ICH" gehört. Die „Angst, alleine zu bleiben" wird unruhiger und damit größer, je mehr sich „ICH" mit dem „X-Faktor" auseinandersetzt.

Wir tauschen hin und her, so oft, bis sich für mich das Bild klärt, dass der X-Faktor ein früh abgespaltener Anteil von ihr ist, der überzeugt ist, dass sie „anders als alle anderen Menschen" ist. Und wir tauschen so oft hin und her, bis ich das Gefühl habe, dass die Patientin versteht, um was es beim „X-Faktor" geht. Es ist hier hilfreich, auf Körperhaltung und Körperempfindungen zu achten, also z. B. „ICH" spüre die Angst im Nacken atmen oder „ICH" kann nicht auf den „X-Faktor" zugreifen. Als Therapeut kann ich meine Arbeitshypothesen mit einbringen, dass dieser „X-Faktor" vielleicht noch viel bedrohlicher ist, als die „Angst, allein zu bleiben".

In Phase 3: Ich als Therapeutin nehme das Symptom weg, damit wir uns in Ruhe dem „X-Faktor" widmen können. Wir gehen abwechselnd wieder in die verschiedenen Positionen und teilen uns gegenseitig alle Gefühle mit. Unsere Stunde ist zu Ende, als die Patientin eine Vorstellung davon hat, was der „X-Faktor" bedeutet, nämlich, dass es die feste Überzeugung ist, anders als alle Menschen zu

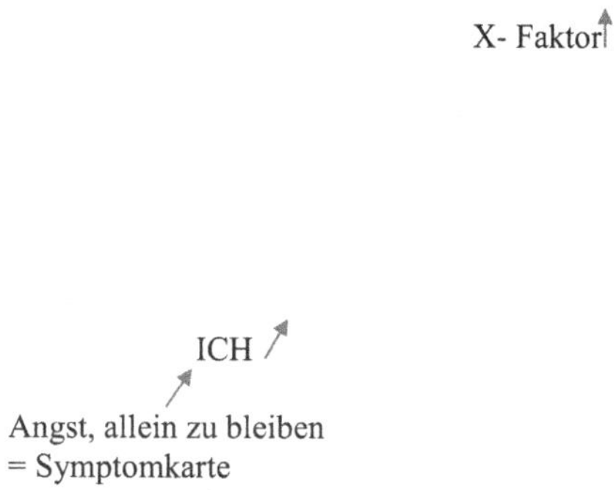

Abb. 4.3 a Darstellung
der Angst, allein zu bleiben,
und dem X-Faktor in Bezug
auf die Patientin. Die Pfeile
zeigen die Blickrichtung an

X- Faktor ↑

ICH ↗
↗
Angst, allein zu bleiben
= Symptomkarte

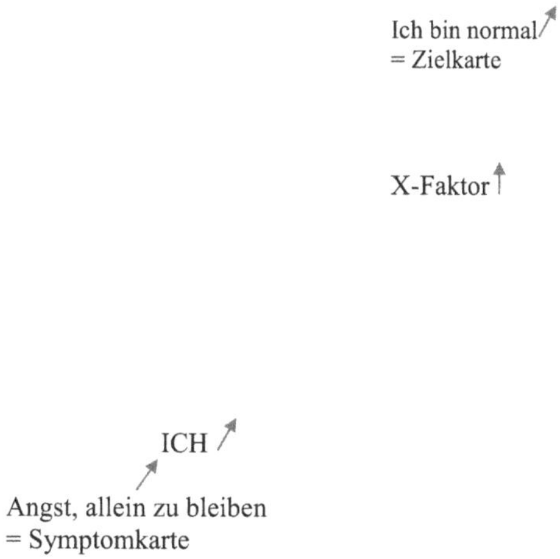

Abb. 4.3 b „Ziel",
„X-Faktor" und „Angst, allein
zu bleiben" in Bezug auf die
Patientin. Die Pfeile zeigen
die Blickrichtung an

Ich bin normal ↗
= Zielkarte

X-Faktor ↑

ICH ↗
↗
Angst, allein zu bleiben
= Symptomkarte

Angst alleine zu bleiben, →   Patientin   ←   ich bin normal
weil ich anders bin
= Symptomkarte   = Zielkarte

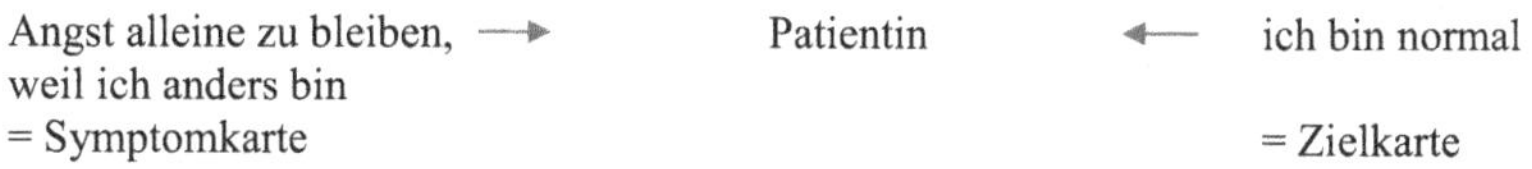

Abb. 4.3 c Blickrichtungen der inneren Anteile/Stimmen der Patientin. Die Pfeile zeigen die
Blickrichtung an.

sein. Die Karten liegen die ganze Stunde über in der gleichen Position. In dieser
Stunde kommen wir noch nicht so weit, Positionen zu verändern.

4.8.4   Fazit

Patienten, die einmal mit Impact-Techniken gearbeitet haben, steigen meistens
gerne und auch recht schnell und unkompliziert in weitere Übungen ein. Mit
der Patientin hatte ich schon mal mit Gegenständen gearbeitet. Deswegen kam

die Bemerkung von ihr, dass sie diese Stunde kein Häschen sei. Wichtig ist es in solchen Aufstellungsarbeiten, dem Patienten Zeit zu geben, was gefühlt wird. Auch mir hilft es immer, mich einzufühlen. Entweder verstehe ich den Patienten oder das Thema durch das Fühlen besser, im günstigsten Fall natürlich beides.

Die Farbauswahl der Moderationskarten dient wie die Auswahl von Gegenständen bereits dem Einstieg in die Prozessarbeit. Sofort sind die Patienten beim Thema, indem sie überlegen, welche Farbe passt zu mir, welche zum Symptom, welche zum verdeckten Thema.

Diese Patientin war schon eine „erfahrene" Patientin und ist daher schnell eingestiegen. Mit Patienten, mit denen ich auf diese Art und Weise das erste Mal arbeite, kann es sein, dass ich nur Phase 1 in einer Sitzung schaffe. Dann bitte ich den Patienten, sich hier ein gedankliches Lesezeichen zu setzen und wir arbeiten in der nächsten Stunde daran weiter. Sie können hier unendlich viele Variationen ausprobieren. So können Sie schon in Phase 1 ausprobieren, was sich verändert, wenn sich „ICH" und das „Symptom" ansehen und kennenlernen.

Aus der Vogelnestperspektive bespreche ich mit dem Patienten, welche Veränderungen er gerne ausprobieren würde, weil dies aus der Draufsicht mit emotionaler Distanz einfacher herauszufinden ist.

Für mich ergibt sich aus der Arbeit der vorangegangenen Stunde die Notwendigkeit einer Fortsetzung mit dieser Vorgehensweise. Die Patientin hat sich schon in alle Moderationskarten eingefühlt und es gilt nun, den „X-Faktor" noch genauer kennenzulernen.   Ich vermute, dass der „X-Faktor" etwas mit einem abgespaltenen Ziel zu tun hat, welches Sie verfolgt und dafür den „X- Faktor" braucht.

4.8.5   Folgestunde

Th.:   *Frau H, ich hatte ja in der letzten Stunde schon angekündigt, dass wir heute nochmal eine Übung mit den Moderationskarten machen wollen. Suchen Sie sich bitte nochmal eine Farbe aus, die für ihr Ziel steht, also sowas wie: „Ich gehöre dazu" oder „Obwohl ich schlechter sehe und höre als meine Altersklasse, gehöre ich dazu".*

Pat.:   *Hm, ich gehöre schon irgendwie dazu, schon immer. Für mich passt eher „Ich bin normal".*

Th.:   *Gut, dann nehmen wir das. Sie wissen ja, Sie können es jederzeit noch abändern. Die drei Karten aus der letzten Sitzung sollen noch so liegen, wie in der letzten Stunde?*

- Die Patientin nickt und ich bitte sie, die Zielkarte „ICH bin normal" zu legen. Die Abstände der einzelnen Anteile können Sie in Abb. 4.3b sehen.

Th.:   *Ok, diese Karte liegt echt weit weg von Ihnen und guckt nicht in Ihre Richtung.*

Pat.:   *Das ist mir auch völlig fremd. Ich weiß das vom Kopf her, ich fühle mich trotzdem anders. Also das sage ich nicht bewusst und ich denke da auch nicht dran. Es ist nur so ein Gefühl.*

Th.:	*Ok, Sie bleiben bitte auf der Position „ICH" und ich bin jetzt mal ihr Ziel. Hm, hier fühle ich mich wirklich verloren, irgendwie abgeschoben. So, als ob Sie mich nicht wollten. Und wenn überhaupt, habe ich irgendwie nur Verbindung zum „X- Faktor"*
Pat.:	*Das Ziel ist so weit weg, ich fühle da gar nichts.*

- Ich gehe mit ihr wieder in die Vogelnestperspektive. Von außen kommt sie zu dem Entschluss, dass sie das Ziel erstmal umdrehen muss. Gesagt getan. Das Ziel blickt nun in die Richtung „ICH". Die Patientin geht wieder auf die Position „ICH" und ich gehe in die Position des Ziels.

Pat.:	*Nun sehe ich mein Ziel, habe aber das Gefühl, dass ich trotzdem mehr den „X- Faktor=Ich bin anders" sehe. Die Karte liegt mir viel näher. Und wenn jetzt jemand auf dem „X- Faktor" stehen würde, dann ist mein Ziel unsichtbar.*

- Wir beginnen nun wieder hin und her zu tauschen bis feststeht, dass die Patientin ihr Ziel nicht erreichen kann, so lange immer wieder der „X-Faktor" dazwischenfunkt. Um das zu spüren, tauschen wir mehrmals die Rollen, folgen auch Impulsen, die Positionen zu ändern.
- Zum Ende ist die Patientin überzeugt, dass sie „Ich bin normal" erstmal kennenlernen muss, sich an diese Perspektive gewöhnen muss.
- Ich habe noch mehrere Stunden mit der Patientin im Einzelsettingg mit Moderationskarten gearbeitet, immer wieder weiter entwickelt, was sie tun kann, sich daran zu gewöhnen und sich normal zu finden. Es gab auch eine Gruppenstunde zu ihrer Thematik. Ein Mitpatient war der „X-Faktor", eine Mitpatientin war das Ziel… sozusagen die inneren Stimmen/Anteile der Patientin. Beide sollten sich jeweils ein Meter entfernt von der Patientin aufstellen und um sie verbal kämpfen. Die Patientin sollte durch Bewegung anzeigen, in welche Richtung sie sich bewegte. Die Blickrichtungen der inneren Stimmen können Sie in Abb. 4.3c sehen.

4.8.6   Fazit

Egal wie sehr ich Impact-Techniken empfehlen kann, ich will auf keinen Fall vermitteln, dass dann alles einfacher, schneller und besser klappt. In Bewegung zu arbeiten vertieft die Beziehung, entlastet meinen Rücken und Patienten kommen durch die Bewegung leichter aus ihren Denkmustern heraus. Und meistens ist das Arbeiten einfacher, verläuft schneller und klappt besser.

Eine Patientin meinte mal zu mir, dass es wohl am Stuhl liegen müsse, dass sie jedes Mal weinen müsse, wenn sie sich setzte. Da ist durchaus was dran. Kaum dass Patienten im Stuhl sitzen, scheinen die alten Denkmuster aktiviert zu sein, die ganzen Probleme überrollen sie. Patienten schildern zum x-ten Mal ihre Probleme, Denkmuster werden wieder und wieder wiederholt, das Gefühl von Hilflosigkeit stellt sich ein. Alleine durch das Aufstehen geschieht etwas Neues und Ungewohntes.

Und ich kann auch nur nochmal wiederholen, wenn die Darstellung des Problems auf dem Boden zu sehen ist, können wir auch im Sitzen viel konkreter darüber reden, wenn vorher eine Prozessarbeit erfolgte, in der die Patienten ins Fühlen gekommen sind.

Warum ist es hilfreich, die Anteile, die inneren Stimmen der Patientin durch Mitpatienten zu besetzten? Der eigene Leidensdruck macht Ideen kaputt, vernichtet die Kreativität. Wenn Mitpatienten in die Rollen schlüpfen, fallen denen viele Argumente und Lösungen ein, da es nicht ihr Thema ist, sie also vom eigenen Leidensdruck nicht gehemmt werden. Der Patient, für den diese Arbeit durchgeführt wird, kann so von seinen Mitstreitern lernen. Er bekommt Argumente gesagt, auf die er selbst nicht gekommen wäre. Wie Sie in Abb. 4.8 c sehen, ist es eine unkomplizierte Übung. Die Patientin stand zwischen zwei Mitpatienten und bekam von beiden Seiten Argumente geliefert. Eine Seite wollte dahingehend überzeugen, dass es besser ist, die Angst aufrechtzuerhalten. Die andere Seite wollte die Patientin aus der Mitte zu sich ziehen, indem sie die Patientin davon überzeugen wollte, dass sie vollkommen normal ist. Die Patientin stand in der Mitte und kam direkt ins Fühlen. Die innere Streitsituation wurde im Außen sichtbar gemacht. Im eigenen inneren Dialog kam die Patientin natürlich auch ins Fühlen. Da aber die negative Seite viel vertrauter, viel stärker war, kamen immer nur negative Gefühle hoch. Durch die Besetzung der positiven Seite, die Seite des Fürspruchs mit einem „unbelasteten" Mitstreiter konnte die Patientin einfach mal diese Seite hören und fühlen.

Hin und wieder steigt ein Mitpatient bei solchen Arbeiten aus, weil es dann doch zu dicht an einem eigenen Thema dran ist, sodass er sich nicht für den Patienten in der Mitte einsetzen kann. Das ist völlig in Ordnung. Dann tauschen wir und der ausgestiegene Mitpatient kann jetzt aus der Beobachterrolle mitfühlen und lernen.

Manchmal sind nicht genug Patienten zum Austauschen da, gerade in Zeiten der Grippewelle oder in der Corona-Zeit war das so. Dann steige ich mit ein. Wenn genug Patienten in der Gruppe für die Aufstellung da sind, dann moderiere ich nur.

Und wenn Sie ausschließlich im Einzelsetting arbeiten, dann sind Sie sowieso immer mit in den Aufstellungen drin. Im Stuhldialog aus der Schematherapie, in dem der Patient mit seinem inneren Kritiker oder seinem inneren Kind in Kontakt tritt, nimmt immer nur der Patient die Rollen ein. Auch das ginge. Der Patient nimmt alle Rollen selber ein und Sie moderieren „nur". Wenn dem Patienten dabei aber so absolut die Argumente fehlen oder er nur in der Rolle des inneren Kritikers aktiv ist, dann steige ich auch da ein, da ich es wichtig finde, dass der Patient auch positive Aussagen bekommt. Da Impact-Techniken eine Sammlung von Elementen aus den verschiedensten Therapieverfahren sind, fühle ich mich dahingehend frei, die Übungen so zu gestalten, wie es aus meiner Sicht für den Patienten am hilfreichsten ist. Bei mir sind fast alle Impact-Übungen eine Kombination aus inneren Dialogen, Aufstellungen oder gestalttherapeutischen Elementen. Impact-Techniken sind immerhin eine reichhaltige Sammlung von multisensorischen Techniken verschiedener Therapieverfahren.

4.9   Arbeit an stresserzeugenden Gedanken bei Migräne

Die Ursachen für Migräne sind immer noch nicht klar. Bei der mühseligen Suche nach Auslösern in der Lebensführung werden die Ernährung, der Schlafrhythmus, der Kaffee- oder Alkoholkonsum, die Käsesorten, der Bewegungsmangel, die Hormone oder noch was ganz anderes unter die Lupe genommen. Einen kleinsten gemeinsamen Nenner gibt es meistens dann ja doch, psychischer Stress. Stressoren in allen möglichen Facetten und hinterhältigen Abwandlungen sind oftmals auslösende, verstärkende oder aufrechterhaltende Faktoren für andauernde oder häufige Migräne.

4.9.1   Patientenvorstellung

Die **Patientin** ist Mitte 20, war wegen einer Borderline-Störung bei mir vor ca. drei Jahren schon einmal in Behandlung, anfangs ausschließlich im Einzelsetting, später dann in der Kombinationsbehandlung. Die Behandlung verlief recht gut, die Patientin konnte eine anhaltende Stabilität ohne selbstverletzendes Verhalten erreichen. Sie lebt in einer festen Partnerschaft. Auch hier hat sie gelernt, ihre Bedürfnisse klar zu kommunizieren.

Als sie sich nun aktuell wieder meldet, berichtet sie vom erfolgreichen Abschluss des Studiums, sie sei inzwischen mit ihrem Freund zusammengezogen und habe eine Promotion angefangen. Sie leide seit geraumer Zeit unter einer hartnäckigen Migräne, die medikamentös behandelt wird. Es sei von medizinischer Seite aus viel versucht worden. Sie sei ziemlich fertig, da sie die Schmerzen permanent hätte.

Sie kommt in deutlich gedrückter Stimmung in die Stunde und weint gleich zu Beginn. Die letzte medikamentöse Umstellung habe nichts gebracht, sie habe durch die Schmerzen oft keine Kraft mehr für den Alltag. Ihre Arbeit schaffe sie mit ach und krach, Freizeit lasse sie schleifen. Sie fühle sich schuldig, denn eigentlich hätte sie es besser wissen müssen. Andere hätten sie gewarnt, dass alles zu viel werden würde. Sie sei selbst daran schuld, dass sie jetzt psychisch so am Boden sei. Es sei wie eine Spirale, je mehr sie überzeugt sei, dass sie alles falsch entschieden habe, desto stärker würde die Migräne sich festkrallen.

4.9.2   Anliegen an die Stunde

Die Patientin ist aufgelöst, weint ununterbrochen und kann sich aus den Schuldgefühlen nicht lösen, sodass ich hier **mein** Anliegen an sie formuliere. Ich möchte die Patientin aus diesen belastenden Gedankenkreisen herausholen und ihr etwas an die Hand geben, dass sie ohne mich die negativen Gedankenspiralen unterbrechen kann, in der Hoffnung, dass die Intensität der Migräne gemindert werden kann.

4.9.3 Stundenverlauf

Nachdem die Patientin mir ca. zehn Minuten lang in immer wiederkehrenden Schleifen von ihren Schuldgefühlen berichtet und versucht, alle möglichen Argumente darzulegen, warum sie selbst schuld an ihrem Elend sei, entwickelt sich mein oben beschriebenes Anliegen. Ich bitte sie, aufzustehen. Schon durch diese einfache Bewegung kommt ein vorübergehender Stopp in ihre Gedankenspirale.

Th.:   *Ich möchte mir etwas mit Ihnen gemeinsam ansehen. Suchen Sie sich bitte einen Gegenstand für sich aus und stellen Sie ihn auf den Boden. Danach suchen Sie bitte noch einen Gegentand für ...ich suche da noch für die richtige Beschreibung, vielleicht trifft es so eine Bezeichnung wie „das Leben"?*

• Die Patientin stellt einen Holzfuchs für sich auf den Boden, dann stutzt sie.

Pat.:   *Das Leben? Was soll das bedeuten?*

Th.:   *Naja, ich dachte mir, manchmal entscheide ich nicht ganz so clever. Manchmal treffe ich richtig gute Entscheidungen und bekomme trotzdem was Ungerechtes, was Fieses, was Doofes...einfach weil das Leben so ist.*

• Damit kann die Patientin was anfangen und nimmt mein Schwein, welches ich im Tierhandel als Hundespielzeug gekauft habe. Es grunzt, wenn man es zusammendrückt.

Th.:   *Ich sage Ihnen mal, was bei mir angekommen ist.*

• Aus meinem Regal nehme ich zwei Handvoll kleinerer Gegenstände.

Th.:   *Egal, was los ist, ich habe das verbockt.*

• Mit diesem Satz lasse ich alle Gegenstände auf den Fuchs fallen.

Th.:   *Und das Schwein kommt ungeschoren davon, sozusagen ein Glücksschwein. Das Leben hat gar nichts damit zu tun, dass Sie jetzt so belastet sind.*

• Die Patientin lächelt schwach, dann weint sie wieder. Meine Idee ist, dass ich ihr so mit den Gegenständen aufzeigen kann, dass im Leben einfach viele ungünstige Ereignisse passieren, ohne dass ich einen Fehler gemacht habe.

Th.:   *Wer hat denn Schuld daran, dass Sie Migräne haben?*
Pat.:   *Naja, dafür kann ich nichts. Meine Eltern haben beide Migräne, da sitze ich genetisch im selben Boot.*
Th.:   *Ok. Ich habe da einfach einige Gegenstände auf Sie draufgeschüttet, wollen Sie einen Gegenstand dafür umräumen, dass Sie für die genetische Vorbelastung nichts können?*

- Die Patientin räumt einen Gegenstand vom Fuchs zum Schwein.

Th.:   *Ok, das kommt irgendwie vom Leben. Für was steht dieser Gegenstand?*

Pat.:   *Für die Migräne, ich meine die genetische Vorbelastung.*

Th.:   *Ok. Ist das Leben daran schuld, dass sie Migräne haben oder ist es einfach das Leben, weil es nicht um Schuld geht?*

- Die Patientin überlegt eine Weile und räumt noch zwei Gegenstände um.

Pat.:   *Nee, das Leben ist nicht daran schuld. Das ist einfach so. Das hier liegt jetzt beim Schwein für die bescheuerten neuen Promotionsprüfungsbedingungen und das hier für die neue Übergangsverordnung bei meinem Zusatzstudium. Ich hätte mir das jetzt nicht an die Backe gebunden, wenn es nicht plötzlich diese neuen Übergangsregeln für das Zusatzstudium gegeben hätte.*

- *An dieser Stelle ist ersichtlich, dass die Patientin bei dieser Impact-Übung angebissen hat und in das aktive Arbeiten gekommen ist.*

Th.:   *Hm, ist das Leben jetzt schuld daran, oder wer hat da Schuld?*

Pat.:   *Das Leben hat keine Schuld. Ich hätte es aber besser wissen müssen, hätte auf die Warnungen der anderen hören müssen.*

Th.:   *Klingt so, als hätte das Leben nie Schuld, wenn es etwas Doofes für Sie bereithält.*

Pat.:   *Naja, das Leben ist ja kein Mensch mit Verstand. Also kann es keine Schuld haben. Aber ich habe ja einen Verstand, und wenn ich falsch entscheide, dann habe ich Schuld.*

Th.:   *Von meiner Seite aus können Sie sich sofort schuldig fühlen, wenn Sie genau wissen, dass es falsch ist, was Sie gleich tun werden und es dann trotzdem tun.*

Pat.:   *Ich hätte es wissen müssen, dass diese Promo einfach zu viel für mich wird, dass ich es nicht schaffe.*

Th.:   *Wenn Sie eine Bushaltestelle zerstören, da wissen Sie vorher, das ist falsch und dann machen Sie sich schuldig, wenn sie die Bushaltestelle trotzdem zerstören. Wenn Sie eine Promotion beginnen, dann wissen Sie vorher nicht, ob es zu viel wird oder nicht. Das wissen Sie erst, wenn Sie es ausprobiert haben, ob es gut oder ungut für Sie war. Nur schuldig haben Sie sich dann nicht gemacht. Ich persönlich mag den Spruch, „dass ich nur gewinnen oder lernen kann".*

- Die Patientin grinst und überlegt.

Pat.:   *Ja, ok. Damit kann ich was anfangen. Ich kann befürchten, dass die Promotion zu viel wird, wissen kann ich es erst, wenn ich die Promo begonnen habe.*

Wir besprechen noch weitere Themen wie zum Beispiel erste Erfahrungen sammeln und Misserfolge haben, erste Erfahrungen sammeln und Glück haben, was vom Leben kommt, was von ihr kommt, was Schuld oder einfach nur Leben

ist. Dabei räumen wir immer mal Gegenstände vom Fuchs zum Schwein und
wieder zurück. Ich biete ihr an, dass sie sich mein Schwein ausborgen kann,
damit sie etwas hat, was sie an die Stunde erinnert und ihr hilft, selbstabwertende
Gedanken richtig einzuordnen. Sie will sich lieber selbst ein Schwein kaufen.

Ihr ist klar geworden, dass sie sich für ALLES schuldig fühlt, ohne zu
differenzieren, ob sie etwas ganz bewusst falsch macht oder die Rahmen-
bedingungen sich einfach ungünstig verändern. Das Umräumen der Gegenstände
hat dabei geholfen. Nur mit Worten wäre sie wieder in Gedankenschleifen stecken
geblieben. Zum Stundenende ist die Patientin deutlich entlasteter und gelöster.

4.9.4 Fazit

Aus den Schilderungen der Patientin habe ich einen Zusammenhang zwischen
ihren stresserzeugenden negativen Gedanken und der Zunahme der Intensität der Migräne herausgehört. Ich habe dies in dieser Stunde mit Absicht nicht
thematisiert, da sich die Patientin bereits schuldig für alles fühlte. Meine
Bedenken waren, dass wenn ich die negativen Gedanken als mögliche Ursache
für die Zunahme der Intensität und Dauerhaftigkeit der Migräne thematisiere, sie
aus der Spirale der Schuldgefühle nicht herauskommen würde. Deswegen war es
mir wichtig, Schuld und einfach „durch das Leben so gekommen" voneinander zu
trennen. Mit „durch das Leben so gekommen" ist gemeint, dass ich oftmals ein-
tretende Ereignisse nicht beeinflussen kann. Die Patientin hat z. B. die Promotion
begonnen und erst danach haben sich Bestimmungen geändert. Es galt hier also
voneinander zu trennen, „was habe ich wirklich ungünstig entschieden" und „was
kam unvorhersehbar durch das Leben dazu".

Durch die Bewegung war es der Patientin überhaupt möglich, sich so weit
zu beruhigen, dass eine Unterhaltung miteinander möglich war. Die Bewegung
diente hier sehr deutlich dem Spannungsabbau. Und wie aus dem Stundenverlauf
für Sie ersichtlich wird, zeigt sich sehr schnell, ob Patienten auf die Impact-Idee
anspringen oder nicht. Die Patientin braucht im Grunde genommen nur ein Beispiel und räumte dann schon eigenständig Gegenstände hin und her.

Wenn Sie mit so einer Art von Impact-Übung arbeiten wollen, dann kann ich
Ihnen nur empfehlen, Gegenstände auch wieder zurück zum Fuchs, also zum
Patienten, zu räumen oder räumen zu lassen. AUCH wenn Sie wissen, dass es
gerade falsch ist. Dies hilft, ungünstige Einstellungen nochmals zu überprüfen und
korrigieren zu können.

Unsere menschliche Natur ist so gestrickt, dass wir sehr häufig in Widerstand
gehen, wenn uns jemand etwas Gutes und Richtiges sagt, wir aber bei dem Thema
noch nicht soweit sind. Zum Beispiel macht der Therapeut dem Patienten einen
Vorschlag im Sinne von: „Wenn Sie es nicht schaffen, dreimal in der Woche zu
joggen, wäre zweimal ja auch schon gut für die Psyche." Dann kommt sehr häufig
ein Gegenargument (zum Beispiel: „Ja, aber wenn ich dreimal nicht schaffe, dann
habe ich keinen Trainingseffekt, dann brauche ich es erst gar nicht machen.").
Wenn ich als Therapeut sage: „Naja, wenn Sie ‚nur' zweimal in der Woche zum
Joggen kommen, dann fehlt vielleicht der Trainingseffekt und dann macht es

keinen Spaß. Vielleicht suchen Sie sich gleich eine alternative Sportart?" Dann geht der Patient in den Widerstand: „Ja, aber beim Joggen kann ich am besten abschalten. An anderen Sportarten habe ich auch gar keinen Spaß." Usw. usf. Die Beispiele sind endlos und in vielen unserer Stunden zu beobachten. Deswegen diskutiere ich nicht mit den Patienten, wenn sie Gegenstände falsch einordnen oder während der Impact-Übung das Ziel immer noch so umräumen, dass sie es nicht erreichen, das Ziel nicht sehen oder keinen Kontakt zum Ziel haben können. Wenn die Patienten es während der gemeinsamen Arbeit spüren, dann räumen sie das Ziel schon richtig hin. Vielleicht fallen Ihnen hier auch Beispiele für sich selbst ein. Sehr oft, wenn uns jemand einen wohlgemeinten Rat gibt, gehen wir in den Widerstand und finden Argumente, warum wir nicht weniger arbeiten, Berichte nicht am Stück schreiben bzw. Bericht nicht gestückelt schreiben können oder was auch immer.

In der obigen Impact-Übung hatte sich die Patientin mit dem Fuchs „identifiziert". Sie können sich einfach darauf verlassen, dass die meisten Patienten dann bestrebt sind, dem Fuchs was Gutes zu tun und ihn nicht mit den Gegenständen zuzuschütten. Mit all ihrer Professionalität können Sie bei ungünstig umgeräumten Gegenständen nachfragen, ob das dem Fuchs jetzt guttut. Je belasteter, strukturschwächer, gestörter der Patient, desto höher ist die Wahrscheinlichkeit, dass die Gegenstände ungünstig umgeräumt werden. Je unbelasteter, strukturstärker und gesünder der Patient, umso mehr Ordnung bringt er in die Gegenstände. Und Sie als Therapeut können es in der Übung durch die Impact-Techniken sehen. Das gesprochene Wort sichtbar zu machen bringt so viele Vorteile, meine Begeisterung nimmt kein Ende.

In der Folgestunde drei Wochen später berichtete sie, dass sie nun gedanklich Dinge vom Fuchs zum Schwein einordne. Es gehe ihr etwas besser. Die Migräne habe minimal abgenommen. Da sie noch unsicher ist, ob sie wieder eine komplette Therapie benötige, sehen wir uns vorläufig in großen Abständen zum psychotherapeutischen Gespräch. Ich möchte ihr die Chance geben, herauszufinden, ob sie alleine mit diesen stresserzeugenden Gedanken zurechtkommt.

Literatur

Beaulieu, D. (2010). *Impact-Techniken für die Psychotherapie.* Carl-Auer.

Beck, F. (2021). *Bewegung macht schlau. Mentale Leistungssteigerung durch körperliche Aktivität.* Goldegg.

Hanning, S., & Chmielewski, F. (2019). *Ganz viel Wert. Selbstwert aktiv aufbauen und festigen* Psychologie Verlags Union in der Verlagsgruppe Beltz.

Juul, J. (2012). *Das Familienhaus. Wie Große und Kleine gut miteinander auskommen.* Bassermann.

Karpmann, S. B. (2016). *Ein Leben ohne Spiele. Die neue Transaktionsanalyse der Vertrautheit, der Offenheit und der Zufriedenheit.* Process Training and Consulting e. K.

Roth, G. (2003). *Fühlen, Denken, Handeln. Wie das Gehirn unser Verhalten steuert.* suhrkamp taschenbuch wissenschaft.

Schneider, J. R. (2021). *Das Familienstellen. Grundlagen und Vorgehensweisen.* Carl-Auer.

Stahl, S. (2017). *Das Kind in dir muss Heimat finden. In drei Schritten zum starken Ich.* Kailash.

Fallbeispiele aus dem Gruppensetting

5

Inhaltsverzeichnis

In diesem Kapitel beschreibe ich Ihnen Fallbeispiele mit Impact-Techniken in Gruppen.

Seit 2020 biete ich in meiner Praxis ausschließlich Kombinationsbehandlung für halboffene Gruppen an. Im Februar 2020 haben also die Gruppen begonnen mit maximal fünf Teilnehmern, die unterschiedlich weit in ihren Therapien waren und sind und unterschiedliche Diagnosen haben. Wer seine Therapie abschließt, wird verabschiedet und ein neuer Patient wird in die Gruppe eingepflegt, den ich vorher in der Probatorik im Einzelsetting kennengelernt habe. Meine Patienten duzen sich untereinander. Aktuell habe ich fünf Gruppen, die im 14-tägigen Rhythmus mit 100-minütigen Sitzungen stattfinden. Bei Bedarf können sich die Patienten dazwischen Einzelstunden buchen, um etwas aus der Gruppenstunde zu vertiefen. Manchmal habe eher ich Bedarf, den Patienten mal wieder im Einzel-setting zu sehen, um bestimmte Themen nachzubesprechen.

Aus dem Gruppensetting gibt es weniger Beispiele, da ich ganz oft eine Übung nacheinander für alle Teilnehmer durchführe, so wie zum Beispiel im Fallbericht 5.2 beschrieben, sodass diese fast wie Einzelarbeiten sind. Sie können also jedes Beispiel aus dem Einzelsetting getrost in das Gruppensetting übertragen. Die Patienten profitieren immer voneinander, nehmen sich voneinander etwas mit. Manchmal werden Themen getriggert oder ganz überraschend Lösungen für sich selbst gefunden, obwohl gerade ein anderer Teilnehmer im Mittelpunkt des Geschehens steht. Alle beschriebenen Fallbeispiele aus dem Einzeltherapiesetting könnten also im Gruppensetting und umgekehrt stattfinden.

Alle Übungen aus dem Einzelsetting mit verschiedenen Gegenständen können im Gruppensetting entweder komplett oder teilweise von Personen dargestellt werden. Dann nehmen einfach verschiedene Teilnehmer die Position der Gegen-stände ein. Und hin und wieder ist es eben so, dass es in der Gruppe dann auch Darstellungen gibt, in denen Personen und Gegenstände mitwirken. Das hängt von der Gruppengröße oder von der Bedeutung der Gegenstände ab. Meiner Erfahrung nach können sich Patienten an solche Arbeiten nachhaltiger erinnern. Welche Arbeitsblätter wir benutzt haben, ist meistens völlig aus dem Pool der Erinnerungen gelöscht. Es sei denn, ich mache den Inhalt der Arbeitsblätter zu einer Übung.

Die meisten Gruppen machen Impact-Techniken gerne mit. Hin und wieder gibt es Gruppenzusammensetzungen, die eine ungünstige Dynamik haben. Da komme selbst ich mit meiner langjährigen Erfahrung nicht richtig zum Zuge. In einer Gruppe hatte ich ungünstigerweise einen jungen narzisstischen Mann, eine zwang-hafte Patientin, einen Mann mit einer Borderline Störung und eine histrionische junge Frau. Wir hatten einige gute Runden, jedoch keinen durchgängig guten therapeutischen Flow. Es gab immer wieder Brüche in der Zusammenarbeit. Da haben auch diese multisensorischen Impact-Techniken keinen ausreichenden positiven Einfluss gehabt. Ich achte seitdem mehr auf die Gruppenzusammensetzung, die förderlich für jegliche therapeutische Vorgehensweise ist. Auch aus diesem Grund nutze ich die Probatorik-Stunden zum Kennenlernen der Patienten im Einzelsetting.

5.1   Mit „Aufstellungsarbeit" Hindernisse spürbar machen

Dieses Fallbeispiel ist eine Folgestunde im Gruppensetting nach vorangegangener Arbeit im Einzelsetting für den Patienten D (siehe Fallbeispiel 4.4).

Ich selbst habe keine Ausbildung für Aufstellungsarbeit, habe aber mehrere Seminare auf Kongressen und Workshops besucht. Zudem habe ich von 2008 bis 2021 mit einem sehr erfahrenen Kollegen aus Köln, der 20 Jahre Lebens- und Berufserfahrung mehr als ich hat, die Selbsterfahrungskurse an einem Ausbildungsinstitut geleitet. Von ihm habe ich viel über Genogrammarbeit und Aufstellungen gelernt und fühle mich damit gut gewappnet in der Arbeit mit Patienten. Die beste Ausbildung, die ich mir vorstellen kann.

Ich habe die Übung aus diesem Fallbeispiel „Aufstellungsarbeit" genannt, auch wenn es keine Aufstellungsarbeit im eigentlichen Sinne ist. Die Form der Darstellung aus der Einzelstunde habe ich hier einfach übernommen, da der Patient D damit gut ins Arbeiten gekommen ist.

5.1.1 Gruppen-Patientenvorstellung

- 1. Patient: Der **Patient D** (bekannt aus Fallbeispiel 4.4.) ist Mitte 60 und war wegen einer rezidivierenden depressiven Erkrankung mit vulnerablen narzisstischen Zügen in Vergangenheit bereits mehrmals stationär und ambulant behandelt worden. Aktuell ist er Rentner, ist verheiratet, hat 2 Kinder und 5 Enkelkinder. In der Kindheit ist er emotional vernachlässigt worden, in der Herkunfts-Familie war nur Arbeit wichtig. Aufgrund der vielen Arbeit und der Persönlichkeitsstruktur der Eltern gab es keine engen familiären Beziehungen in der Familie. Der Vater ist seit etlichen Jahren tot, die Mutter pflegebedürftig. Der Patient kümmert sich alleine um die Mutter (Einkauf, Behördengänge, zu Besuch gehen, usw.), der 3 Jahre jüngere Bruder macht nicht mit, obwohl er in der Nähe wohnt. Der Patient leidet unter massiven Selbstwertproblemen, definierte sich in Vergangenheit nur über Leistung. Als Rentner tut er dies immer noch, indem er sich z. B. so aufopferungsvoll um seine Mutter und auch um seine 5 Enkelkinder kümmert, dass er dadurch immer wieder an seine körperlichen Belastungsgrenzen kommt. Der Patient ist seit 2 Jahren bei mir in der Kombinationsbehandlung.
- 2. Patientin: Junge Frau im Folgenden **„die Minionfrau"** benannt, ist wegen massiver Panikattacken vor dem Hintergrund eines sehr geringen Selbstwertes bei mir in Behandlung
- 3. Patient: Junger Mann im Folgenden **„der Ritter"** ist wegen depressiver Beschwerden, narzisstischer Züge und Minderwertigkeitsgefühlen bei mir in Behandlung.
- 4. Patientin: Weibliche Patientin ist wegen einer borderline- Störung bei mir in Behandlung und wird im Folgenden **„die Osterschokohasenfrau"** genannt.

5.1.2 Stundenanliegen

In der Eingangsrunde werden die Themen in der Gruppe gesammelt.

Der Patient bringt sein Anliegen vor, dass er sich nicht traut, seinem Bruder die Meinung zu sagen. Aus zwei Themen wird sein Thema gewählt, sodass wir es, wie erhofft, direkt nach seiner Einzelstunde weiter bearbeiten können. Wenn sein Thema von der Gruppe nicht gewählt worden wäre, hätte er bis zum nächsten Gruppentermin warten müssen.

5.1.3 Stundenverlauf

Ich helfe Patient D, die V-Form mit dem Seil und den Gegenständen aus der Einzelsitzung auf den Boden zu legen und er erklärt den anderen drei Teilnehmern, was wir in der Einzelstunde besprochen haben (siehe Abb. 4.4 aus Kap. 4, Fallbericht 4.4). Ich bitte den Patienten, dass er nun die gewählten Gegenstände mit Teilnehmern besetzen soll, sodass wir eine kleine Aufstellung zu seinem Problem machen können. Eine Mitpatientin übernimmt den Osterschokohasen, eine Mitpatientin den Minion und der männliche Teilnehmer soll die Rolle des Ritters übernehmen. Ich übernehme die Rolle des roten Balls und des Stoffkackehaufens und bin zusätzlich natürlich die Moderatorin. Wir besprechen noch die Rollen, damit jeder weiß, für was er steht. Nun lasse ich jeden Teilnehmer sagen, was er denkt und fühlt und ich als Stoffkackehaufen haue ordentlich auf die Kacke.

Roter Ball/Stoffkackehaufen: Willst du dich echt mit deinem Bruder anlegen? Der lacht dich doch aus und haut dir um die Ohren, dass du ein Schwächling bist.

Osterschokohase: Mach deinen Scheiß alleine.

Roter Ball/Kackehaufen: Du müsstest es wirklich mal alleine hinbekommen.

Minion: Achte auf dich. Sag es ihm (deinen Bruder) endlich.

Ritter/Marienkäfer: Ich (Patient ist gemeint) bin kaputt, mir wird das zu viel, ich brauche Unterstützung.

- Ich trete ein Stück von meinen Gegenständen weg, um zu signalisieren, dass ich jetzt als Therapeutin agiere.

Th.: Herr D, wie fühlt sich das für Sie an?

Pat. D: Diese inneren Stimmen kenne ich und mein Bruder hatte mir in Vergangenheit schon mal gesagt, dass er keinen Bock auf unsere Mutter hat.

Th.: Welche Stimmen hören Sie hier ganz gut?

Pat. D: Ich höre die Verachtung vom Osterschokohasen und vom roten Ball/ Kackehaufen

Therapeutin: Hm, die andere Seite vom Minion und vom Ritter hören Sie nicht. Sie hören also nur den Schokohasen und den Kackehaufen? Was ist am schlimmsten für Sie?

Pat. D: Das sind der Tonfall und die ausgesprochenen Abwertungen vom Kackehaufen und vom Schokohasen.

Therapeutin: Sie haben gesagt, dass Sie sich ärgern, dass Sie es nicht geschafft haben, bei der Minionfrau zu stehen, also Ritter zu sein. Was brauchen Sie, um das zu schaffen?

Pat. D: Die Seite (zeigt in Richtung Ritter, Marienkäfer und Minionfrau) müsste lauter sein, die müssten überzeugender sein.

- Ich wende mich an die Vertreter dieser Seite und fordere sie auf, ihre Aussagen lauter und überzeugter zu äußern und mit Augenzwinkern füge ich hinzu, dass sie dem Kackehaufen mal richtig Kontra geben können.
- Ich gehe wieder auf meine Position zum roten Ball und Kackehaufen.

Roter Ball/Kackehaufen: Du bekommst doch nie was alleine hin.

Ritter: Jetzt ist aber mal Schluss, auch wenn in unserer Kindheit nicht alles gut gelaufen ist, jetzt braucht sie (Mutter) eben mal Unterstützung und wir sind beide ihre Söhne. Wir teilen uns jetzt die Aufgaben.

Osterschockohase: (guckt verdutzt) So kenne ich dich gar nicht, was ist denn los mit dir? Schaffst es mal wieder nicht, was du begonnen hast?

Minionfrau: (spricht mit eiserner Stimme zum Patienten gerichtet) Jetzt ist Selbstachtung vor Unterwürfigkeit dran.

Ritter: Genau, achte dich selbst und sage ihm das jetzt klipp und klar, dass er mitmachen soll.

- Das Streitgespräch der inneren Anteile geht eine Weile hin und her. Wichtig war, das der Patient in dieser Miniaufstellung spüren konnte, dass er sich seiner Werte (z. B. Selbstachtung) bewusst sein muss und dass ermutigende Selbstinstruktionen notwendig sind.

Th.: Herr D, wann immer Sie den Impuls spüren, sich für eine Richtung zu entscheiden, tun Sie es!

Pat. D: (grinsend) Gut, dann gehe ich jetzt mal zu meiner Minionfrau.

Kackehaufen: Du verärgerst deinen Bruder, dann diskutiert der ständig mit dir rum. Willst du das wirklich haben?

Minionfrau: (wieder mit eiserner Stimme und lauter zum Patienten) Selbstachtung vor seelischer Prostitution, denk dran. Wenn du dich jetzt verrätst, dann bist du wieder frustriert. Los, trau dich und komm zu mir.

Ritter: Kläre das jetzt, OBWOHL dein Bruder dich abwerten wird.

- In die Seite mit dem Ritter und der Minionfrau gerät Unruhe i.S. von...*Los komm jetzt, trau dich.* Patient D geht auf den Ritter zu.

Osterschockohase: Du mit deinem Psychokram. Ständig in Behandlung....

Minionfrau (zum Schokohasen): Ich habe mich lang genug nach dir gerichtet, auf dich Rücksicht genommen. Sei jetzt still.

Ich als Th. (stelle mich zu Herrn D): Wie fühlt sich das an?

Pat. D: Ich weiß noch nicht, ob ich das durchhalte, jetzt fühlt es sich erstmal gut an.

Ich als Th.: Jeder Achttausender wird mit dem ersten Schritt bezwungen. Für die nächsten Schritte müssen wir die nächsten Stunden nutzen. Heute reicht die Zeit nur noch aus, um die Übung zusammenzufassen, für eine Entrollung zu sorgen und dann sind wir auch schon bei der Rückmelderunde für die heutige Gruppentherapiesitzung. Das zweite Thema schaffen wir heute nicht mehr...

5.1.4   Fazit

Diese Gruppe ist gut eingespielt und arbeitet in der Konstellation seit ca. sechs Monaten miteinander. Die Teilnehmer sind also vertraut miteinander und haben die eine oder andere Impact-Übung bereits kennengelernt. Es wurden Slogans und Bilder benutzt, wie z. B. „Selbstachtung vor Überanpassung" oder „seelische Prostitution", die aus vorangegangenen Therapiestunden schon bekannt sind.

Wie ich oben schon erwähnte, habe ich diese Aufstellungsarbeit in der Form aus der vorangegangenen Einzelsitzung belassen, weil der Patient D darauf gut eingestiegen ist und ich hier sozusagen das Modell von Annäherungs- und Vermeidungsziel mit den Botschaften der inneren Anteile gut kombinieren sowie gut und einfach darstellen konnte und somit den Patienten ins Fühlen bekam. Es hätte aber auch einfach mit zwei unterschiedlichen Standpunkten (Ich ordne mich unter vs. Ich setzte mich durch) gearbeitet werden können. Bitte lassen Sie ihrer Fantasie freien Lauf. Wichtig ist, dass der Patient sich hier wirklich bewegen kann. Er kann 1:1 spüren, bei welchen Argumenten er sich gestärkt und bei welchen Argumenten er sich geschwächt fühlt. Die Gruppenmitglieder bemühen sich um das Wohlergehen des im Mittelpunkt stehenden Patienten. Sie möchten ihn für sich gewinnen, auf ihre Seite ziehen. Dadurch kommt eine gute Dynamik in diese Übung. Die schwächende wie auch die stärkende Seite kämpfen um den Patienten. Er trifft die Entscheidung, auf welche Seite er sich schlägt. Ich habe mit diesem Patienten noch andere Übungen gemacht, in denen er die Position ändern musste. Seine Rückmeldungen waren immer wieder übereinstimmend, dass er diese wirkliche Veränderung in seiner Haltung und Position in der Therapiestunde brauchte, um innerlich die Veränderung zu spüren. So war es in einer Stunde sehr wichtig, dass wir erarbeitet haben, dass er sich zur Vergangenheit hingewendet hat, statt der Zukunft. Als ihm das klar wurde, fühlte er sich sehr befreit und konnte seine Richtung wieder der Zukunft zugewandt einnehmen. In diesem Fallbeispiel waren alle Gruppenmitglieder an der Arbeit beteiligt. An der Art und Weise der Beteiligung kann ich merken, wie jeder einzelne Patient in das Thema eingestiegen ist. Hier in dieser Übung waren bei jedem Mitstreiter Emotionen sichtbar und ein deutliches Engagement spürbar. In der Rückmelderunde am Ende einer jeden Gruppensitzung wird dann auch häufig von den Patienten zurückgemeldet, was diese Arbeit für jeden selbst bewirkt hat.

Es wurde in der oben beschriebenen Übung wieder deutlich mehr gesprochen, als hier niedergeschrieben ist. Sie lesen nur ein paar Minuten, in Realität dauerte diese Übung ca. 40 min. Zuzüglich der Eingangsrunde, der Auswertung und der Rückmelderunde sind in Gruppen 100 min ruck zuck vorbei. Es geht mir aber im Fallbericht primär darum, Ihnen die Übung vom Ablauf her zu beschreiben, als den exakten Wortlaut wiederzugeben. Vielleicht fragen Sie sich, wieso es so hilfreich ist, die Aussagen der anderen in solchen Übungen zu hören? Manchmal kommen die Patienten auf die einfachsten Aussagen selbst nicht, da ihnen der Leidensdruck den Zugang dazu verwehrt. Manchmal sagen sie sich genau dasselbe, wie die Mitstreiter aus den Rollen heraus sagen. Das ist für die Patienten sehr entlastend, ermutigend und unterstützend, weil sie dann merken, dass sie mit ihrer Meinung nicht alleine oder komisch sind. Es ist auch nicht nur wichtig und hilfreich, die Worte zu hören. Oft ist die emotionale Beteiligung der Mitpatienten wichtig zu spüren, deren Wut über die Ablehnung oder deren feste Überzeugung, im Recht zu sein. Es gibt auch so ein bisschen den Effekt, in der nächsten Stunde Erfolge für die Mitstreiter berichten zu wollen. Auch aus diesem Grund sind diese Gruppenübungen und die Gruppentherapie an sich so effizient. Weil das Interesse der Mitpatienten motiviert, für sich einzutreten. Und wenn der Patient keinen Erfolg zu berichten hat, dann bekommt er Unterstützung und Zuspruch durch die Gruppe. Auch das tut gut und stärkt.

5.1.5   Querverweis

Die vorangegangene Einzelstunde für diesen Patienten finden Sie unter Abschn. 4.4

5.2   Loslassen von etwas Hinderlichem mit Gegenständen

Manchmal hemmt uns in unserer Entwicklung etwas Hinderliches, was uns nicht bewusst ist. Dieses Hinderliche kann eine negative Kognition, ein negatives Selbstbild, ein unerreichbarer Plan, zu hohe Erwartungen oder noch etwas anderes sein. Oft können wir sogar im Gespräch benennen, was dieses Hinderliche ist. Wenn wir etwas in den Händen haben, was wir wirklich loslassen können, hilft uns das beim Abschied davon. Bei Abschieden umarmen wir uns, bevor wir uns loslassen. Auf Beerdigungen werfen wir eine Schaufel voller Erde oder eine Blume auf den Sarg, um das Loslassen zu unterstützen. Es gibt viele Beispiele. Im Gespräch erarbeiten wir oft das Hinderliche auf der verbalen Ebene. Wie soll man aber Worte loslassen? Mit Impact-Techniken ist es möglich, dem Patienten dann wirklich etwas Fühlbares in die Hände zu geben. Deswegen mache ich gerne Übungen mit Impact-Techniken zum Loslassen.

5.2.1 Gruppen-Patientenvorstellung

In dieser Gruppe sind drei Frauen, die seit ca. einem dreiviertel Jahr in dieser Konstellation zusammen arbeiten. Zum Zeitpunkt dieses Fallbeispiels war die Gruppe mit drei Frauen vollständig.

- **Pat. X:** Anfang 40, geschieden, 2 schulpflichtige Kinder, massiv belastet durch ständige Auseinandersetzungen mit dem Ex- Mann. Wir arbeiten bei ihr hauptsächlich an der Steigerung des Selbstwertes.
- **Pat.Y:** Mitte 40, verheiratet, 2 erwachsene Kinder, an Multiple Sklerose erkrankt. Die Diagnose wurde vor 6 Jahren gestellt. Wir arbeiten hier hauptsächlich an der Akzeptanz der Krankheit und der damit einhergehenden Leistungseinbuße.
- **Pat. Z:** Anfang 40, verheiratet, ungewollt Kinderlos. Wir arbeiten hier hauptsächlich nach wiederholten Hormonbehandlungen an der Minderung der depressiven Beschwerden.

5.2.2 Stundenanliegen

Wir beginnen mit der üblichen Eingangsrunde, diesmal nach einer sechswöchigen Pause nach den Sommerferien.

Pat. X: Mir geht es gut. Ich war ja jetzt mit beiden Kinder in den Ferien drei Wochen zur Kur. Der Anfang war wieder echt beschissen. Mein Exmann hat es nicht geschafft, den vereinbarten Übergabezeitpunkt einzuhalten. Ich bin extra morgens um 4 Uhr hier losgefahren, um die Kinder von ihm bei seinen Eltern in Stralsund fertig coronagetestet zu übernehmen und dann mit den Kindern weiter in die Kureinrichtung zu fahren. Diese Absprache war sein Vorschlag und ich brauchte ja für die Kureinrichtung den offiziellen Corona-Test. Er hat es nicht geschafft, die Kinder wie verabredet am Vortag testen zu lassen. Also bin ich dann mit den Kindern in Stralsund auf die Suche nach einem Testzentrum gegangen und dann mussten wir stundenlang auf das Ergebnis warten und wussten nicht, ob wir in die Kureinrichtung können. Ich bin ihm in jeglicher Hinsicht entgegengekommen, bin auf seinen Vorschlag eingegangen und wieder nichts als Schwierigkeiten. Das macht mich echt fertig, dass es immer Stress gibt und ich das auch immer wieder ausbade. Ich bin viel zu nett. Immer noch. Wieder eine seelische Prostitution. Ich ärgere mich über mich.

Pat. Y: Ich bin froh, dass mein Mann da ganz anders ist. Es tut mir leid für dich. Ich bin total gefrustet. Wir hatten eine größere Familienfeier. Nach einer zweistündigen Anfahrt im Auto ging bei mir nichts mehr. Ich konnte nicht mehr sprechen, konnte ohne Hilfe nicht mehr aus dem Auto aussteigen. Mein Mann hat mich bei meiner Cousine gleich ins Bett verfrachtet. Nach vier Stunden Schlaf war ich erst wieder ansprechbar. Ich bin so sauer auf meinen Körper, auf diese Krankheit. Ich vermisse meine Kraft von früher. Mit diesen Schwächeanfällen kann ich mich einfach nicht anfreunden.

Pat. Z: Mir geht es nicht so gut. Wir hatten vor drei Wochen Termin in der Kinderwunschpraxis. Es hat wieder nicht geklappt. Es ging mir so schlecht, dass ich eine Woche krankgeschrieben war. Mein Mann ist auch traurig, aber den belastet das nicht so wie mich. Ich schaffe das auch nicht mehr, diese Hormonbehandlung ist so belastend. Ich glaube, dass ich mich endgültig von einem eigenen Kind verabschieden muss.
Th.: Hm, da haben wir heute hier eine sehr gemischte Stimmung. Haben Sie denn ein bestimmtes Thema für heute?

• Pat. Y und Pat. Z verneinen nachdenklich.

Pat. X: Ich brauche nochmal was, damit ich mich noch weniger verbiege. Das klappt doch auf Arbeit inzwischen ganz gut. Warum nicht auch bei meinem Ex?
Th.: Ok. Bei mir ist aus der Eingangsrunde angekommen, dass Sie alle drei an etwas festhalten, das Ihnen nicht gut tut. Fühlen Sie mal rein, ob Sie vielleicht alle etwas mit dem Thema „Loslassen" anfangen können.

• Pat. X stimmt spontan zu.

Pat. Z: Ich will nicht davon loslassen, dass ich kein eigenes Kind mehr bekommen kann. Vielleicht klappt es ja doch.
Th.: Das kann schon sein. Wissen Sie, im Busch, da fangen die Einheimischen die Affen, indem sie „irgendetwas" in ein Baumloch legen, während der Affe aus seinem sicheren Versteck zusieht. Dann gehen sie weg, der Affe greift neugierig in das Astloch, ergreift das „Irgendetwas" und lässt einfach nicht mehr los. Leider wird er dadurch gefangen und im schlimmsten Fall getötet oder den Rest seines Lebens in Gefangenschaft gehalten. Manchmal macht Loslassen Sinn.

• Ich schmunzele ihr zu.

Pat. Z: Ok. Keine Ahnung, was dabei rauskommen soll. Ich mache aber mit. Bin schließlich doch kein Affe.

• Sie schmunzelt zurück.

Pat. Y: Wir hatten das ja schon mal, ich soll also meine Schwäche akzeptieren?
Th.: Hm, Schwäche akzeptieren, ja. Ist auf jeden Fall der richtige Weg. Haben Sie eine Idee, ob es etwas gibt, von dem Sie loslassen können...?
Pat. Y: Ach, Frau Vader, Sie meinen doch bestimmt wieder die Wut auf mich?
Th.: Da bin ich dabei. Ich glaube, wir könnten heute mal wieder eine gleiche Übung für Sie alle drei probieren?

• Alle drei Patientinnen nicken. Das gewählte Stundenanthema heißt, „von etwas Hinderlichem loszulassen".

5.2.3 Stundenverlauf

Ich stehe auf und schlage vor, dass ich etwas für die Vergangenheit und etwas für die Zukunft brauche. Für die drei Teilnehmerinnen erkläre ich kurz, dass ich im Hier und Jetzt an etwas festhalte, das ich nicht mit in die Zukunft nehmen kann – oder wie in den Beispielen der drei Teilnehmerinnen nicht mit in die Zukunft nehmen will und soll. Ich brauche für diese Übung also einen Punkt für das Hier und Jetzt und einen Punkt für die Zukunft.

> *Th.: Vielleicht nehmen wir meine Pflanze hier für die Zukunft, gleich mit Hocker, und ich würde die hier vor das Fenster stellen. Für die Vergangenheit schlage ich den roten Igelball vor und den lege ich einfach hier hin.*

- An dieser Stelle schlage ich konkret etwas vor, um keine Zeit zu verlieren. Wenn die Teilnehmer das so akzeptieren, dann arbeite ich damit, wenn es Gegenvorschläge gibt, dann ändere ich die Gegenstände.

Th.: Oft ist das so, dass wir an etwas festhalten, was wir uns so sehr wünschen, oder beschäftigen uns mit etwas, das wir so auf keinen Fall wollten. Dadurch ist unsere Lebensrichtung aber verzerrt und wir können damit einfach nicht zufrieden werden. Das Leben nimmt einfach keine Rücksicht auf unsere Wünsche. Ich weiß noch nicht so genau, wie diese Runde jetzt abläuft. Wer möchte denn anfangen?

Pat. Z: Na Gut. Ich bin ja der neugierige Affe, nur klug.

- Die Patientin grinst und steht auf.

Th.: „Gut, dann wählen Sie sich bitte mal einen Gegenstand hier aus dem Raum aus, der für etwas steht, das Sie ungünstigerweise festhalten, sodass es Sie mit der Stimmung runterzieht."

- Die Patientin überlegt geraume Zeit.

Pat. Z: Also, ich bin keine richtige Frau, mein Mann könnte mich verlassen, sich 'ne Jüngere suchen, das sind so Gedanken, die mich runterziehen. Ich bin durch die Hormone ja auch so fett geworden.
> *Th.: Hm, gibt es noch weitere Gedanken? Und was nehmen Sie symbolisch für die Gedanken, die Sie so runterziehen?*

- Patientin Z sieht sich um, holt sich dann meine schwarze Klangschale und stellt sich mit Blick auf den roten Igelball, also sie blickt nicht in die Zukunft.

Pat. Z: Das Leben ohne Kinder ist scheiße.
> *Th.: Ok, das sind alles keine hilfreichen Gedanken. Sie halten jetzt diese Schale und haben sich bereits mit Blick zur zukünftigen Vergangenheit gedreht. Vielleicht*

ist es nur Zufall, vielleicht passiert genau das immer wieder, diese Schale, diese Gedanken lassen Sie einfach nicht in eine grüne Zukunft mit Blick aus dem Fenster sehen.

- Ich zeige auf die Pflanze auf den Hocker vor dem Fenster. Z dreht sich nur mit dem Oberkörper um, die Füße bleiben in Richtung zukünftiger Vergangenheit/ roter Ball stehen.

Th.: Wenn ich Ihnen so zusehe, dann können Sie sich so gar nicht auf ihre Zukunft konzentrieren. Wissen Sie, wo die Füße hinzeigen, da geht es lang. Und außerdem, wenn Sie die Schale jetzt einfach loslassen würden, dann ständen Sie mit leeren Händen da. Vielleicht brauchen Sie erst etwas, auf das Sie sich freuen könnten.

- Pat. Z überlegt, sieht sich im Raum um.

Pat. Z: Erst brauche ich die Hände frei, aber Sie haben Recht, ich will nicht mit leeren Händen dastehen. Ich nehme dann die kleine Pflanze dort. Aber erst später. Was soll ich jetzt machen?
Th.: Fühlen Sie in sich hinein…vielleicht eine kleine Abschiedsrede für die Schale halten, oder vielleicht ohne viele Worte einen schönen Platz im Hier und Jetzt, also in der zukünftigen Vergangenheit suchen…oder….
Pat. Z: Hm, ich probiere das mal

- Patientin Z hält eine kleine Abschiedsrede, immer mal wieder helfe ich aus. Ich fasse hier nur kurz zusammen, um was es in der Abschiedsrede ging: „….Ich habe genug getrauert, genug Angst gehabt…ich wende mich meiner Zukunft zu. Meine Minderwertigkeitsgedanken kommen von meinem inneren Kind…Angst, nicht gut genug zu sein, wenn ich nicht funktioniere…" Sie beginnt zu weinen. Als sie sich bereit fühlt, stellt sie die Schale feierlich zum roten Igelball, holt sich die kleinere Pflanze und bleibt stehen. Ich lächele ihr aufmunternd zu.

Th.: Tja, und nun kommt noch etwas Schwieriges, nämlich sich wirklich umzu-drehen und wirklich in die Zukunft zu gehen. Mit diesem Schritt wird das Hier und Jetzt zur Vergangenheit.

- Die Patientin weint wieder, flucht leise vor sich hin und dreht sich dann langsam in Richtung Zukunft. Ich stehe die ganze Zeit neben ihr, drehe mich nun mit ihr um.

Th.: Jetzt atmen Sie erstmal tief durch und kommen hier an. Fühlen Sie, wie es Ihnen hier geht, jetzt mit der kleinen Pflanze?
Pat. Z: Ich habe Angst. Wenn ich jetzt nicht mehr traurig bin, weil ich mich damit abfinde, dann denkt mein Mann, dass er ihn jetzt nicht mehr zum Trösten brauche und verlässt mich.
Th. (schmunzelnd): Na so ganz positiv klingt das aber nicht, da geht ja die kleine Pflanze gleich ein.

Pat. Z (schmunzelt zurück): Ja, ok. Er liebt mich einfach so wie ich bin. Das hatten wir doch schon. Mit Kind, ohne Kind, mit meinen Pfunden.

Th (schmunzelnd): Na wenn Sie das jetzt auch schon sagen, DANN muss was dran sein. Könnten Sie das jetzt bitte nochmal überzeugter sagen..., also so, dass die kleine Pflanze sich traut, zu wachsen.

Pat. Z: Er liebt mich, obwohl ich zehn Kilogramm zugenommen habe und kein Kind bekomme. Vielleicht, also egal, ob ich noch ein Kind bekomme oder nicht, er liebt mich.

Th.: Gut, das ist jetzt geklärt. Er liebt Sie. Was ist mit Ihrem Selbstbild, mit Ihrem Selbstwert?

Pat. Z: Ich bin ok.

Th.: Sie sind ok. Geht noch ein bisschen mehr?

Pat. Z: Jaja.... Ich bin wertvoll, egal ob ich ein Kind bekomme oder nicht. Das Kind bestimmt nicht meinen Wert.

Th.: Vielleicht brauchen Sie einfach noch die Erlaubnis zum Traurigsein?

Pat. Z: Wie meinen Sie das?

Th.: Zum Beispiel, indem Sie sich sowas sagen wie: Ich habe mir immer Kinder gewünscht und werde hin und wieder traurig sein, wenn ich keine Kinder bekomme UND TROTZDEM werde ich mich jetzt um ein zufriedenes Leben kümmern und ich bin wertvoll.

Pat. Z: Ok...

- Die Patientin wiederholt den Satz mit eigenen Formulierungen und wirkt deutlich ruhiger und lächelt.

Pat. X: Wow, das war der Hammer. Das klang richtig überzeugt und du strahlst.

Th.: Frau Z, wie geht es Ihnen jetzt?

Pat. Z: Gut.

Th.: Wo im Körper spüren Sie das und brauchen Sie noch etwas?

- Die Patientin fasst sich an das Herz und schüttelt dabei den Kopf als Zeichen, dass sie nichts mehr brauche.

Th.: Wollen Sie sich ein Foto von der kleinen Pflanze auf dem Hocker neben der großen Pflanze machen, so als Andenken oder Hilfe in schweren Momenten.

- Die Patientin macht sich ein Foto und setzt sich bewegt auf den Stuhl, sieht erleichtert und zufrieden aus.

Mit den beiden anderen Teilnehmerinnen gehe ich nach einer kurzen Fazitrunde für Frau Z ebenfalls so vor.

Die Patientin Y wählt ein kleines weißes Plüschschaf, welches symbolisch für die Wut, auf das Gefühl, ein Opfer dieser Erkrankung zu sein, steht. Dieses legt sie ebenfalls mit einigen Abschiedsworten zum roten Igelball. Für die Gestaltung der Zukunft wählt sie eine Postkarte mit dem Spruch: „Kannste so machen, dann ist es eben Kacke." Für sie hat es die Bedeutung: „Wenn ich wieder so wütend auf mich bin, dann fühle ich mich niedergeschlagen und depressiv." Sie möchte in Zukunft weniger Kacke produzieren, sondern akzeptieren, dass sie nach vier Stunden Schlaf wieder am Leben teilnehmen kann. Auch sie fotografiert die Zukunft, also die Karte vor der Grünpflanze auf dem Hocker.

Patientin X wählt ein Bild aus dem Praxisraum, weil der Rahmen für sie symbolisch dafür steht, dass sie sich noch zu oft zu stark begrenzt, zu nett ist und „einfach mal aus dem Rahmen fallen" sollte. Zur Gestaltung des zukünftigen neuen Verhaltens wählt sie meinen Stoffkater Garfield, der symbolisch für Gelassenheit gegenüber den Unmutsäußerungen oder Abwertungen des Exmannes steht. Auch sie fotografiert sich das Schlussbild.

Wir räumen dann zusammen die Sachen auf, gehen zur üblichen Rückmelderunde zu der heutigen Sitzung über und schütteln uns zum Abschied noch aus, damit die Anspannung abfallen kann und die Patientinnen gut meine Praxis verlassen können. 100 Minuten sind wie im Fluge vergangen.

5.2.4 Fazit

Ich greife für solche Übungen die Bilder und Metaphern der Patienten auf, um daraus Darstellungsformen zu entwickeln. Umgekehrt greifen Patienten meine Bilder oder Metaphern auf. Dies erleichtert das Verständnis füreinander, weil wir mit Bildern/ Geschichten/Metaphern nun über etwas Konkretes reden. Wir reden nicht mehr über etwas Abstraktes, was häufig zu Missverständnissen führt. Die Information: „Sie halten an etwas fest, das Ihnen nicht gut tut. Es wäre schön, wenn Sie loslassen könnten" ist gut gemeint und trotzdem unglaublich abstrakt. Die Geschichte über die Art und Weise, wie Buschmänner Affen fangen, konkretisiert das Thema „Loslassen von etwas Hinderlichem". Wenn Patienten sich symbolisch einen Gegenstand suchen, den sie wirklich verabschieden und einen neuen Gegenstand für die Alternative auswählen, dann ist „Loslassen und sich dem Neuen zuwenden" nicht nur konkret, sondern auch fühlbar geworden. Zudem schaffen die Bilder/Metaphern oder Geschichten oft eine humorige Atmosphäre. Gemeinsam zu lachen hat therapeutischen Tiefgang, ohne dass sich Patienten schämen, weil sie „schon wieder weinen". Und lachend zu weinen ist auf jeden Fall eine Erfahrung wert.

Ich achte in der Zusammenarbeit mit Patienten auf die Körperhaltung, auf die Blickrichtung, auf die Richtung der Füße, auf Veränderungen im Körper. Meine Rückmeldungen darüber helfen dem Patienten, zu bemerken, dass zum Beispiel ihre Füße noch nicht in die richtige Richtung zeigen, sie so also noch nicht zum Ziel kommen. Wenn Sie Ihre Patienten auf solche „Kleinigkeiten" hinweisen, achten Sie bitte auch darauf, dass die Patienten sich dann auch wirklich mit den Füßen in Richtung Ziel stellen. Wenn Sie bemerken, dass ihre Patienten bei negativen Gedanken körperlich zusammensacken, dann ermuntern Sie ihre Patienten ruhig, es sofort auszuprobieren, wie ermutigende/stärkende Gedanken sich körperlich auswirken (Croos-Müller, 2022). Ich mache solche Übungen immer selbst mit, weil ich den positiven Effekt auf meinen Körper selbst auch gerne spüre. Wahrscheinlich tun Sie dies in ihrer Arbeit bereits schon. Dann

möchte ich Sie an dieser Stelle einfach darauf aufmerksam machen, dass der
Schritt zum Experimentieren mit Impact-Techniken mit Bewegung für Sie
gar nicht mehr so groß ist. Im Sitzen sehe ich von all den durch den Patienten
gefühlten Prozessen nur einen Bruchteil. Dass Patienten sich zum Ende der
Arbeit oft ihre dargestellten Prozesse fotografieren, nutze ich als Verankerung.
Wir besprechen zum Schluss der Stunde oft noch, wie das Gute und Richtige
weiter im Alltag verankert werden kann, zum Beispiel durch Postkarten, durch
Schmuck, Kleidungsstücke, Zettel, als Klingelton auf dem Handy oder als Pass-
wort, usw. usf. Oftmals müssen Verankerungen, die gut funktionieren, nach ein bis
zwei Wochen ausgetauscht werden, da wir Menschen Gewohnheitstiere sind. Und
wenn wir uns an eine Verankerung gewöhnt haben, dann vergessen wir sie. Wir
vergessen dann also wieder, das Neue auszuprobieren, weiter zu festigen. Von Zeit
zu Zeit besprechen wir deswegen, wie das Neue und Gute wieder neu/anders verankert werden kann.

In diesem beschriebenen Fallbeispiel gab es jeweils einen Akteur und zwei
Beobachter. Wenn die Beobachter mit dem Kopf nicken, den Kopf schütteln, sich
ans Herz fassen, dem Gesagten förmlich an den Lippen hängen oder wie gebannt
zuschauen, dann können Sie sehr sicher sein, dass jeder Beobachter gerade sehr
intensiv mitarbeitet. Wie an anderer Stelle schon mal geschrieben, sind wir soziale
Wesen und fühlen mit. Durch das Mitfühlen werden eigene Themen bearbeitet,
auch wenn Patienten „nur" in der Beobachterrolle sind.

5.3   Abgrenzungsübung mit Seil und Papier

Mit dem Seil zu arbeiten, bietet sich gut beim Thema Abgrenzung an, da ich das
Seil in unterschiedlich großen Kreisen um die Patienten legen kann. Ich kann
so eine sichtbare Grenze aufzeigen. Mit den Patienten bespreche ich die unterschiedliche Größe ihres „Schutzraums". Manche Menschen haben ganz kleine,
andere ziemlich große Schutzräume. Und je nachdem, um welches Thema oder
um welche Mitmenschen es geht, schwankt die Größe des „Schutzraums". Wenn
das Seil die Grenze markiert, so kann einfach die Grenze in Rollenspielen, die
ebenfalls zu Impact-Techniken zählen, betreten oder überschritten werden. Die
Patienten können sich so sehr einfach und trotzdem eindrucksvoll ihren Schutzraum vorstellen und demzufolge auch besser verteidigen. Gleichzeitig ist die
Grenze für den „Angreifer" überhaupt erst einmal sichtbar. Auch das ist eine
wichtige Information, denn in aller Regel sind unsere Grenzen unsichtbar. Viele
Patienten sind entsetzt, wie Mitmenschen ihre Grenzen überschreiten. Durch das
Seil wird realisiert, dass die eigenen Grenzen unsichtbar sind und dadurch klar
und deutlich kommuniziert werden müssen. Gerade das fällt vielen Patienten
schwer. Es ist also nicht nur ein Rollenspiel zum Training bestimmter Fähigkeiten,
sondern durch die Kombination mit einer Impact-Technik werden unsichtbare
Dinge aufgezeigt. Hier in diesem Beispiel besteht die Impact-Technik im Einsatz
des Seils und des Papiers.

5.3.1 Gruppen-Patientenvorstellung

Dieses Fallbeispiel ist eine Folgestunde im Gruppensetting nach vorangegangener Arbeit im Einzelsetting für den Patienten E (siehe Fallbeispiel 4.5).

Diese Gruppe besteht aus drei Männern Anfang 40 und einer Frau Anfang 60 und arbeitet in dieser Konstellation seit ca. sechs Monaten zusammen. In diesem Fallbeispiel sind drei Teilnehmer anwesend, ein Mann ist krank.

- Der **Patient E** ist seit seiner Jugend mit den postoperativen Folgen (i. S. von schweren somatischen Diagnosen) eines Hirntumors geplagt Hinzu kommt eine Kindheit, die durch recht ungünstige familiäre Umstände zur Entwicklung eines massiven Minderwertigkeitsgefühls führte.
  Als der Patient 4 Jahre alt war, änderten sich seine Lebensrahmenbedingungen durch ein traumatisches Verlusterlebnis gravierend. Er hat als Kind gelernt, seine Bedürfnisse zurückzustecken und hauptsächlich auf die Bedürfnisse seiner Bezugspersonen zu achten. Sein Selbstwertgefühl entwickelte sich sehr defizitär ausgerichtet und es fällt ihm bis heute schwer, seine Bedürfnisse zu befriedigen, sich durchzusetzen, sich abzugrenzen. Der Patient ist aus einem Einzelfallbeispiel unter Abschn. 4.5 bereits bekannt.
- **Patient 1**, Anfang 40, ist ebenfalls biografisch stark gebeutelt und auch wegen depressiver Beschwerden bei mir.
- **Patientin 2**, Anfang 60, ist in Vergangenheit mehrmals wegen starker Depressionen in stationärer Behandlung. Bei mir ist sie erstmals in ambulanter Behandlung wegen der depressiven Beschwerden als Anschlussbehandlung nach ihrem letzten stationären Aufenthalt.

5.3.2 Stundenanliegen

In der Eingangsrunde, in der wir wieder die Themen für die jeweilige Stunde sammeln, berichten Patient 1 und Patientin 2 von aktuell psychisch stabilem Wohlbefinden und hätten deswegen kein Thema. Patient E ist in deutlich gedrückter Stimmung gekommen, wirkt abgekämpft, müde und schlapp. Er war in den letzten Sitzungen nicht dabei, da er arbeitsbedingt immer wieder abgesagt hatte. Er beklagt in der Eingangsrunde, dass dies sozusagen Ausdruck seines Problems sei. Er springe auf Arbeit immer für seine Kollegen ein, tausche Schichten, bleibe länger, sage Verabredungen mit seiner Tochter ab (die seit der Scheidung bei der Exfrau lebt) und müsse auch heute wieder zehn Minuten eher gehen. Er sei fix und fertig, habe schon lange keine freien Tage mehr gehabt, da er wieder eingesprungen sei. Durch den ständigen Personalmangel interveniere von der Heimleitung auch keiner dagegen, sodass er vonseiten der Leitung keine Unterstützung erwarten brauche.

5.3.3 Stundenverlauf

Th.: Herr E, mir scheint, dass Sie mit ihrem Thema heute die Bühne für sich haben.

   Pat. E: Das klappernde Schneewittchen ist wieder voll da. Naja, ich kann aber nicht „Nein" sagen. Ich habe da auch die Nase von voll und ich ärgere mich, wenn ich meiner Tochter absagen muss…

- Er weint, weil er Angst hat, kein guter Vater zu sein und er wollte es immer anders machen, als er es in seiner Kindheit erfahren hat. Wir klären kurz die beiden Mitpatienten über die Metapher „klapperndes Schneewittchen" auf. Dann schmunzele ich dem Patienten E zu.

Th.: Wollen wir mal was ausprobieren?…Vielleicht müssen Sie ja gar nicht Nein sagen, sondern was anderes?

   Pat. E: Ja klar, ich soll bestimmt wieder aufstehen?

   Th.: Genau. Stellen Sie sich bitte mal hierhin und ich lege noch ein Seil um Sie herum, als Symbol für ihren Schutzraum. Und einen von Ihnen beiden(Patient 1 und Patientin 2 sind gemeint) brauche ich noch zum Papierzerreißen.

   Pat. 1: Das ist meins, das mache ich. Zerreißen klingt gut.

   Th.: Ok. Hier haben Sie ein Blatt Papier. Immer, wenn ich es schaffe, in den Schutzraum von Herrn E einzudringen, dann dürfen Sie ein Stück von dem Blatt abreißen. Sozusagen ist das ganze Blatt Papier Herr E und dann gucken wir mal, wie gut er auf sich aufpasst, wie viel von ihm übrig bleibt.

   Pat. E.: Ach du Schreck, da bin ich aber bald weg.

- Herr E und Patient 1 feixen miteinander, Patientin 2 stößt die Luft aus. Offensichtlich sind alle drei schon ins Fühlen gekommen. Ich gehe zwei Meter weg vom Kreis des Patienten und steige gleich in das Rollenspiel ein, indem ich eine Kollegin des Patienten spiele. Es ist mir an dieser Stelle egal, ob ich ganz korrekt liege, es geht mir um die Sache der Abgrenzung, des Sich-zur-Wehr-Setzen.

Th. als gespielte Kollegin von Pat. E: Ach Mensch, kannst du nicht mal die Schicht tauschen, ich habe einen Zahnarzttermin.

- Während ich das sage, gehe ich langsam auf den Kreis zu.

Pat. E: Ja, klar mache ich. Ich weiß ja, wie lange man auf so einen Zahnarzttermin warten muss.

- Ich trete also in den Kreis ein.

Pat. E: Oh Mann, da habe ich verloren.

Th.: Haben Sie sich denn Zeit genommen, um über eigene Termine oder ihre eigene Befindlichkeit nachzudenken?

Pat. E: Nee, natürlich nicht. Außer meiner Tochter habe ich aber auch kaum noch Verabredung, weil ich zu kaputt bin. Ich gehe einmal in der Woche zu meinen Großeltern, um einzukaufen und nach dem Rechten zu sehen, das war's.

Th.: Hm, aber nur, weil Sie so wenige Termine haben, brauchen Sie nicht immer Ja sagen. Sie können sich auch noch Zeit nehmen, um in sich hineinzuhorchen, ob Sie kräftemäßig noch tauschen können oder die Freizeit brauchen. Und Sie haben ja bereits gesagt, dass Sie kaputt sind.

- Dem Patienten E wird klar, dass er ohne nachzudenken zusagt. Dann verhandeln wir, wie viel Papier Patient 1 vom Blatt abreißen soll. Patient 1 reißt dann nach eigenem Ermessen ein Stück Papier ab. Patientin 2 guckt betroffen und fasst sich ans Herz.

Th.: Gut, Herr E, das war zum Warmwerden, ich greife Ihre Grenze nochmal an.

- Ich wiederhole das Ganze nochmal, Herr E gibt nach einigen Bedenken wieder nach. Patient 1 reißt ein weiteres Stück Papier ab, die Gefühle steigen in der Gruppe. Es werden Tipps und Ansichten ausgetauscht. Herr E wappnet sich, ich greife nochmal seine Grenzen an, diesmal wehrt er mich ab. Die Gruppe diskutiert, ob er sich abgerissene Papierstücke zurückerarbeiten kann. Die Mitstreiter sind dafür, Herr E ist unschlüssig. Patient 1 legt ein abgerissenes Stück Papier wieder zurück zum ehemals ganzen Blatt. Dann erschwere ich den Schwierigkeitsgrad des Angriffs, indem ich „meine gespielte Not" erhöhe.

Th. als gespielte Kollegin von Pat. E: Ach Mensch, die Zahnspange von meinem Sohn ist zerbrochen, wir müssen dringend zum Zahnarzt. Ich weiß, dass du dich heute mit deiner Tochter treffen wolltest, aber es ist wirklich ein Notfall...

- Herr E verliert wieder ein Stück Papier, wird wütend, ist traurig, verzweifelt, findet keine gute Lösung. Die Gruppe diskutiert wieder. Dann folgen weitere Variationen von Angriffen auf seinen Schutzraum. Es gelingt dem Patienten am Ende, seinen Schutzraum zu verteidigen, wenn es darum geht, eine Verabredung mit der Tochter realisieren zu können. Wenn dahingehend keine Verabredung ansteht, schafft er es nicht, „nur" für sich einzutreten. Immerhin, ein erster Schritt ist im geschützten Therapieraum erreicht. Diese Arbeit dauert die gesamte Gruppensitzung, die Gruppe ist aktiv involviert. Papierzerreißen und das Seil haben ihre Wirkung gezeigt. Dies bestätigen dann auch in der Rückmelderunde zu dieser Gruppenarbeit alle drei Teilnehmer der Gruppe. Jedem Teilnehmer ist klar geworden, dass eigene unsichtbare Grenzen eindeutig kommuniziert werden müssen, damit das Gegenüber sie bemerken kann.

5.3.4 Fazit

Der genaue Wortlaut, die inhaltlichen Details sind hier wieder irrelevant. Ich hoffe, ich konnte Ihnen zeigen, wie Sie mit Papierzerreißen und einem Seil schnell und einfach „das fühlende Herz" mit in die Spiele des „verstehenden Geistes" bekommen. Wahlweise können Sie gerne auch Papier mit einer Schere zerschneiden oder mit der Schere oder einem Stift das Papier zerlöchern oder das Papier stufenweise zerknittern oder glätten. Zur Eröffnung meiner Seminare zerreiße oder zerknülle ich öfter Papier, nachdem ich einem Teilnehmer aus dem Seminar gesagt habe, dass dieses Blatt Papier symbolisch für ihn stehe. Die Kollegen kommen dabei sehr schnell ins Fühlen, derjenige, der das Blatt ist, wie auch die beobachtenden Teilnehmer.

Patient E identifizierte sich mit dem Blatt und wollte es schützen. Seine größte Motivation, sich zu schützen, war, ein guter Vater für seine Tochter sein zu wollen, sie also nicht zu versetzen. Er setzt sich mehr für seine Tochter als für sich selbst ein. Wenn das hilfreich ist, dann darf das so sein. Viele von uns werden dieses Phänomen wahrscheinlich selbst kennen. Die schwierigste Stufe ist dann, seine Grenzen „nur für sich selbst" zu verteidigen. Bis dahin ist es aus meiner Sicht hilfreich, auf etwas einfacheren Stufen Erfolge zu erfahren. Das Seil half dem Patienten E dabei, einen realen Kreis um sich herum zu beschützen. Wenn Patientengruppen durch solche Arbeiten mit Impact-Techniken ins aktive Miteinander kommen, dann lernen sie sehr viel voneinander. Eine Patientin sagte mal, dass die Einzelsitzungen zwar intensiver als die Gruppensitzungen seien, die Gruppenarbeiten seien aber nachhaltiger. Das fand ich eine sehr schöne Aussage, weil ich das immer wieder in den Gruppen erlebe und daher das Arbeiten mit Gruppen immer wieder vertrete. Auch wenn sich dadurch weniger Patienten zur Therapie anmelden, weil die meisten Menschen eine Einzeltherapie möchten.

Wenn Sie nicht mit Gruppen arbeiten, haben Sie keine Vertreter. Dann übertreten Sie als Therapeut das Seil und Sie oder der Patient selbst müssen ein Stück vom Papier abreisen. Es gibt bei solchen Übungen keine Vorschriften über den exakten Ablauf. Sie variieren die Übungen nach Ihren Einfällen, nach Ihrem Bauchgefühl oder nach Ihrer Praxisausstattung. Es kommt dabei darauf an, was Sie sichtbar machen wollen. Vielen Patienten ist nicht bewusst, dass ihre eigenen Grenzen von der aktuellen Befindlichkeit her variieren und trotzdem noch für die Außenwelt unsichtbar bleiben. Die Verletzung bei Patienten ist groß, wenn selbst in persönlichen Belastungsphasen niemand Rücksicht auf sie nimmt. Mit persönlichen Belastungen ist es wie mit Grenzen. Sie bleiben oft unsichtbar. Immer wenn ich mit einem Seil arbeite, wird sichtbar, wo die Grenze ist. Für den Patienten wie auch für mich als gespielten „Grenzüberschreiter" wird dies sichtbar. Im realen Leben ist die eigene Grenze für niemanden sichtbar. Dies ist ein wichtiges und immer wiederkehrendes Thema in den Therapiesitzungen. Oftmals werden Grenzen nicht aus bösem Willen oder aus purer Freude am Angreifen überschritten, sondern einfach, weil die Grenzen nicht sichtbar sind. Mit dem Seil können Patienten erspüren, ausprobieren und sehen, wo sie für diesen Moment ihre Grenze sehen. Patienten lernen mithilfe des Seiles auch, dass der Schutzraum durch unterschiedliche Befindlichkeiten unterschiedlich groß sein kann. Mit viel Achtsamkeit können wir im Alltag auf unsere Grenzen achten. Ich bin mir sehr sicher, dass in der Hektik des Alltages keinem von uns immer eine gute Verteidigung seiner Grenzen gelingt, auch uns Therapeuten nicht. Und dem einen oder anderen hilft dann die Vorstellung von dem Seil um sich drum herum, welches gegen „Angreifer" verteidigt werden muss. Was beim Patienten funktioniert, das funktioniert auch bei uns Professionellen, da wir alle nur Menschen sind. Schneider beschreibt in seinem Buch (Schneider, 2021), das Familienaufstellungen nicht nur demjenigen guttut, für den die Familienaufstellung gemacht wird, sondern auch für die Aufsteller und den Leiter dieser Aufstellung. Dies kann ich für mich selbst nur bestätigen und auch für die Arbeit mit den vielen Impact-Techniken. Auch mir helfen diese eindrucksvollen Momente, in denen Papier stellvertretend für den Patienten zerrissen wird. Ich nehme diese Bilder in den Runden mit Impact-Techniken in mich auf, sie begleiten mich durch meinen Alltag und helfen auch mir, symbolisch auf mein Blatt Papier zu achten. Es ist vergleichbar mit Hypnose. Wenn ich den Patienten mit Ruhebildern in einen Trancezustand begleite, komme auch ich zur Ruhe. Wenn ich Selbstheilungskräfte mithilfe von Bildern und Geschichten aktiviere, dann tue ich auch immer etwas für mich mit. Wenn Themen mit Impact-Techniken bearbeitet werden, bei denen ich vielleicht auch gerade hänge, dann bringen mich die Runden auch ein Stück vorwärts. Es ist natürlich von Vorteil, wenn ich immer ein Stück weiter als der Patient bin, sonst ist es schwer möglich, in der professionellen Rolle zu bleiben.

5.3.5 Querverweis

Unter Abschn. 4.5. finden Sie die vorangegangenen beiden Einzelsitzungen.

5.4 Auswirkung von Gedanken auf den Körper spürbar machen

Patienten sind sich meistens nicht bewusst darüber, dass sich die negativen und positiven Kognitionen direkt auf den Körper auswirken. Daher ist es mir wichtig, in den Stunden dies immer wieder für die Patienten spürbar zu machen. In diesem Fallbeispiel ist eine Arbeit im Gruppensetting mit Bewegung und mit Erzeugen von realem Druck durch Drücken beschrieben. Je nachdem, welche Facette ich in der Stunde mit den Patienten bearbeiten will, variiere ich meine Übungen.

5.4.1 Gruppen-Patientenvorstellung

Dieses Fallbeispiel ist eine Folgestunde im Gruppensetting nach vorangegangener Arbeit im Einzelsetting für den Patienten A (siehe Fallbeispiel 4.1)

- **Patientin XX:** Anfang 20, Single, Studentin, emotional vernachlässigendes Elternhaus, leidet unter depressiven Beschwerden und einer Borderline Persönlichkeitsstörung. Sie wendet verlässlich die Skills an und nutzt die Therapie für sich sehr produktiv. Selbstverletzendes Verhalten trat letztmalig vor acht Monaten auf. Die Patientin brauchte „lange“, um im Gruppensetting warm zu werden.
- **Patient Y:** Mitte 20, Student, lebt in Beziehung. Er hatte sein Coming-out vor ca. vier Jahren und wurde seither ganz massiv vom Vater abgewertet. Vorher fand die Abwertung subtil statt, da der Patient mit seiner Erscheinung und seinem Wesen nicht den Erwartungen des Vaters entsprach. Dieser stand dem Bruder viel näher, der „männliche“ Dinge tat. Der Patient studiert einen therapeutischen Beruf und ist in den Therapiesitzungen immer recht feindifferenziert, wohlwollend und aktiv.
- **Patient A:** männlich, Anfang 20, Student, massive Selbstwertprobleme mit defizitärer Kommunikationsfähigkeit. Er spricht jeden seiner eigenen Gedanken laut aus, ist daher in den Gruppen auffällig durch sein Dazwischenreden. Wenn er mit seinen Rückmeldungen dran ist, dann tut er dies äußerst ausschweifend, kommt von einem Thema zum nächsten, zum nächsten, zum nächsten, sodass die Gesprächsführung erschwert ist. Es gab in der frühen Kindheit Hörprobleme, die zu Entwicklungsverzögerungen beim Sprechen, in der Kommunikation und dadurch insgesamt im zwischenmenschlichen Miteinander geführt haben. Der Patient beschreibt Einzelgängertum, seit er sich erinnern kann. Die Studienzeit fand für ihn bisher fast ausschließlich im Online-Modus statt, was seine Zurückgezogenheit fördert und er sich dadurch oft einsam fühlt. Seine mangelhafte Kommunikation wird aufrechterhalten und dadurch auch seine Selbstwertprobleme.
  Der junge Mann ist seit ca. einem dreiviertel Jahr bei mir in Kombinationsbehandlung.
  Vollständig besteht die Gruppe aus vier Teilnehmern, eine Teilnehmerin war zu dieser Gruppensitzung erkrankt.

5.4.2 Stundenanliegen

Nach der Eingangsrunde, in der jeder Teilnehmer kurz erzählt, wie es ihm geht, sammele ich die Themen für die heutige Runde. Patient A berichtet von der Einzelsitzung und dass er gerne daran weiterarbeiten möchte, außerdem wolle er seine Hausaufgaben noch einbringen.

Da die beiden anderen Teilnehmer kein aktuelles eigenes Anliegen haben, stimmen sie dem Thema von Herrn A zu, sodass wir die Arbeit an Zusammenhängen zwischen Denken-Handeln-Fühlen (Roth, 2003) und zum Thema Selbstwirksamkeit (Hanning & Chmielewski, 2019) aus der vorangegangenen Einzelsitzung vertiefen können. Herr A hat den beiden anderen Mitstreitern aus der Runde erklärt, dass er im Einzelsetting eine Situation mit mir analysiert hat, bei der herauskam, dass sein negatives Denken ihn in eine schlechte Stimmung gebracht hat und er es nicht von alleine geschafft hatte, sich aus dieser Stimmung zu holen. In der Einzelstunde hat er verstanden, dass negative Gedanken immer wieder auftreten können und er dann JEDES MAL daran arbeiten müsse, durch andere Gedanken in eine andere Gefühlslage zu kommen. Er ärgere sich, dass er das so oft nicht schaffe, es immer wieder vergesse. Es sei ihm wichtig, heute die positiven Gedanken nochmal zu sammeln.

5.4.3 Stundenverlauf

Th.: Also gut, dann arbeiten Sie heute alle drei zum Thema „Selbstwirksamkeit stärken" und wir gehen zusammen auf die „Zusammenhänge zwischen Denken-Handeln-Fühlen" ein. Mit Selbstwirksamkeit meine ich in Bezug auf das eben erklärte Beispiel von Herrn A, dass wir Einfluss darauf nehmen können, was wir mir den negativen Gedanken tun, die immer wieder mal auftauchen können. Sie können sich darauf verlassen, dass immer wieder in Ihrem Leben negative Gedanken auftauchen werden. Das ist evolutionär begründbar. Nur wer das Schlimme immer im Blick hatte, hat überlebt. Insofern ist es nicht schlimm, dass wir negative Gedanken denken und negative Gefühle fühlen. Nur wenn wir mit diesen Gedanken und Gefühlen verschmelzen, dann geht unsere Stimmung den Bach runter. Wenn das für einen kurzen Zeitraum so ist, das ist ziemlich normal. Wenn man in dieser Stimmungslage hängen bleibt, dann ist das ungut. Ich lege Ihnen hier den roten Igelball und hier, ca. zwei Meter entfernt, den gelben Igelball hin. Einer von Ihnen fängt mit der Übung an, indem er sich zwischen die Bälle so positioniert, wie er sich gerade selbst einschätzen würde. Sie kennen ja die Bedeutung von rot und gelb. Rot steht für den unguten Zustand und gelb steht für den erstrebenswerten Zustand. Also der rote Ball steht dafür, dass Sie es nicht gut schaffen, mit auftretenden negativen Gedanken umzugehen, die Selbstwirksamkeit im Bereich Denken also noch unzureichend ist. Der gelbe Ball steht dafür, dass Sie es richtig gut schaffen, mit auftretenden negativen Gedanken umzugehen, also alternative, stärkende und ermutigende Gedanken entgegenzusetzen.

Pat. XX: Und was müssen wir dann machen, also zwischen den Bällen?

Th.: Ich habe eine Idee, die würde ich gerne ausprobieren. Es scheint Sie ja alle drei zu interessieren, ob Ihre positiven Kognitionen ausreichen. Jeder von Ihnen hat im Verlaufe der Therapie schon einige erarbeitet. Wie die Übung läuft, das weiß ich auch noch nicht exakt. Vielleicht können Sie bereits hier mal Ihre positiven Kognitionen ausprobieren, ob die für Sie hilfreich sind, sich angstfrei, gut oder stark zu fühlen und Sie sich trauen, sich zu melden?

- Ich schmunzele in die Runde.

Pat. A: Ich habe übrigens meine Hausaufgaben gemacht (er sollte fünf stärkende, ermutigende Aussagen über sich aufschreiben), aber ich will mir das erstmal bei den anderen anschauen.

Pat. Y: Gut, was soll mir mit zwei Igelbällen schon passieren. Ich fange an.

Th.: Genau. Übrigens ist das eine sehr ermutigende Einstellung. Dann stellen Sie sich mal hin und ich werde jetzt einfach Ihre Kognitionen ausprobieren, sozusagen testen, indem ich Sie entweder in die Richtung des gelben oder in die Richtung des roten Balles drücke. Sie verraten uns jetzt mal Ihre positiven Kognitionen. Ich lächele ihr ermutigend zu.

Pat. Y: Ok. Ganz habe ich noch nicht verstanden, was Sie wollen, wie das abläuft, aber ich mache einfach mal. Meine positiven Kognitionen sind: Ich bin gut. Ich habe schon viel geschafft und schaffe noch mehr.... Und...meine Freunde mögen mich.

Th.: Gut, Herr Y. Ich werde jetzt einige Aussagen zu Ihnen machen und Sie zeigen bitte an, in welche Richtung Sie die Aussagen bringen. Dabei stehe ich hinter Ihnen und drücke Sie bei jeder Aussage mit meiner Hand an ihrer Schulter entweder zum gelben oder zum roten Ball. Ist das ok, wenn ich Sie an der Schulter berühre?

- Patient nickt und ist ungefähr mittig zwischen den Bällen positioniert.

Th.: Gut, ich duze Sie in dieser Übung...weil das in dieser Übung einfach so ist... Sie werden gleich merken, warum.

- Dann sage ich: „Du bist ein Weichei". Dabei drücke ich an der Schulter zum roten Ball hin. Der Patient macht einen Schritt und ist fast beim roten Ball.

Th.: Gut, das war echt ein fieser Einstieg. Reicht diese Aussage, um Sie zum roten Ball zu bekommen?

Pat. Y: Ja, fies, Aber so ist es.

Th.: Welche Ihrer positiven Kognitionen haben Sie dagegen gesetzt?

- Der Patient ist überrascht und denkt nach.

Pat. Y: Ach so, jetzt verstehe ich. Sie greifen mich an und ich...ach. Na warten Sie, ich nehme „Ich bin gut".

Th.: Ok, das probieren wir aus. ...„Du bist ein Weichei".

- Dabei drücke ich mit meiner Hand wieder an der Schulter zum roten Ball hin. Der Patient macht wieder einen Schritt und ist wieder fast beim roten Ball.

Pat. Y: Das funktioniert nicht.

Th.: Vertrauen Sie darauf, das funktioniert. Sie konnten jetzt spüren, dass eine negative Aussage über Sie Sie auch ganz schnell zum roten Ball, also in ein ungutes Gefühl bringt. Ihre positive Kognition ist nicht ausreichend oder nicht passend. Wissen Sie, wenn es regnet und Sie halten einen Bierdeckel über ihren Kopf, das reicht nicht. Da bleibt nur eine kleine Stelle trocken. Sie brauchen einen Regenschirm.

Pat. XX: Mensch Y, nimm doch „Obwohl mein Vater nichts mit mir anfangen kann, bin ich gut" oder „Das ist sein Problem, das kann er denken, ich bin trotzdem vollkommen in Ordnung".

- Ein Vorteil von Gruppentherapien ist, dass Patienten unterschiedlich weit sind und so einander durch den Austausch helfen. Meistens haben die Beobachter einer Übung auch sehr kreative Einfälle.
- Patient Y überlegt, grinst, guckt mich an und bittet, die Übung nochmal zu wiederholen. Ich wiederhole zum dritten Mal den Satz und drücke wieder an der Schulter in Richtung des roten Balls. Statt in die Richtung des roten Balls zu gehen, macht der Patient sogar einen kleinen Schritt in Richtung des gelben Balls.

Th.: Oh, was ist los? Warten Sie... „Du hast dein Abi nur mit 2,3 abgeschlossen, du wirst das Studium nicht hinbekommen".

- Dabei drücke ich wieder an der Schulter in Richtung roten Ball. Grinsend hält der Patient dagegen.

Th.: Sehr gut. Das funktioniert. Ich frage Sie gleich, welche Gedanken da so hilfreich waren. Ich will erst noch was ausprobieren: „Du bist echt ein sympathischer Kerl, du wirst das schon hinbekommen".

- Dabei drücke ich nun an der anderen Schulter in Richtung gelber Ball. Der Patient ist überrascht, stemmt sich gegen meine Hand und geht sogar ein Stück in Richtung roten Ball.

Th.: Ok, was ist los?
Pat. Y: Naja, das glaube ich nun doch nicht.
Th.: Sehr gut. Sie brauchen Ihre eigenen Überzeugungen. Also feilen wir zusammen nochmal an Ihren positiven Überzeugungen. Welche hatte Ihnen zuerst geholfen, der Abwertung entgegenzutreten, sich gegen meinen Drückerangriff zu wehren? Sogar ein bisschen zum gelben Ball zu laufen?
Pat. Y: Ich habe mir das gesagt, was mir XX gesagt hat. Nämlich dass mein Vater ein Problem mit mir hat, obwohl ich vollkommen in Ordnung bin. Das ist aber sein Problem. Das hat mir gut geholfen. Als Sie dann gesagt haben, dass ich sympathisch bin, da habe ich sofort 'ne innere Stimme gehabt, die gesagt hat, nee, das stimmt nicht.
Th.: Hm. Komplimente annehmen ist auch schwierig, wenn man nicht wirklich gut an sich glaubt. Wir arbeiten weiter daran, dass Sie ein gutes Selbstbild von sich bekommen und Ihr Selbstwert sich stabilisiert. Dann sind Sie besser in der Lage, sich gegen Abwertung zur Wehr zu setzen und Komplimente anzunehmen. Dann wären Sie auf der kognitiven Ebene richtig gut selbstwirksam. Komplimente annehmen sollte uns ja stärken, also uns dem gelben Ball ein Stück näher bringen. Ich schmunzele ihm zu.

Gemeinsam arbeiten wir an den positiven Kognitionen für alle drei Teilnehmer. Es ist den Teilnehmern nun klar geworden, worum es geht und jeder will sich gegen meine Drückerangriffe erfolgreich wehren oder wohlgemeinte Komplimente anzunehmen. Ich überprüfe als nächstes die Kognitionen des Patienten A. Auch bei ihm variiere ich inhaltlich meine verbalen Angriffe und überrasche mit entweder schärferen Angriffen oder Lob. Als der Patient sich gegen die meisten Angriffe sehr gut wehren kann und sich noch ein Stück in Richtung gelben Ball gearbeitet hat, ist er erstmal aus der Übung entlassen und wir wiederholen die Übung zum Abschluss für Patientin XX. Als Hausaufgabe sollen alle drei Teilnehmer nochmal positive Kognitionen sammeln, da ich eine Wiederholung der Übung für die nächste Gruppensitzung ankündige. Abschließend diskutieren wir noch in der Gruppe, dass es auch eine Art von Selbstwirksamkeit ist, positive Gedanken aktiv einzusetzen.

Der Patient A ist nochmals mit dieser Übung in das Fühlen seiner Gedanken gekommen. Er konnte seine gesammelten positiven Gedanken überprüfen. In der Abschlussdiskussion meldete er zurück, dass er sich oft nicht traue, so positiv über sich zu denken. Er habe aber in dieser Übung gemerkt, dass er durch das „Nichtanwenden" so passiv werde, dass er keine Selbstwirksamkeit mehr habe.

5.4.4 Fazit

Vielleicht sind Sie es gewöhnt, Ihren Patienten Übungen ganz genau zu erklären, bevor Sie diese durchführen. Bei Impact-Techniken dürfen Sie einfach anfangen (Beaulieu, D. 2010). Das erhöht das Interesse der Patienten und meistens sind sie neugierig, wollen mitmachen und ausprobieren.

Bei dieser Übung nutze ich den spielerischen Wettkampfcharakter. Die Teilnehmer haben Spaß, sich gegenseitig dabei zu unterstützen, immer stärkere Kognitionen zu finden, um sich gegen meine Angriffe wehren zu können. Wenn Sie die Übung so oder in Abwandlung ausprobieren, bringt diese interaktive Arbeit meistens Spaß und Lockerheit in die Runden. Und wie Sie an diesem Fallbeispiel wieder sehen können, ich lasse mir nicht jedes Mal etwas Neues einfallen. Ich variiere einfach durch das Drücken mit meiner Hand an der Schulter des Patienten die Übung. Was ich so spannend an dieser Art zu arbeiten finde, auch wenn ich in der nächsten Runde diese Übung wiederhole, sie läuft dann trotzdem anders ab. Patienten sind besser vorbereitet oder wir müssen doch nochmal an positiven Kognitionen nachjustieren, weil sie noch nicht ausreichen. Wichtig ist, dass ich mit dieser Übung eine sofortige Überprüfung durch das Körpergefühl des Patienten habe.

Und Patient A benötigt viele Wiederholungen, sodass leichte Abwandlungen von bereits durchgeführten Übungen völlig ausreichend, aber wichtig sind.

Und auch für dieses Gruppensetting gilt: Sollten Sie keine Igelbälle haben, arbeiten Sie mit den Wänden, mit beschrifteten Zetteln oder sogar einfach mit der

Vorstellung. Es ist vollkommen egal, wie Sie diese beiden Pole der Befindlichkeit aufzeigen. Hier in dieser Übung war es mir wichtig, durch mein Drücken an den Schultern den Druck der empfangenen Botschaften oder der eigenen Gedanken spürbar zu machen. Die Patienten konnten sozusagen die Macht, die Kraft der Gedanken spüren.

Vielleicht ist es in der Beschreibung verwirrend, wann die Patienten zum gelben oder roten Ball laufen. Beim Tun wird es für die Patienten nach einem Beispiel ersichtlich, um was es geht. Wünschenswert wäre, wenn ich mit einer negativen, abwertenden Aussage den Patienten in Richtung des roten Balles drücke, dass er in Widerstand geht und sich entweder wacker an Ort und Stelle hält oder sogar in die Richtung des gelben Balls geht. Und wünschenswert wäre, wenn ich mit einer schönen Aussage, mit einem Lob oder Kompliment den Patienten in die Richtung des gelben Balls drücke, dass er auch dorthin läuft. Leider gehen viele Patienten bei schönen Aussagen erst recht in den Widerstand und laufen so in die ungünstige Richtung. Manche Patienten mit einem sehr schlechten Selbstbild gehen so in Widerstand, dass sie sich selbst abwerten. Im Fazit vom Fallbeispiel 4.9 hatte ich schon beschrieben, dass die menschliche Natur auf wohlgemeinte Ratschläge oder wollwollenden Ideen oft mit Widerstand reagiert, wenn der Empfänger noch nicht bereit ist. Hier bei dieser Übung sollte der Widerstand gegen eine abwertende Aussage trainiert werden. Parallel dazu sollte der Widerstand gegen wohlwollende Aussagen mithilfe der Arbeit an einem stärkeren Selbstwert geschwächt werden. Eine Aussage, die ich meinen Patienten sehr oft mit auf dem Weg gebe, bezieht sich auch die Instanz des gesunden Erwachsenen. Der gesunde Erwachsene entscheidet sich vor dem Herzen für das, was gut und richtig für ihn ist. Meistens fühlt es sich noch ungewohnt, stressend oder ungut an, wenn das Gute und Richtige umgesetzt wird. Dann ermutige ich zum Durchhalten. Es dauert einige Zeit, bis sich das ungewohnt Gute und Richtige gut anfühlt, obwohl die Umgebung vielleicht nicht sehr erfreut auf plötzliche Abgrenzung oder Bedürfnisäußerung reagiert. Wenn das gelingt, dann steht einem stabilen und gesunden Wohlbefinden nichts im Weg. Selbst wenn das Leben Findlinge in den Lebensweg stellt, dann ist das Wohlbefinden „nur vorrübergehend" beeinträchtigt, bis vor dem Herzen wieder eine gute und richtige Entscheidung getroffen wird. Und sollte Ihr Herz Ihnen sagen, dass Sie gerne mal an den Schultern Ihrer Patienten drücken wollen, dann wünsche ich Ihnen damit eine gute Erfahrung.

5.4.5 Querverweis

Die vorangegangene Einzelstunde für den Patienten A. finden Sie unter 4.1.

Literatur

Beaulieu, D. (2010). *Impact-Techniken für die Psychotherapie*. Carl-Auer.

Croos-Müller, Dr. med. Claudia. (2022). *Nur Mut! Das kleine Überlebensbuch, Soforthilfe bei Herzklopfen, Angst, Panik & Co*, Kösel.

Hanning, S., & Chmielewski, F. (2019). *Ganz viel Wert. Selbstwert aktiv aufbauen und festigen*. Psychologie Verlags Union in der Verlagsgruppe Beltz.

Roth, G. (2003). *Fühlen, Denken, Handeln. Wie das Gehirn unser Verhalten steuert*. suhrkamp taschenbuch wissenschaft.

Schneider, J. R. (2021). *Das Familienstellen. Grundlagen und Vorgehensweisen*. Carl-Auer.

Fallbeispiele aus den Seminaren und Supervisionen

6

Inhaltsverzeichnis

In diesem Kapitel beschreibe ich Fallbeispiele aus meinen Impact-Seminaren. Hier stellen die Kollegen ihre Patienten vor und gehen dann in die Rolle des Patienten. Ich bin also das komplette Seminar über in der Therapeutenrolle und zeige verschiedenste Impact-Techniken. Ich weiß vorher nie, welche Patienten vorgestellt werden, ich wähle nicht nach bestimmten Kriterien aus, sondern jeder Kollege, der sich Impact-Ideen holen möchte, bekommt eine Runde für seinen Patienten. In den vorangegangenen Beispielen habe ich schon das eine oder andere Mal erwähnt, dass es mir nicht um die exakte Wiedergabe des Wortlautes aus den Therapiestunden geht. In meinen Seminaren erkläre ich meinen

Kollegen zu Beginn, dass es ein Impact-Technik-Seminar ist. Es geht also in den Seminaren nicht einmal darum, dass die Übung das Goldrichtige für den vorgestellten Patienten ist, sondern um das Zeigen einer Idee, da Impact-Techniken immer etwas mit Improvisieren, Experimentieren und Ausprobieren zu tun hat. Ich bekomme jedoch häufig die Rückmeldung von den Kollegen, dass es sich fast goldrichtig anfühlt, was bei der Übung rausgekommen ist. Ich begrenze die Übungssequenzen auf 20 Minuten, weil ich viele verschiedene Ideen vorstellen möchte. In meinen ersten Seminaren hatte ich zu den vorgestellten Patienten längere Sequenzen gezeigt. Nach einem Seminar kam eine Teilnehmerin zu mir und meinte, dass sie sich mehr kurze Übungen gewünscht hätte, um mehr verschiedene Ansätze zu sehen. Die Idee fand ich gut. Schade, dass sie sich das nicht schon im laufenden Seminar gewünscht hatte. Ich habe ihre Anregung aufgegriffen und seitdem die 20-min-Sequenzen eingeführt.

In meinen Seminaren bekomme ich immer wieder Patienten vorgestellt, die nie in meine Praxis kommen würden. So stellten mir Kollegen in den Seminaren Kinder und Jugendliche, Patienten von Akutstationen, straffällige Patienten mit Lernbehinderung aus geschlossenen Einrichtungen, gerontopsychiatrische oder neurologische Patienten und Patienten aus dem Strafvollzug oder aus geschlossenen therapeutischen Wohngruppen vor. Häufiger bekomme ich zu einem späteren Zeitpunkt Rückmeldungen darüber, wie die Anwendung gelaufen ist. Sei es in der nächsten Supervision oder beim Zusammentreffen mit den Kollegen, wenn ich wieder zu einem Seminar an dem Institut bin, oder durch Wiederholungstäter in meinen Seminaren auf Kongressen. Ich hoffe, dass ich hier dadurch mehr unterschiedliche Ansätze zeigen kann. Und ich möchte Ihnen zeigen, dass Impact-Techniken altersunabhängig und unabhängig von Diagnosen eingesetzt werden können.

Meine Seminare gestalte ich so, dass ich zu Beginn nur eine wirklich minimale Einführung gebe, was Impact-Techniken sind, zum Beispiel mit kleinen Demonstrationen mit Papier und Schere oder einer leeren Pralinenschachtel, um das Interesse der Teilnehmer zu wecken. Dann starte ich bereits mit Fallbeispielen. Ein Teilnehmer aus dem Seminar macht freundlicherweise den Zeitwächter, sodass ich nach 20 min ein kurzes Zeichen bekomme, dass die Zeit um ist. Wenn der Zeitwächter „verschlafen" hat, dann ist er für mich ein Marker dafür, wie interessiert die Zuschauer in den Bann gezogen wurden. Das passiert doch ganz schön oft. Manchmal frage ich die Gruppe nach dem Zeichen des Zeitwächters kurz, ob ich diese Übung fortführen soll oder ob die Teilnehmer bis hierher etwas mit dem Gesehenen anfangen können. Manchmal machen wir dann wirklich Schluss oder wir hängen einfach noch einige Zeit dran, um zum Beispiel eine Folgestunde zu dem Gesehenen zu zeigen. Die Seminare richten sich nach den Bedürfnissen und Wünschen der Teilnehmer. Wenn Sie die folgenden Fallbeispiele also lesen, dann ist dies oft eine Arbeit von ca. 20 min. Wenn es eine Verlängerung gab, dann ist es im Fallbeispiel vermerkt. Da ich die Patienten nur minimal vorgestellt bekomme, steige ich meistens mit etwas ein, das mir einen Überblick über den Therapieverlauf oder über die Problembereiche gibt. Daraus entwickele ich dann die Impact-Technik zum Arbeiten am Problem. Jede Übung ist sozusagen ein Unikat. In einigen Fällen haben wir auf Wunsch von Kollegen eine Gruppensituation in den Seminaren bearbeitet. Dann schlüpfen Seminarteilnehmer in die Rollen der verschiedenen Patienten und ich zeige, wie ich hier mit Impact-Techniken arbeiten würde. Davon habe ich jedoch kein Fallbeispiel eingeführt, weil dies im Grunde genommen den Beispielen aus der Gruppentherapie ähnelt.

In all meinen Seminaren erkläre ich wiederholt, dass es mit den realen Patienten halb so schnell und halb so tief geht. Die Patienten haben den realen Leidensdruck, sind anders involviert und haben keine studierten Behandlungskonzepte im Kopf. Dagegen bleiben Kollegen in den Rollen der Patienten trotz aller emotionalen Beteiligung in der Rolle des Patienten immer noch professionelle Kollegen mit Ideen und hilfreichen Konzepten im Hinterkopf. Machen Sie sich also keinen Stress, dass Sie in 20 min so weit kommen müssten wie in den hier beschriebenen Fallbeispielen. Beim Einsatz von Impact-Techniken werden verbale Aussagen, also rationales Wissen, mit den Materialien sichtbar gemacht, die gerade zur Verfügung stehen.

6.1 Problemfokussierung bei Patienten mit Gegenständen und Bewegung auflösen

Die Kollegin stellt eine Patientin vor, die fast logorrhoisch ihre Lebenssituation beklagt. Es ist sehr schwer, die Patientin aus ihren Gedankenkreisen loszulösen. Die Kollegin ist neugierig und möchte eine Idee haben, wie in diesem Fall mit Impact-Techniken gearbeitet werden könnte, ob diese Art und Weise zu arbeiten überhaupt bis zu logorrhoischen Patienten vordringt.

6.1.1 Patientenvorstellung

Es handelt sich um eine **Patientin** Mitte 50. Sie beklagt, dass sie einfach nicht zur Ruhe kommen könne, da die psychisch kranke Ex Partnerin ihres Ehemannes ständig Chaos in die Familie bringen würde. Der Ehemann hat mit der Ex-Partnerin ein gemeinsames Kind. Die Kindesmutter halte die getroffenen Absprachen meistens nicht ein, sodass sie und ihr Mann ständig ihre eigenen Pläne umwerfen müssten. So lese die Ex-Partnerin Nachrichten nicht richtig, es käme immer wieder zu Missverständnissen und Auseinandersetzungen. Vor Kurzem mussten sie z. B. 400 km Umweg fahren, damit sie den Sohn des Mannes von der Kindesmutter holen und in den Urlaub fahren konnten. In dieser Art gäbe es zahlreiche Beispiele.

Die Patientin ist vor ca. zwei Jahren in Therapie gekommen, weil sie nach mehreren Fehlgeburten und durch die Probleme mit der Ex-Partnerin des Ehemannes unter massiven Schlafstörungen litt.

6.1.2   Stundenverlauf

Th.: Sie haben mir eben nochmal eine kurze Zusammenfassung über die aktuelle Situation gegeben. Seit zwei Jahren sind Sie bei mir in Behandlung und ich möchte mir einfach einen Überblick verschaffen, was sich in diesen zwei Jahren verändert hat. Suchen Sie sich bitte einen Gegenstand für sich selbst und dann jeweils einen Gegenstand für Ihre Problembereiche zu Therapiebeginn aus. Dann legen Sie den Gegenstand auf den Boden, der Sie selbst sein soll, und danach die Problembereiche, wie sie damals für Sie aktuell waren. Also, was dicht bei Ihnen liegt, war stark belastend. Was weiter weg liegt, war weniger belastend.

In Abb. 6.1 finden Sie die Darstellung der Problembereiche der Patientin zu Beginn der Therapie.

Th.: Das liegt alles sehr dicht bei Ihnen und zeigt, wie schlecht es Ihnen damals ging. Für die Schlafstörungen haben Sie gar nichts gelegt.

Pat.: Naja, die sind aus den Problembereichen entstanden. Wenn die weg sind, dann sind auch meine Schlafstörungen weg.

Th.: Gut, dann merken wir uns dieses Bild. Und nun geht es um die aktuelle Situation. Dazu gehen wir zwei Schritte weiter, sozusagen in die Zukunft, und Sie legen hier die Gegenstände, wie es aktuell aussieht mit den Problembereichen. Sie müssen also Ihre eben benutzten Gegenstände umräumen.

- Für 2022 kommt eine Darstellung durch die Patientin zustande, die Sie in Abb. 6.2 sehen können.

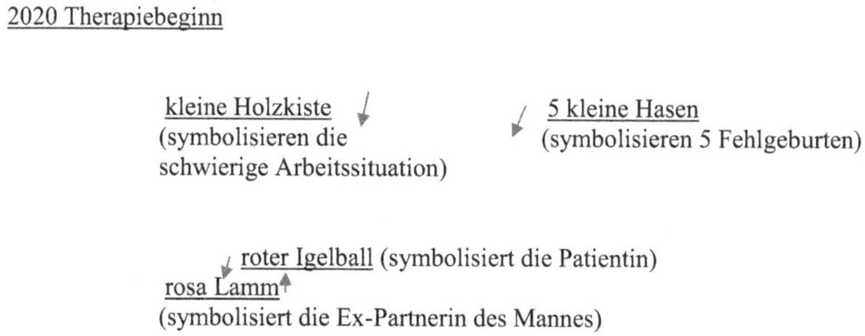

2020 Therapiebeginn

kleine Holzkiste ↓   ↙ 5 kleine Hasen
(symbolisieren die   ↗ (symbolisieren 5 Fehlgeburten)
schwierige Arbeitssituation)

↓ roter Igelball (symbolisiert die Patientin)
rosa Lamm ↑
(symbolisiert die Ex-Partnerin des Mannes)

Abb. 6.1 Übersicht über die Problembereiche der Patientin zu Beginn der Therapie 2020. Die Pfeile zeigen die Blickrichtung an

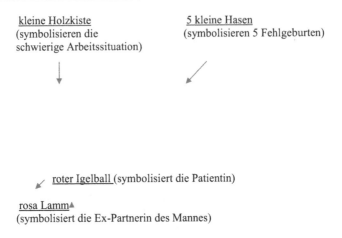

kleine Holzkiste
(symbolisieren die
schwierige Arbeitssituation)

5 kleine Hasen
(symbolisieren 5 Fehlgeburten)

roter Igelball (symbolisiert die Patientin)

rosa Lamm
(symbolisiert die Ex-Partnerin des Mannes)

Abb. 6.2 Übersicht über die Problembereiche der Patientin im Verlauf der Therapie 2022

Die Pfeile zeigen die Blickrichtung an.

- So wird für mich schnell sichtbar, dass die Belastung durch die Ex-Partnerin des Mannes für die Patientin unverändert bestehen geblieben ist. Ich bespreche mit ihr, was ihr geholfen habe, was sie geändert habe, um die hilfreichen Veränderungen bzgl. der schwierigen Arbeitssituation und der erlebten fünf Fehlgeburten zu erreichen. Sie berichtet von alternativen Denk- und neuen Sichtweisen. Ich frage nach, warum dies in Bezug auf die Ex-Partnerin des Mannes bisher nicht möglich war. Die Patientin berichtet sehr erregt, dass dies doch nicht möglich sei, wenn ständig ihr eigenes Leben so umgeworfen wird. Ich erlebe die Patientin so vereinnahmt von dem chaotischen Wesen der Ex-Partnerin, dass ich der Patientin rückmelde, dass ich das Gefühl habe, sie nehme die Ex-Partnerin des Mannes wichtiger als sich selbst. Dies berührt die Patientin offensichtlich. Ich lasse nun die Patientin in ihre Rolle hineingehen, damit sie die Veränderungen fühlen kann. Ich nehme abwechselnd die Rolle der Ex-Partnerin, der Fehlgeburten und der schwierigen Arbeitssituation ein, jeweils mit der entsprechenden Blickrichtung. Jedes Mal gibt mir die Patientin aus ihrer Position heraus eine Rückmeldung über ihre Gefühle und Gedanken. In Bezug auf die Arbeitssituation und die fünf Fehlgeburten kann sie mir hilfreiche Kognitionen mitteilen, nur in Bezug auf die Ex-Partnerin des Ehemanns fallen ihr keine hilfreichen Kognitionen ein. Ich lasse mir also die Zukunftsvision legen, um herauszufinden, wie sich die Patientin die Anordnung der Bereiche wünscht und was sie dafür bräuchte.
- Die Zukunftsvision können Sie in Abb. 6.3 sehen.
- Wir besprechen, dass dies die Darstellung dafür ist, die Ex-Partnerin des Mannes weniger wichtig zu nehmen. Sie können hier erkennen, dass die Patientin aus ihrer Position heraus in die Zukunft schaut und die Problembereiche hinter sich gelassen hat, indem sie diese bearbeitet hat. Damit die Patientin diese konstruktive Anordnung spüren kann, wiederhole ich das Vorgehen für die Vision.

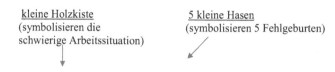

rosa Lamm (symbolisiert die Ex-Partnerin des Ehemannes)

kleine Holzkiste
(symbolisieren die
schwierige Arbeitssituation)

5 kleine Hasen
(symbolisieren 5 Fehlgeburten)

roter Igelball (symbolisiert die Patientin)

Abb. 6.3 Zukunftsvision bzgl. der Problembereiche der Patientin. Die Pfeile zeigen die Blickrichtung an

Th.: Lassen Sie uns nun in die Zukunftsvision gehen. Nehmen Sie sich Zeit, um zu fühlen, wie es Ihnen geht, wenn die Themen sich so um Sie herum angeordnet haben.

- Ich lasse die Patientin an die Stelle des roten Igelballs treten und in die Zukunftsvision hineinfühlen.

Pat.: Mir geht es hier deutlich besser, ich habe Luft zum Atmen, ich kann in die Zukunft sehen und die Probleme sind weiter weg.
   Th.: Sie können zurückschauen in Ihre Vergangenheit und dort sehen, was Sie alles schon geschafft und bewältigt haben. Das nennen wir unter anderem auch „Biografie", Sie werden sich immer an Ihre Probleme erinnern können, die brauchen einen würdigen Platz. Hier in der Zukunftsvision liegt ja nun die Ex-Partnerin Ihres Mannes weit weg. Sie spielt also eine weniger wichtige Rolle in Ihrem Leben. Was haben Sie denn dafür getan?

- Ihr hängt immer noch meine Bemerkung nach, dass sie die Ex-Partnerin wichtiger zu nehmen scheint als sich selbst. Und sie beginnt langsam, darüber nachzudenken, wie es möglich wäre, sich wichtiger zu nehmen als die Ex-Partnerin des Mannes. Ich gehe nochmal in das Jahr 2022 zurück und lasse mir schildern, was sie tut, um die Ex-Partnerin wichtiger als alles andere zu nehmen. Dann bitte ich sie wieder, sich in die Zukunftsvision zu stellen und so zu tun, als würde sie sich wichtiger als die Ex-Partnerin nehmen. Die Patientin beginnt, Ideen für 2022 zu entwickeln. So würde es helfen, sich auf ihre Ressourcen (Wandern mit Freunden, Yoga…) zu konzentrieren.

An dieser Stelle ist unsere Zeit um. Es gibt keine Verlängerung, da die Seminarteilnehmer etwas mit der Idee anfangen können.

6.1.3   Rückmeldung der Kollegin

Die Kollegin meldet mir als gespielte Patientin zurück, dass die Darstellung in drei verschiedenen Zeitpunkten sehr hilfreich war und dass sie gut ins Fühlen gekommen ist. Die Bewegung habe geholfen, sich nicht im Reden zu verlieren, sondern lösungsorientiert zu bleiben. Dies war auch für die beobachtenden Kollegen gut sichtbar.

Eindrucksvoll war für die gespielte Patientin, sich in der Zukunftsvision wohlfühlen zu können, da sie hier spüren konnte, dass sie es geschafft hat, andere Dinge wie Hobbys, Urlaubspläne, Freunde usw. wichtiger als die Ex-Partnerin des Ehemanns zu nehmen. Von diesem Standpunkt aus konnte sie zurückblicken und sehen, dass sie die Themen Fehlgeburten und schwierige Arbeitssituation geschafft hatte. Dies machte ihr Mut für die Gegenwart. Sie habe nun eine Idee entwickeln können, dass es überhaupt möglich sei, trotz dem chaosverbreitenden Wesen der Ex-Partnerin des Mannes ein weniger belastetes Leben führen zu können. Es sei wichtig gewesen, zwischen den beiden Zeitpunkten 2022 und Zukunftsvision mehrmals hin und her zu wechseln.

Die Kollegin fand diese Idee der Darstellung sehr hilfreich und wollte es ausprobieren. Sie war optimistisch, dass es auch bei logorrhoischen Patienten hilfreich sein könnte. Aus der Gruppe wurde mir rückgemeldet, dass sich das mehrere Kollegen für ähnliche Patienten vorstellen können.

6.1.4   Fazit

Für mich war es mit dieser Art der Problemanalyse schnell sichtbar, dass die Ex-Partnerin des Mannes zwar belastend und doch nicht des Pudels Kern war. Die Patientin in die verschiedenen Zeitpunkte hineinfühlen zu lassen, war für mich wie immer eindrucksvoll und ich kann Sie nur ermutigen, ihre Patienten mit Bewegung ins Fühlen zu bringen und durch Gegenstände eine gemeinsame Sprache zu finden. Die Idee mit dem zukünftigen Standpunkt, der Vision, kam mir, da es bekanntermaßen uns allen gut geht, wenn wir tagträumen und uns vorstellen, wie sich etwas anfühlt, das wir in der Zukunft geschafft haben könnten. In diesem entspannten Zustand kommen uns mehr Ideen, als wenn wir unter dem aktuellen Druck stehen. Und Ideen aus dem Standort der Vision kann jeder in die Gegenwart mitnehmen.

Durch diese interaktive Arbeit ist die Patientin gut aus ihren Gedanken-
schleifen und aus dem logorrhoischem Klagen gekommen, da es was zu tun gab.
Mit dem „Tun" durch diese Impact-Technik habe ich ihre Aufmerksamkeit vom
„Denken" abgezogen. Ein Teil der Aufmerksamkeit wurde durch das praktische
Tun in Anspruch genommen. Durch das aktive Bewegen der Gegenstände werden
abstrakte Gedankenfetzen konkret gemacht.

Wenn ich im Gespräch Patienten zur Aktivierung ihrer Hobbys ermuntere
oder ihnen sage, dass sie diese wichtiger nehmen können, als die Probleme mit
z. B. der Ex-Partnerin des Ehemanns, dann erreiche ich die Patienten damit oft
nicht, weil diese gedanklich so bei den Problemen verhangen sind. Im Arbeiten
mit Impact-Techniken werden sozusagen Nägel mit Köpfen gemacht. Für mich
als Psychotherapeut ist in solchen Fällen psychohygienisch wichtig, dass ich
durch einen Strom an destruktiven lauten Gedanken nicht zugeschüttet werde,
sondern mich besser distanzieren kann. Und weil hier die Patientin immer selbst
etwas bewegen und umstellen musste, wird auch ihr klar, dass ich als Therapeut
nur ein Außenstehender mit Ideen, nicht der Verantwortliche oder gar der Retter
(Karpman, 2016) bin. Es fällt mir so leichter, ihr die eingenommene Opferrolle
aufzuzeigen.

Immer wenn es in solchen Übungen mit Impact-Techniken um Ressourcen
geht, ob im Hier und Jetzt oder in der Zukunft, empfehle ich Ihnen, diese mit
Gegenständen zu legen. Lassen Sie möglichst für jedes Hobby, für jede Ressource
einen Gegenstand nehmen. Dadurch wird es in der Zukunftsvision voll und
bunt und attraktiv. Hier in diesem Fallbeispiel aus dem Seminar hat nur die Zeit
nicht mehr gereicht. Es ging dann schneller, es den Seminarteilnehmern mit
auf den Weg zu geben, als in der Übung wirklich noch zu erarbeiten. Ich hatte
in meinen Anfangsseminaren Übungsrunden für die Kollegen eingeplant. Nachdem ich einige Beispiele gezeigt hatte, sollten sie selbst ausprobieren. Davon bin
ich inzwischen abgekommen, weil mir immer wieder rückgemeldet wird, dass es
interessanter ist, einfach ein anderes Therapeutenmodell und möglichst viele verschiedene Impact-Techniken zu sehen. Es geht nicht darum, mich zu sehen, weil
ich es besonders gut mache, sondern es geht darum, dass Kollegen überrascht
sind, wie „einfach" Impact-Techniken ablaufen können, wenn man Freude am
Experimentieren und Ausprobieren hat. Und ich hoffe, dass ich Ihnen das bis hierher auch schon vermitteln konnte, denn es ist bereits das letzte Kapitel.

6.2 Psychoedukation zum Trauerprozess plastisch gestalten

Die Kollegin arbeitet in eigener Niederlassung und möchte eine Idee für einen
trauernden Patienten haben, der latent suizidal kam, nachdem seine Frau verstorben
ist. Im Verlauf der Therapie sei er deutlich stabiler geworden. Es gebe jedoch immer
wieder Phasen, in welchen der Patient psychisch abbaut und latent suizidal sei. Sie
möchte eine Idee mit Impact-Techniken haben, um die immer wiederkehrenden
destabilisierenden Phasen für den Patienten in der Intensität abzumildern.

6.2.1 Patientenvorstellung

Ein Patient (Anfang 60), dessen Frau vor einem Jahr verstorben ist, schleppe sich so durch das Leben, es sei schwer und ganz aktuell sei er wieder in so einem Strudel drin, dass er am liebsten nicht mehr da wäre. Das Paar habe eine gute Beziehung gehabt, sie haben zusammen gekocht, seien wandern gewesen, hätten einen guten Freundeskreis. Zu seinen beiden erwachsenen Kindern bestehe guter Kontakt. Dieser Strudel, in dem er sich aktuell befinde, raube ihm die ganze Kraft. Er sei verzweifelt, da diese Strudel sehr Kräftezehrend seien und er wisse nicht, ob er diesen Strudeln weiterhin widerstehen könne oder letztendlich doch all seine Lebenskraft und Lebensfreude verlieren würde.

6.2.2 Stundenverlauf

Mit diesen Informationen steige ich in das Rollenspiel ein.

Th.: Hallo, um was wollen wir uns in dieser Stunde kümmern, was brauchen Sie heute von mir?

Pat.: Sie ist jetzt seit einem Jahr tot und es ist immer noch so schwer. Ich vermisse sie so. Gerade aktuell geht es mir wieder richtig mies, es ist wie ein Strudel, der mich nach unten zieht. Das hört einfach nicht auf, ich wäre am liebsten nicht mehr da.

Th.: Das kann ich verstehen. Das erste Jahr nach solch einem Verlust ist das schwerste, da erleben Sie ALLES zum ersten Mal ohne ihre Frau. Sie feiern zum ersten Mal Ostern, Weihnachten, Geburtstage usw. ohne sie und Sie treffen ihre Freunde irgendwann auch zum ersten Mal ohne Ihre Frau. Trauer verläuft schleifenförmig und Sie müssen oft mit einem Thema nochmal von vorn anfangen, die Phasen der Trauer zu durchlaufen (Kast, 2008). Und wie gesagt, manche Phasen durchläuft und erlebt man mehrmals bei einem Thema. Ich möchte mir mit Ihnen diese Trauerphasen mal genauer ansehen, damit ich verstehe, was gerade genau bei Ihnen los ist. Ich vermute, dass der Strudel durch etwas sehr Konkretes ausgelöst wurde. Suchen Sie sich bitte vier Sachen aus, egal was.

- Der Patient sucht sich vier Gegenstände aus.

Th.: Nun legen Sie diese bitte auf dem Boden. Wie eben erwähnt, Trauer verläuft in vier Phasen (Kast, 2008) und jeder Gegenstand steht dabei symbolisch für eine Phase.

- Der Patient legt die vier Sachen der Reihe nach auf den Boden. Dann laufe ich mit ihm gemeinsam die Stufen ab, während ich ihm dabei jede Phase erkläre.

Th.: Hier in der ersten Phase, da sprechen wir von der Schockphase. Wir können das noch gar nicht glauben, was passiert ist. Es kann sein, dass Sie in der Stadt

eine Frau sehen und denken, das ist ja meine Frau...und dann realisieren Sie, dass sie tot ist. Das Gehirn hat einfach noch nicht verarbeitet, was passiert ist.
Pat.: So geht es mir manchmal wirklich noch.
Th.: Hier in der zweiten Phase, da sprechen wir von dem emotionalen Chaos. Da sind alle Gefühle da. Sie sind dann vielleicht wütend auf das Leben, auf die Krankheit, Sie sind vielleicht froh, dass Ihre Frau nicht mehr leiden muss, Sie sind vielleicht hoffnungslos und verzweifelt. Da ist ganz viel los und das ist verdammt anstrengend.

- Der Patient nickt mehrmals zustimmend und hört interessiert zu.

Th.: Hier in der dritten Phase, da geht es um Loslassen, um Verabschieden. Sie besuchen Orte, an denen Sie sonst immer zusammen waren und sagen sich ganz bewusst, dass Sie von nun an immer alleine hierher kommen werden, z. B.: im Supermarkt, auf der Bank, auf bestimmten Wanderrouten usw. Und hier in der vierten Phase, da geht es um die Neuorientierung, hier suchen Sie sich z. B. ganz bewusst neue Routen, neue Hobbys, eine neue Wohnungseinrichtung usw. aus.
Pat.: Naja, was bleibt mir anderes übrig. Aber in Phase 4, da bin ich noch nicht. In Phase 3 schon, aber manchmal auch wieder nicht.
Ich erkläre ihm hier nochmal, dass man gleichzeitig mit verschiedenen Themen auf unterschiedlichen Stufen sein kann. So kann er in Bezug auf das Thema „einkaufen" durchaus schon auf Phase 3, in Bezug auf das Thema „kochen" schon auf der Stufe 4 und in Bezug auf „Urlaub" vielleicht erst auf Stufe 2 sein. Während ich das erkläre, laufen wir immer zusammen die jeweiligen Beispiele am dargestellten Trauermodell ab. Wir starten immer am Anfang und ich lasse mir zeigen, wie weit er mit dem jeweiligen Beispiel in der Trauerverarbeitung schon gekommen ist. Für die tägliche Routine ist er oft bis in die Phase 4 gekommen, für selten vorkommende Dinge eher auf Stufe 2 oder 3. Ich führe noch ein Bild ein, um die unterschiedliche Dauer zu erklären.
Th.: Wissen Sie, wenn in einen See mit glatter Oberfläche ein Stein fällt, dann gibt es Wellen. Manchmal fällt ein großer Stein, manchmal ein kleiner Stein hinein. Manchmal fällt ein Stein hinein und es ist dann erstmal Ruhe, manchmal fällt ein Stein hinein und es folgt gleich noch einer und noch einer. Und jedes Mal dauert es seine Zeit, bis die Wasseroberfläche wieder ruhig ist.

- Anhand dieses Bildes kann ich vermitteln, dass Trauer nicht geradlinig verläuft, sondern anstrengenderweise oft auf nicht vorhersehbare Art und mit immer neuen Steinen. Während wir die Stufen immer wieder ablaufen, wird dem Patienten klar, dass er wohl noch einige Steine abbekommen wird. Ihm wird aber auch klar, dass er bereits einige Steine bewältigt und die unruhige Wasseroberfläche geschafft hat.

Th.: Sie haben aktuell von einem Strudel berichtet. Können Sie sagen, welcher Stein da in das Wasser gefallen ist und wieder für Unruhe gesorgt hat?

Pat.: Ich habe letztens beim Aufräumen eine Yoga-CD meiner Frau gefunden. Manchmal haben wir zu Hause zusammen Yoga gemacht und da war wieder dieses Gefühl. Es ist vorbei, es hat keinen Sinn mehr…

- Er ringt um Fassung.

Th.: Eine Yoga-CD war also der Stein. Auf welche Stufe hat Sie dieser Stein denn gebracht?

- Der Patient geht auf Stufe 2. Er kann das nicht genau erklären, er stellt sich aufgrund seines Bauchgefühls auf Stufe 2. Wichtig ist in dem Moment, das Gefühl zu akzeptieren. Wir können nicht alles ergründen und erklären.

Th.: Suchen Sie sich bitte noch etwas für den Strudel aus, den Sie vorhin beschrieben haben.

- Der Patient wählt ein Seil und legt es in Höhe zwischen dritter und vierter Stufe. Warum er das Seil dorthin legt, geschieht auch aus dem Bauch heraus. Wir stellen uns wieder auf die Stufe 2, die er für das Finden der Yoga-CD gewählt hat.

Th.: Wenn Sie jetzt so von hier aus nach vorne schauen, wie geht es Ihnen mit dem Seil vor Ihnen?
Pat.: Nicht gut, am liebsten hätte ich es weit weg.
Th: Dann tun Sie das bitte mal.

- Der Patient wirft das Seil ein ganzes Stück zur Seite. In einem großen Seminarraum geht das. Wenn Ihr Behandlungsraum kleiner sein sollte, fragen sie nach, ob Sie es vielleicht noch abdecken sollen. Er kann das Seil nicht vernichten, nicht auflösen, nur zur Seite räumen. Es geht um Integration unangenehmer Dinge, Gefühle und Gedanken. Sie sind da, doch ich entscheide, wo sie hingehören, wieviel Raum ich ihnen gebe.

Th.: Wie geht es Ihnen jetzt, wenn Sie so nach vorne schauen, ohne das Seil auf Ihrem Weg zu sehen?
Pat.: Viel besser.
Th.: Vielleicht bedeutet dieses Bild, obwohl der See manchmal noch viele Wellen schlägt, ist das Leben schön?
Pat.: Ja, ich habe ja meine Freunde, gehe gerne wandern und ich laufe auch immer noch Marathon.
Th.: Oh, Sie sind richtig aktiv. Suchen Sie sich bitte von den Gegenständen welche für diese schönen Aktivitäten aus.

- Der Patient wählt den roten Igelball für das Marathonlaufen, eine blaue Klammer für Wandern und eine rote Klammer für den Freundeskreis.

Th.: Gut, dann nehmen Sie jetzt alle drei Sachen in die Hand und laufen den Weg und Sie wissen ja, manchmal schmeißt das Leben noch einen Stein in das Wasser, dann müssen Sie wieder von vorne beginnen. Und obwohl dieser Weg schwer ist, haben Sie sich dafür entschieden, ihn immer und immer wieder zu laufen, jedes Mal, wenn ein Stein ins Wasser fällt und Wellen macht.

- Der Patient läuft die Etappen nochmals ab und hält dabei die drei Gegenstände in der Hand fest.

Pat.: Jetzt vergesse ich nicht, warum das Leben trotzdem schön ist.

Unser Seminarzeitwächter meldet das Ende der 20 min. Sie merken, so weit in 20 min zu kommen ist wirklich nur mit einem gespielten Patienten zu schaffen. Der echte Patient hätte wahrscheinlich mehr Fragen zu den Phasen der Trauer gehabt und wäre mehr in seiner Trauer, in seinen Gefühlen verhangen gewesen. Wir beenden an dieser Stelle die Übung und gehen in die Fragerunde, da jeder Seminarteilnehmer mit dem bisher Gesehenen was anfangen kann.

6.2.3 Rückmeldung der Kollegin

Die Kollegin berichtet, dass es ihr sehr geholfen habe, die Phasen der Trauer abzulaufen und mit verschiedenen Beispielen zu verstehen, dass sich die unterschiedlichen, zu bewältigenden Themen in unterschiedlichen Phasen befinden, unterschiedlich schwer zu bewältigen sind und es immer wieder noch Themen geben kann, die mich als Trauernden in die Phase 1 zurückbringen können. Es war auch wichtig, das Seil für den Lebensüberdruss zu legen und dadurch zu spüren, dass es kein schöner Ausblick ist und ich mich dagegen entscheiden kann, indem ich integriere, dass ich den Weg gehe, obwohl er schwer ist.

Von den Beobachtern wurde zurückgemeldet, dass sie sich gewundert haben, dass ich nicht gleich strukturiert und verhaltenstherapeutisch mit z. B. einem Antisuizidvertrag gearbeitet habe. Hier konnte ich zurückmelden, dass ich in der Arbeit mit dem Patienten keine akute Suizidalität gespürt habe, was vom gespielten Patienten in der Rückmelderunde aus der Rolle des Patienten heraus auch bestätigt wurde.

Die Kollegin berichtete mir am Folgeseminartag, dass sie noch am Abend nach der Übung den Igelball und die Klammern in den Händen gespürt habe und das sehr angenehm gewesen sei, die Ressourcen also wirklich haptisch gespürt zu haben.

6.2.4 Fazit

In der Arbeit mit dem gespielten Patienten ist den Seminarteilnehmern deutlich geworden, wie hilfreich es sein kann, sogar die Psychoedukation mit Bewegung und Gegenständen spürbar zu machen. Für mich als „alter Hase" ist das vierstufige

Modell der Trauer so simpel und einfach nachvollziehbar. Für Patienten, die sich in Trauer befinden, rutschen viele „simple" Informationen weg. Sachliche Aussagen werden mit den Gegenständen sichtbar gemacht. Der Patient sieht seine eigenen sachlichen Aussagen, kommt dadurch leichter ins Fühlen, so dass rationales Wissen zu emotionalen Wissen werden kann. „Ich bin wertvoll" ist rationales Wissen. Wenn der Patient sich wertvoll fühlt, ist das rationale Wissen auf der emotionalen Ebene angekommen und kann so, leichter und nachhaltiger im Gehirn abgespeichert werden. Zum Anliegen der Kollegin bezüglich dieses Falls konnte eine gute Lösung gefunden werden.

Sie wundern sich vielleicht, warum Wiederholungen so wohltuend sind. Es ist, als hätten Sie eine knifflige Knobelaufgabe mit den Händen zu lösen. Sie sollen z. B. diese kleine Holzkiste mit dem verdrehten Deckel öffnen oder diese zwei verdrehten Metallhaken auseinanderbekommen. Dann knobeln Sie einige Zeit und wenn Sie die Lösung haben, dann wiederholen die meisten von uns sie gleich nochmal, damit sich diese im Gehirn einbrennen kann und wir sie wirklich begreifen. Das geht den Patienten bei Impact-Techniken auch so. Wenn sie eine Lösung fühlen, dann brauchen sie die Wiederholungen, um diese richtig zu begreifen. In diesem Fallbeispiel ging es um die Integration von Wissen. Und dafür war es wichtig, für verschiedene Beispiele die Trauerphasen jedes Mal neu abzulaufen. Ich weiß theoretisch nicht, was der einzelne Patient braucht. In dieser Übung war es für mich gut spürbar, dass der Patient die Stufen für sich selbst mehrmals ablaufen musste. Immer wenn Patienten so voll bei einer Übung dabei sind, dann geben Sie ihm bitte so viel Zeit, wie er braucht, und so viele Wiederholungen, wie er braucht. Und vielleicht bemerken Sie auch zum wiederholten Mal, dass ich in der Anwendung von Impact-Techniken immer auch meinem Bauchgefühl folge. Wir Menschen sind soziale Wesen, deswegen können wir die Schwingungen unseres Gegenübers ganz gut aufnehmen. Gerade wir Therapeuten. Es ist natürlich hilfreich, wenn wir in Ruhe arbeiten können. Wenn wir in Hektik sind, dann spüren wir die Schwingungen schlechter, obwohl wir die Professionellen sind. Auch wenn wir in den Therapiestunden nebenbei eigene Themen wälzen, weil wir gerade private Probleme haben, spüren wir die Schwingungen schlechter. Wir sind auch nur Menschen und das Leben verschont uns nicht mit Krankheiten, finanziellen Sorgen oder unvorhergesehenen Krisen, nur weil wir Therapeuten sind. Das Arbeiten mit Impact-Techniken hilft mir auf jeden Fall immer, mit weniger Anstrengung konzentriert beim Thema des Patienten zu bleiben, auch wenn ich es just an diesem Tag vielleicht schon zum dritten Mal höre. Auch diese Erleichterung bei der Konzentration bei einem mental anstrengenden Job zähle ich zu den psychohygienisch schönen Nebenwirkungen von Impact-Techniken.

6.2.5 Rückmeldung der Kollegin nach Anwendung im realen Setting

Von der Kollegin bekam ich nach einiger Zeit die Rückmeldung, dass Sie die Impact-Übung mit dem Patienten durchgeführt habe. Sie hat mir ein Bild von der Aufstellung geschickt, auf dem die vier Phasen der Trauer zu sehen waren.

Sie hat natürlich ganz andere Gegenstände als ich verwandt, was ein weiteres
gutes Beispiel dafür ist, dass es wirklich nicht auf die Gegenstände ankommt.
Die Ressourcen waren vielfältig und bunt. Diese in der Hand wirklich halten und
spüren zu können, sei „die Lösung" für den Patienten gewesen. Er sei überrascht
gewesen, wie viele Ressourcen er habe und sei damit glücklicher und zufriedener
gewesen, als es in der Seminarübung deutlich wurde.

Zwischen dem Seminar und der Durchführung mit dem realen Patienten
sind reichlich drei Monate vergangen. Eine Erkrankung des Patienten hatte zu
einer längeren Therapiepause geführt. Es hat mich an dieser Stelle umso mehr
gefreut, dass die Kollegin nach all der Zeit durch das selber Fühlen in der Rolle
des Patienten noch so beeindruckt war, dass sie die Impact-Technik ausprobiert
hat. Und gerade bei dem Ergebnis der realen Durchführung ist wieder ersichtlich, wie nah wir in den Impact-Seminaren mit diesen einfachen Übungen den
Gefühlswelten der Patienten kommen. Wir Therapeuten nehmen als soziale
Wesen sehr gut in uns auf, was im Patienten los ist. Umso wichtiger ist es, dass
wir Therapeuten gut für uns sorgen, die ganzen gefühlten Belastungen unserer
Patienten auch wieder loslassen zu können. In meinen Seminaren nutze ich
dafür nach Fallbeispielen öfter Auflockerungsrunden, in denen wir in Bewegung
kommen und viel lachen können. In meinem therapeutischen Alltag nutze ich das
Entrollen, das Abklopfen, ausschütteln und ich achte auf ein befriedigendes Privat-
leben.

6.3   Arbeit mit einem straffälligen, intelligenzgeminderten Patienten im geschlossenen Setting

Der Kollege arbeitet im Strafvollzug und möchte wissen, ob Impact-Techniken
auch bei intelligenzgeminderten Patienten funktionieren.

6.3.1   Patientenvorstellung

Der Patient ist ein junger Mann, der sich im geschlossenen stationären Setting
befindet. Er ist wegen körperlicher Übergriffe straffällig geworden. Auch im
stationären Setting kommt es zu körperlichen Auseinandersetzungen. Er ist
Analphabet und ist deswegen in seinem Leben des Öfteren über den Tisch
gezogen worden. Bei Auseinandersetzungen oder verbalen Angriffen reagiert er
emotional stark bis hin zu körperlichen Übergriffen.

6.3.2   Stundenverlauf

Einstieg in die Übung: Ich lasse mir vom Patienten erzählen, um was wir uns in
dieser Stunde kümmern wollen. Vom Patienten kommen Aussagen wie: „Das weiß
ich doch nicht", „Keine Ahnung".

Th.: Was gab es denn für Vorfälle in der letzten Zeit?
Pat.: Ich musste wieder in den Isolierraum, das war Scheiße. Da will ich nicht wieder hin.

• Ich bitte ihn, den Vorfall genauer zu schildern.

Pat.: Na, ich hab den geschubst.

• Ich bitte ihn nochmal, den Vorfall genauer zu schildern.

Pat.: Na, die Hohlbirne macht mich immer blöd an.

• Ich muss noch mehrmals nachfragen und mir den kompletten Vorgang müh-
  samer als bei meinen gewohnten Praxispatienten erfragen. Der Patient wurde
  von einem Mitpatienten mit Aussagen beleidigt wie „Du bist doch dumm", „Du
  bist doof". Der Patient versuchte, dem Mitpatienten aus dem Weg zu gehen,
  dieser verfolgte ihn und wertete ihn weiter ab. Irgendwann hielt der Patient das
  nicht mehr aus, wurde körperlich übergriffig und daraufhin in das Isolierzimmer
  gebracht. Da der Patient sehr genau sagen kann, dass er nicht wieder in das
  Isolierzimmer möchte, nehme ich dies als Vermeidungsziel.

*Th.: Ich lege Ihnen hier mal das Seil in V-Form auf dem Boden. Wählen Sie bitte
von den Gegenständen etwas aus, was für Sie selbst und was für das Isolierzimmer
steht.*
*Pat.: Na, das Isolierzimmer ist der Scheißhaufen hier. Und für mich nehme ich
die Minionfigur mit der Keule, ich haue ja immer drauf.*

• Ich erkläre ihm, dass er bestimmte Dinge tut, um in das Isolierzimmer gebracht
  zu werden.

Pat.: Draufhauen.

• Dafür legen wir eine Klammer an das Seil. In Abb. 6.4 können Sie das bisher
  Erarbeitete sehen.

• Nun erarbeite ich mit ihm das erstrebenswerte Annäherungsziel und wir
  nehmen nach einigem Hin und Her sein eigenes Zimmer dafür. Dieses Hin und
  Her zeigt, dass er keine hochattraktive Alternative zum Isolierzimmer hat, für
  welche er sich anders verhalten sollte als draufzuhauen. Letztendlich wählt er
  für das eigene Zimmer den Ritter. Ich erkläre ihm, dass auf diese Seilstrecke
  die Dinge gehören, die ihm helfen, nicht in das Isolierzimmer, sondern in das
  eigene Zimmer zu kommen.

Pat.: Na, abhauen.

Abb. 6.4 Darstellung der
Anteile, die dem Patienten
bekannt und zugänglich sind

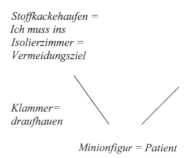

Stoffkackehaufen =
Ich muss ins
Isolierzimmer =
Vermeidungsziel

Klammer=
draufhauen

Minionfigur = Patient

- Hier fällt es ihm sichtlich schwer, einen Gegenstand dafür auszuwählen, sodass ich ihm letztendlich den kleinen Fuchs anbiete, im Sinne von „kluger Fuchs". Wenn er nicht ins Isolierzimmer, sondern auf das eigene Zimmer will und ihm nichts anderes einfällt, ist „abzuhauen" ja klug. Das erleichtert ihn sichtlich und macht ihn stolz, dass er da schon was richtig macht.

Th.: Was könnte noch helfen?
Pat.: Na, was soll denn da noch helfen? Wenn die Hohlbirne immer weiter macht, dann muss ich irgendwann draufhauen. Medikamente noch.

- Nachdem er mir erklärt hat, dass er manchmal auch zum Pfleger geht und sich Beruhigungsmedikamente holt, wenn er zu aufgeregt ist bei solchen Angriffen, verstärke ich auch dies als richtiges Verhalten, um ins eigene Zimmer zu kommen. Für die Medikamente lege ich für ihn eine Schachtel an das Seil.

Th.: Gibt es noch etwas, das Sie tun können, um sich zu wehren?

- Im Verlaufe des Gesprächs wird deutlich, dass der Patient zum Konzept „sich wehren" nur die Variante „draufhauen" hat. Ich habe das Gefühl, das von seiner Seite aus keine weiteren Möglichkeiten kommen, wie er sich noch wehren könnte. Mit meinem Vorschlag, sich verbal zu wehren, kann er nichts anfangen. Ich komme mit Metaphern und Gleichnissen nicht an ihn heran. Da scheint die Intelligenzminderung deutliche Grenzen zu setzen. Um das Konzept von „sich verbal zu wehren" zu erarbeiten schlage ich ihm eine Übung vor. Ich nehme zwei Igelbälle, die symbolisch für abwertende Sätze stehen sollen. Dann bitte ich ihn, so zu tun, als sei er der Mitpatient und ich der Patient. Er soll mir die abwertenden Sätze sagen und dabei die Bälle sanft zuwerfen. Meine Idee war, die Bälle nicht zu fangen und ihm dadurch zu zeigen, dass es die Möglichkeit gibt, dadurch die Beleidigungen abgleiten zu lassen, also eine konfliktbehaftete Kommunikation zu vermeiden. Im nächsten Schritt wollte ich dann konkrete Sätze mit dem Patienten erarbeiten, die er sagen könnte, um den anderen abblitzen zu lassen. Der Patient weigerte sich, die Bälle zu werfen, da er Sorge hatte, dass er dann in den Isolierraum müsse, wenn er auf den Therapeuten mit

Bällen werfen würde. An dieser Stelle ist mir leider nicht eingefallen, ihn dafür zu loben und „eigene Entscheidung über mein Tun" als etwas Gegenständliches auf dem Boden zu verankern. Mir ist in dieser Situation auch nicht eingefallen, dass ich statt der Bälle zerknüllte Zettel zum Werfen hätte anbieten können. Stattdessen änderte ich den Plan. Dem Patienten erklärte ich, dass wir jetzt ein Rollenspiel machen, er solle mir zeigen, wie sein Mitpatient ihm die Sätze sagt. 1. Variante: Er sagte dann die abwertenden Sätze. Ich reagierte beleidigt und schimpfte zurück und befragte den Patienten, wie er das als der gespielte angreifende Mitpatient finde. Er stellte fest, dass er so weiter „dumm anmachen" würde.
2. Variante: Ich ließ ihn dann nochmals die abwertenden Sätze sagen und antwortete: „Das kannst du denken, ich weiß, dass es anders ist." Hier spürte der Patient in der Rolle des Mitpatienten, dass er keine Lust hatte, weiter „dumm anzumachen". In der Folge tauschen wir die Rollen, der Patient wehrt sich mit den gehörten Sätzen, weicht wenig davon ab. Trotzdem kann er fühlen, wie gut es sich anfühlt, sich verbal wehren zu können.

- Nach diesen kleinen Rollenspielen erkläre ich ihm, dass es hilfreich ist, wenn er sich verbal mit solchen Sätzen wehrt, um in seinem Zimmer bleiben zu können. Dies kann er für sich annehmen. Für das „verbale Abwehren" von abwertenden Sprüchen, stelle ich ihm den Ritter mit dem Schild (Schutzschild vor dummen Sprüchen) an das Seil.
- Im Verlauf der Übung wurde die Darstellung erarbeitet, die Sie in Abb. 6.5 sehen können.

An dieser Stelle ist unsere Zeit um.

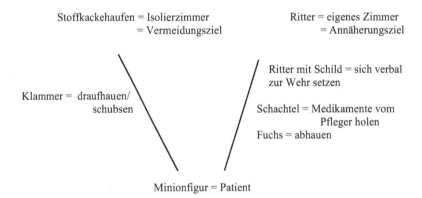

Abb. 6.5 Komplette Darstellung der dem Patienten bisher bekannten/zugänglichen Anteile und der für ihn neuen Anteile

6.3.3   Rückmeldung des Kollegen

Mit den Gleichnissen, Metaphern oder Geschichten von meiner Seite aus konnte der gespielte Patient nichts anfangen. Hilfreich waren die konkreten Gegenstände und dass ich ihn bei der Auswahl dieser mehr unterstützt habe, also mehr Vorschläge machte und einfache Erklärungen gegeben habe. Wir haben in der Seminargruppe noch Vorschläge zur Verankerung besprochen, z. B. ein Bild von einem Ritter auszudrucken und im Zimmer des Patienten aufzuhängen. Der Kollege kennt sich mit dieser Klientel viel besser aus als ich und hatte Ideen, wie er es mit seinen Patienten auf einem einfacheren Niveau ausprobieren möchte.

6.3.4   Fazit

Für mich war die Arbeit mit einem deutlich intelligenzgeminderten Patienten ungewohnt. Es war wichtig und hilfreich für mich, durch die Gegenstände die vereinfachten Konzepte des Patienten zu verstehen und nachfühlen zu können, dass er außer „draufhauen" wirklich nichts zum „sich wehren" hatte. Letztendlich bleibt, dass Arbeiten mit Gegenständen und Bewegung auch bei deutlich intelligenzgeminderten Menschen hilfreich ist.

Bei jeder Übung gehen mir im Nachhinein noch etliche Varianten durch den Kopf, wie ich was hätte darstellen können. Bei dem Patienten sind mir auch positive Verstärkungen untergegangen, die ich im Fallbericht selbst schon angemerkt habe.

An dieser Stelle sei gesagt, es ist nie zu spät, dies in einer Folgesitzung nochmal einfließen zu lassen. Seien Sie wohlwollend mit sich. Hier an dem Beispiel zeigt sich deutlich, dass auch mir als erfahrenem Impact-Anwender im Umgang mit ganz ungewohnten Patienten viele Dinge untergehen. Wie schon mehrmals erwähnt, kann ich mit genau dieser Darstellungsform in der nächsten Stunde schneller wieder ins Thema einsteigen und dann nacharbeiten. Einfach das Seil als V wieder legen, ein paar Gegenstände dranstellen und schon ist man wieder beim Thema. Ich selbst fotografiere mir oft für die Akten die erarbeiteten Darstellungen, obwohl es relativ egal ist, dass exakt dieselben Gegenstände genommen werden. Bei mir ist es des Öfteren so, dass ein Tag vor einem Seminar ein Großteil meiner Gegenstände eingepackt ist. Dann müssen die Patienten notgedrungen etwas anderes aus dem Praxisraum auswählen. Es besteht ja auch die Möglichkeit, die Patienten aufbauen zu lassen, um sich eventuelle Veränderungen aufzeigen zu lassen. Dann wählen sie häufiger schon andere Gegenstände.

Ich denke, dass gerade für intelligenzgeminderte Patienten das Arbeiten mit Gegenständen sehr hilfreich sein könnte. Sie speichern sich dann die Bilder ab. „Klug wie ein Fuchs sein" lässt sich einfach besser merken als „sich verbal zur Wehr setzten".

6.4   Arbeit mit der Angehörigen einer vermissten Person

Es kommt in Deutschland nicht so häufig wie in anderen Ländern vor und doch werden auch wir Therapeuten hin und wieder mit dem Thema konfrontiert. Ich selbst hatte in meiner 25-jährigen Praxiszeit „nur" zweimal mit Patienten zu tun, die eine vermisste Person zu beklagen hatten. Sie leiden darunter, keinen Abschluss mit dem Thema finden zu können. Oftmals stagnieren sie in ihrem Leben, trauen sich nicht, das Leben weiter zu führen, trauen sich nicht, wieder glücklich sein zu können. Das Leben wird dann wie eingefroren beschrieben und furchtbare Fantasien quälen diese Menschen. Der Trauerprozess kann nicht beginnen. Wenn ein geliebter Mensch vermisst wird, dann kann sich dieses Trauma über Generationen hinweg in Familien belastend bemerkbar machen. In den Selbsterfahrungskursen arbeite ich oft mit Familienaufstellungen. Wenn im Genogramm (McGoldrick, 2013) auf der Großelternebene ein im Krieg vermisster Verwandter eingetragen ist, den die Kollegen selbst gar nicht kennen, so zieht sich dieses familiäre Trauma oft durch die Familiengeschichte (Bode, 2009, 2011a, b), wie die Erbse durch elf Matratzen in dem Märchen „Prinzessin auf der Erbse" drückt. Die Schmerzen, welche die Prinzessin spürte, sind dann im realen Leben oftmals „fehlendes Vertrauen in das Leben" oder „in einer undefinierbaren Schwere" in diesen Familien zu finden. Es kann auch etwas ganz anderes sein. Wichtig ist, dass ein eventuell verhinderter Trauerprozess (Kast, 2008) angestoßen oder das Trauma der „Ungewissheit" aufgearbeitet werden kann (Schneider, 2021).

6.4.1   Patientenvorstellung

Eine junge **Patientin**, deren psychisch kranke Mutter aus ihrer Unterbringung weggelaufen ist und inzwischen seit mehreren Wochen vermisst wird, beklagt massives Gedankenkreisen. Ihr kämen immer wieder die verschiedensten Szenarien in den Kopf, sodass sie nicht mehr abschalten und zur Ruhe kommen könne. Da sie selbst in der Vergangenheit depressive Phasen durchlaufen habe, befürchte sie nun, wieder in eine erneute depressive Phase zu rutschen. Die polizeiliche Suchaktion ist inzwischen eingestellt worden.

6.4.2   Anliegen der Kollegin

Die Kollegin arbeitet in eigener Niederlassung und möchte eine Idee haben, wie sie mit dem massiven Gedankenkreisen der Patientin in diesem besonderen Fall mit Impact-Techniken arbeiten könnte.

6.4.3   Stundenverlauf

Pat.: Ich denke ständig über meine Mutter nach. Manchmal denke ich, sie hat sich abgesetzt und lässt es sich irgendwo gut gehen. Dann wieder denke ich, dass sie entführt wurde, irgendwo leidet, festgehalten wird und Hilfe braucht. Dann wieder denke ich, dass sie tot ist. Die Polizei sucht nicht mehr. Die haben mir gesagt, dass sie nichts weiter tun können und ich soll abwarten, bis meine Mutter gefunden wird. Diese Bilder kreisen mir ständig durch den Kopf. Ich finde kein Ende, keine Ruhe.

Th.: Das verstehe ich. Lassen Sie uns etwas ausprobieren, in der Hoffnung, dass wir eine Erleichterung für Sie erreichen können. Suchen Sie sich bitte hier von den Sachen einen Gegenstand für sich selbst aus und platzieren Sie diesen auf dem Fußboden.

- Die Patientin wählt einen Weihnachtsmann für sich aus und stellt ihn auf dem Boden ab.

Th.: Ok. Wenn ich es richtig verstanden habe, dann quälen Sie drei verschiedene Bilder? Also ihre Mutter ist entführt worden und braucht Hilfe oder Ihre Mutter lebt irgendwo und lässt es sich gut gehen. Und die dritte Variante ist, Ihre Mutter ist bereits tot.

- Die Patientin nickt.

Th.: Wählen Sie bitte für jede dieser Varianten einen Gegenstand aus und positionieren Sie ihn so, dass ich an dem Abstand sehen kann, wie wahrscheinlich Sie die Variante finden. Also was weit weg liegt, ist eher unwahrscheinlich, was Sie für wahrscheinlich halten, das liegt näher bei Ihnen.

- Die Patientin wählt eine Matroschka, eine Rolle Klebeband und einen Hasen.

In Abb. 6.6 ist zu sehen, wofür die Gegenstände stehen und die dazugehörigen Wahrscheinlichkeiten.

In diesem Fall sehe ich keine Notwendigkeit, dass die Patientin oder ich oder wir beide an Stelle eines Gegenstandes treten, um ins Fühlen zu kommen. Wir unterhalten uns über die Szenarien und durch die Formulierungen der Patientin "Naja, das ist eher unwahrscheinlich, dass sie es sich irgendwo gutgehen lässt oder entführt wurde" komme ich auf die Idee, die Wahrscheinlichkeit für die jeweilige Variante noch als Zahlen einzufügen. Diese ist in der Darstellungsskizze hinter dem Gegenstand vermerkt. Für die Patientin ist es eindrücklich, zu sehen, wie dicht der Hase bei ihr liegt und sie im Grunde ihres Herzens überzeugt ist, dass die Mutter tot ist. Wir können besprechen, dass sie die beiden anderen Szenarien brauchte, um sich von der Überzeugung abzulenken, dass die Mutter hochwahrscheinlich tot ist.

Weihnachtsmann = Patientin
Hase (80%)
= meine Mutter ist bereits tot

Matroschka (10%)
= meine Mutter ist weggelaufen
und lässt es sich irgendwo
gut gehen

Klebeband (10%)
= meine Mutter wurde entführt,
leidet und braucht Hilfe

Abb. 6.6 Darstellung der belastenden Szenarien im Kopf der Patientin mit der dazugehörigen Wahrscheinlichkeit (in %) aus Sicht der Patientin. Ebenfalls zu sehen ist die Bedeutung der einzelnen Gegenstände

- Meine Idee ist, dass die Patientin hier in der Therapie einen Raum braucht, in dem sie das Ungeheuerliche laut aussprechen kann und darf, dass sie glaubt, dass ihre Mutter tot ist. Meine Erfahrung mit anderen Themen (z. B. hoffen, dass die schwerkranke Mutter sterben darf oder die zweijährige schwerstbehinderte verstorbene Tochter nach 13 Operationen jetzt Ruhe hat, usw. usf.) ist, dass Patienten in der alltäglichen Umgebung oft auf Reaktionen stoßen wie: „Das darfst du nicht denken", „Sowas darfst du gar nicht erst sagen" usw., wenn sie sich mit ihren Gedanken Verwandten oder Freunden anvertrauen.

Ich erkläre, dass das gesprochene Wort wahr wird. Damit ist nicht gemeint, dass die Mutter stirbt, nur weil die Patientin ihre Überzeugung ausspricht, sondern dass sie sich selbst zu einem Standpunkt bekennt, den sie sich bisher noch nicht eingestehen konnte und dementsprechend durch Gedankenkreisen über die verschiedenen Szenarien nicht zur Ruhe kommt. Ich bitte sie also, dass sie sich mir gegenüber hinstellt und mir diese Überzeugung laut sagt. Die Patientin tut dies mit den Worten: „Meine Mutter ist höchstwahrscheinlich tot." Dies laut auszusprechen hat eine deutliche Wirkung, die Patientin ist emotional sehr berührt. Sich selbst das zu jemandem sagen zu hören, hatte sie sich bis jetzt nicht erlaubt. Die Patientin kann nun ihren verbalen Standpunkt mit der emotionalen/intuitiven Überzeugung, dass die Mutter tot ist, in Übereinstimmung bringen. Die Seminarteilnehmer sind wie gebannt bei der Impact-Übung dabei, teilweise fließen Tränen.

6.4.4 Rückmeldung der Kollegin

Die Kollegin ist in der Rolle der Patientin deutlich erleichtert, da sie sich nun getraut hat, ihre innere gefühlte Überzeugung laut auszusprechen. Sie beschreibt, dass sie dabei ihre große Angst überwinden musste, wenn sie es laut aussprechen würde, dass es dann auch eintreten würde. Dann gäbe es kein Ausweichen vor der Wahrheit mehr.

Weiterhin beschrieb die Kollegin aus der Rolle der Patientin heraus, dass sie das Aufsteigen einer unglaublichen Trauer gespürt hat und sie sich so gut vorstellen könne, dass durch diese Übung, die eine schmerzliche „Gewissheit" gebracht hat, der Trauerprozess (Kast, 2008) angestoßen werden könne. Sie selbst, also die Kollegin, habe einen Kloß im Hals bekommen und Tränen hätten sich ihren Weg gebahnt. Ein Schritt hin zum Abschiednehmen und zur Integration des Ungeheuerlichen ist durch diese Übung gebahnt worden.

Die Kollegin meinte nach der Übung, dass sie sich gut vorstellen könne, dass die Patientin bei fortbestehender emotionaler Stagnation und dem dadurch fehlenden Trauerprozess hochwahrscheinlich in eine weitere depressive Episode rutschen könnte. Wenn der Trauerprozess durch diese Übung angestoßen werden könnte, dann würde dies wahrscheinlich verhindert werden können.

6.4.5   Fazit

Etwas laut auszusprechen ist in meiner Arbeit eine häufige Übung und zeigt immer wieder einen großen Effekt. Ob in der Patientenarbeit, in Supervisionen oder in der Selbsterfahrung, es ist eine sehr intensive Übung.

Dabei können die verschiedensten Themen bearbeitet werden, z. B.: „Obwohl ich durch die Multiple Sklerose nicht mehr so viel leisten kann wie früher, bin ich wertvoll" (Krankheitsakzeptanz), „Ich bin wertvoll, einfach weil ich da bin" (Selbstwert), „Ich bin erwachsen, ich darf mich abgrenzen" (Abgrenzung) usw. usf. Dabei achte ich darauf, dass die Patienten oder Kollegen überzeugt von dem klingen, was sie da aussprechen. Unser Unbewusstes hört immer mit.

Wenn wir nur still vor uns hinmurmeln: „Ich bin vollkommen in Ordnung, auch wenn ich das eben nicht gut hinbekommen habe", dann glauben wir uns das oft selbst nicht. Nachdem diese Botschaft mal laut und überzeugend ausgesprochen wurde, dann kann dieselbe Botschaft auch gerne als inneres Mantra leise vor sich hin gemurmelt werden. Das hilft auf jeden Fall. Und wenn wir es schaffen, dann noch auf die Formulierung zu achten, gelingt es hochwahrscheinlich ganz gut. Die Formulierungen „obwohl" oder „und trotzdem" helfen bei der Integration von augenscheinlich Widersprüchlichem, so wie in den oben erwähnten Beispielen.

In dem Fallbeispiel ging es mir darum, die Vermutung, dass die Mutter tot ist, durch das Aussprechen fühlbar zu machen. Eine Vermutung zur Gewissheit werden zu lassen, das geht ja nur, wenn es einen Beweis für die Vermutung gibt. Solange die vermisste Person nicht gefunden wird, kann die Vermutung der Patienten, die am wahrscheinlichsten ist, durch solche Übungen gestärkt werden. Und sicherlich können Personen, die sehr lange schon jemanden vermissen, sich bewusst entscheiden, an eine Vermutung zu glauben. Mit dieser Entscheidung ist es möglich, die Grübelschleifen etwas abzuflachen..

Und wie Sie an dieser Impact-Technik sehen konnten, braucht es nicht immer viel Bewegung oder viele Gegenstände oder Rollentausch. Die drei quälenden Szenarien hier auf dem Boden in Bezug zu sich selbst zu sehen, hat viel Klarheit geschaffen.

6.4.6　Rückmeldung der Kollegin nach Anwendung im realen Setting

Einige Zeit nach dem Seminar erhielt ich von der Kollegin die traurige Mitteilung, dass die Mutter der Patientin nun wirklich tot aufgefunden worden sei. Sie habe mit der Patientin vorher nicht mehr daran arbeiten können, um eine Entlastung zu erreichen. So bleiben unsere Vermutungen, was diese Übung in der Realität gebracht hätte, reine Spekulation.

Angeregt durch die Übungen aus dem Seminar habe sie aber viele Dinge im Praxisalltag ausprobiert und so manche Therapiestunde sei humorvoller und leichter gewesen.

6.5　Arbeit mit einer Borderlinerin an ihren Panikattacken

Die Borderline-Störung bringt meistens recht vielfältige Problembereiche in kürzester Zeit in einer Person mit sich. Gerade bei der Arbeit mit eher strukturschwachen und emotional äußerst abwechslungsreichen Patienten bietet die Arbeit mit Impact-Techniken eine Möglichkeit zur Schaffung einer Übersicht und Struktur für das therapeutische Arbeiten.

6.5.1　Patientenvorstellung

Die Patientin wuchs in einem desaströsen familiären Umfeld auf. Die Mutter verließ früh die Familie, der Vater verstarb wenige Jahre danach an seiner Alkoholerkrankung. Danach wuchs das Mädchen bei ihr unbekannten und massiv narzisstischen Verwandten auf. Sie erlitt minderjährig eine Fehlgeburt und hatte beziehungsmäßig wiederholt ältere Männer als Partner. Trotz aller Widrigkeiten hatte sie es geschafft, eine Ausbildung abzuschließen und arbeitete auch in ihrem Beruf. Als die Kollegin die Patientin im Seminar vorstellte, verließ förmlich die gute Stimmung unseren Raum, einfach weil die Patientin unglaublich viel durchgemacht hatte und passend dazu auch aktuell an allen Ecken und Kanten ihres Lebens Probleme beschrieb.

Die Kollegin beschrieb das Arbeitsverhältnis zur Patientin in dem typischen Nähe-Distanz-Wechsel, welches viele von uns in der Arbeit mit Patienten mit einer borderline Störung kennen. Die häufigen und schnellen Abfolgen von Nähe und Distanz führten in den alltäglichen Beziehungen der Patientin außerhalb des Therapiesettings zu ständigen Konflikten und Gefühlsschwankungen. Die Kollegin wollte eine Idee haben, wie sie mit dieser Patientin an diesem Nähe-Distanz-Thema arbeiten könnte.

6.5.2   Stundenverlauf

Th.: Hallo, haben Sie für heute ein bestimmtes Thema?
Pat.: Ich habe ständig Panikattacken in der Nacht, bin fix und fertig und komme nicht zur Ruhe.
Th.: Können Sie mir eine typische Situation schildern?
Pat.: Nachts grübele ich ständig. Ich frage mich, ob ich das alles schaffe, ob ich alles richtig gemacht habe und dann kommen nachts diese Panikattacken.
Th.: Über was grübeln Sie denn konkret?
Pat.: Ich denke, dass mir meine Kollegen und meine Tante nichts zutrauen, dass sie gegen mich sind und nur darauf warten, dass etwas schief geht.
Th.: Ich möchte Ihnen gerne mal etwas zeigen, in der Hoffnung, dass wir beide zusammen etwas Hilfreiches entwickeln können, wie Sie mit den ständigen Gedanken umgehen können.

- Ich zeichne ihr ein Koordinatensystem (siehe Abb. 6.7) an das Flipchart und erkläre ihr einiges zu den daraus resultierenden Quadranten. Das Koordinatensystem habe ich aus einem Buch über strategisch behaviorale Therapie (Hauke & Lohr, 2017). Es gibt einen Quadranten, der sich aus der Kombination positives Weltbild und negatives Selbstbild ergibt und zu einem ambivalent-verstrickten Bindungsstil führt. Ein weiterer Quadrant entsteht aus der Kombination eines negativen Selbstbildes und eines negativen Weltbildes und führt zu einem ängstlich vermeidenden Bindungsstil. Eine dritte Kombination ergibt den Quadranten, der zu einem distanziert-vermeidenden Bindungsstil führt und aus einem gelernten positiven Selbstbild und einem negativen Weltbild unterstützt wird. Und zu guter Letzt gibt es da noch den erstrebenswerten Quadranten, welcher zu einem sicheren Bindungsstil führt. Hier sind

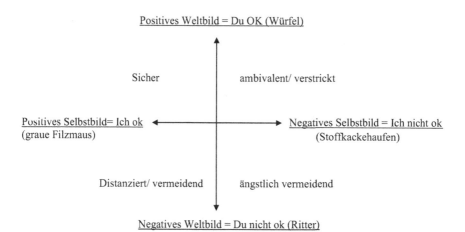

Abb. 6.7 Das Koordinationssystem aus der strategisch behavioralen Therapie mit den gewählten Gegenständen der Patientin für die Pole

ein positives Selbstbild und ein positives Weltbild miteinander kombiniert. Mit diesem Koordinatensystem arbeite ich ziemlich oft. Ich wandle es in der Arbeit mit Patienten ein bisschen ab, indem ich noch die Zuschreibungen „ICH OK", „DU OK", „ICH NICHT OK" und „DU NICHT OK" hinzugefügt habe. Und ich benutze es einfach auch, um in verschiedenen Situationen die Verhaltensweisen gemeinsam mit dem Patienten zu analysieren und einordnen zu können. Bei diesen Situationsanalysen geht es mir um die Verhaltensweisen, die sich mit „sicher", „ambivalent verstrickt", „ängstlich vermeidend" und „distanziert vermeidend" ganz gut beschreiben lassen, ohne dabei auf die Bindungsstile einzugehen.

- Für die entsprechenden Pole soll sich die Patientin Gegenstände aussuchen, während ich mit Seilen ein Kreuz auf den Boden lege. Sie wählt einen Würfel, eine graue kleine Filzmaus, den Stoffkackehaufen und einen Ritter aus. In Abb. 6.7 können Sie das beschriebene Koordinatensystem mit meinen Ergänzungen und den zugeordneten Gegenständen sehen.

Nachdem sie die Gegenstände an die Seilenden gelegt hat, legen wir zur Sicherheit noch Zettel mit den Bezeichnungen der Quadranten in das Koordinatensystem; also „sicher", „ ambivalent verstrickt", „distanziert vermeidend" und „ängstlich vermeidend". Dies tue ich, damit wir beide uns nicht zu viel merken müssen. Es kann im Eifer des Gefechts sehr verwirrend sein, wenn nur noch Seile und Gegenstände auf dem Boden liegen. Erleichtern Sie sich Ihre Arbeit so gut wie möglich und so viel wie nötig. Wir besprechen, dass der Quadrant „sicher" ein gutes Ziel ist.

Th.: Gut, nun zeigen Sie mir bitte, in welchem Quadranten oder in welchen Quadranten Sie sich befinden, wenn Sie nachts nicht in den Schlaf kommen, weil Sie darüber grübeln, wer Ihnen was nicht zutraut oder auf ein Missgeschick von Ihnen wartet.

- Die Patientin bewegt sich spontan zwischen den Quadranten „ambivalent verstrickt" und „ängstlich vermeidend" hin und her.

Th.: Was denken Sie, wenn Sie sich vorstellen, was die anderen von Ihnen oder über Sie denken? Und zeigen Sie bitte auch, in welche Quadranten Sie die Gedanken bringen.
Pat.: Ich schaffe das alles nicht, ich werde Fehler machen und die werden mich fertig machen.

- Dafür steht sie im Quadranten „ängstlich vermeidend".

Pat.: Dann muss ich auf jeden Fall immer Schichten tauschen, wenn ich gefragt werde, oder länger bleiben, damit sie mich mögen.

- Für diese Gedanken wechselt sie zum Quadranten „ambivalent verstrickt". Wir erarbeiten dazu den positiven Gedanken „Ich schaff das schon." Dann lasse ich mir noch zwei weitere Beispiele aus dem Alltag schildern, lasse mir jedes Mal zeigen, in welche Quadranten sie diese Situationen und die dazu gedachten Gedanken bringen. Wir erarbeiten für die unterschiedlichen Beispiel-situationen zwei weitere positive Sätze: „Ich achte darauf, zu wem ich wie oft und wie lange Kontakt habe" und „Ich akzeptiere die Regeln". Bis wir diesen letzten Satz hatten, gab es schon einen regen Austausch über die „Sinnhaftig-keit von Regeln einhalten". Für mich ist es an der Stelle immer wieder hilfreich, auf den sicheren Quadranten zu zeigen und fragen zu können: „Bringt Sie dieser Gedanke hierhin?" Diese drei positiven Sätze schreibe ich auf einen Zettel, gebe ihn der Patientin in die Hand und bitte sie, diese Sätze immer wieder zu lesen und zu zeigen, wohin im Koordinatensystem sie die Sätze bringt. Für jeden dieser drei positiven Sätze lasse ich sie einen Gegenstand auswählen, den sie an den Platz stellt, wohin dieser sie gefühlsmäßig bringt. Es geht in die Richtung des sicheren Quadranten ☺.

Dann ist unsere Zeit um. In Wirklichkeit haben wir wieder viel mehr geredet, als hier niedergeschrieben ist, es geht ja aber darum, Ihnen zu zeigen, wie ich eine Idee aus dem Kopf ins Fühlen bringen kann. Nicht um die zitierten Worte eines Rollenspiels.

6.5.3 Rückmeldung der Kollegin

Die Kollegin war beeindruckt, wie hilfreich so eine klare Struktur sein kann. Sie sei ins „sortierte" Fühlen gekommen, sei sehr stark in der Prozessarbeit und dabei sehr konkret geblieben. Immer wieder sich zu positionieren, wenig in Dis-kussionen gehen, immer wieder den „sicheren Quadranten" als Ziel vor Augen zu haben, habe ihr Halt im Gespräch, sozusagen Struktur gegeben. Als Patientin habe es ihr geholfen, die positiven Sätze sprichwörtlich in den Händen zu halten und überprüfen zu können, in welchen Quadranten sie diese Sätze bringen. Das Koordinatensystem habe dabei immer als ganz konkrete Orientierung gedient. Sie (die Kollegin) habe die Patientin in ihrem ständigen gedanklichen Chaos besser verstehen können. Sie könne sich gut vorstellen, dass es ihr als Therapeutin in den Therapiestunden hilft, sich mehr davon abgrenzen zu können.

An dieser Stelle wird wieder deutlich, dass die Kollegen aus dem Seminar, welche die Patienten spielen, ihre therapeutische Professionalität nie verlassen. Im Kopf sind sie immer schon dabei, wie sie das Gefühlte in ihrer Arbeit umsetzen und nutzen können. Sie wolle diese Idee auf jeden Fall mal ausprobieren. Zu ihrer ursprünglichen Frage bzgl. der häufig wechselnden Nähe und Distanz in der therapeutischen Beziehung seien ihr durch die Arbeit mit dem Koordinatensystem auch einige Erkenntnisse gekommen. Das ständige Chaos im Kopf der Patientin führe immer wieder zur Nähe und zur Distanz. Die Kollegin konnte durch das Koordinatensystem sehen, wie schnell verschiedene Gedanken die Patientin von Quadranten zu Quadranten jagen.

Aus der Seminargruppe kam von den Beobachtern die Rückmeldung, dass sie sehr erstaunt waren, wie schnell diese Darstellung auf dem Boden und das

Arbeiten damit Ordnung und Struktur geschaffen haben. Sie haben die Patientin aus dem chaotischen Schildern ihrer Probleme zu Beginn der Übung im Verlauf deutlich ruhiger werden sehen. Viele hatten die Erfahrung gemacht, dass sie sich in den vielfältigen Problemsituationen und den oftmals verwirrenden Schilderungen dieser als Therapeut selbst verfranzen. Das Arbeiten mit Gegenständen am Boden wollten einige Kollegen für ihre Borderliner ausprobieren.

6.5.4 Fazit

In meinem Praxisalltag arbeite ich oft mit diesem Koordinatensystem von Haucke & Lohr, um mit den Patienten immer wieder zu wiederholen, zu festigen oder neu zu entwickeln, wie sie in den sicheren Bindungsquadranten kommen können. Ich nutze diese Abbildung für die Arbeit zum Selbstwert und zur Veranschaulichung der Selbstwirksamkeit (Hanning & Chmielewski, 2019). Das Koordinatensystem so auf dem Boden zu nutzen, habe ich schon einige Male im Praxisalltag genutzt, im Einzel- als auch im Gruppensetting. Bisher habe ich damit ausschließlich gute Erfahrungen gemacht. Im Einzel- wie auch im Gruppensetting komme ich damit gut ins Gespräch, welcher Quadrant biografisch gesehen am stärksten geprägt wurde, wie sich mit Entwicklung eines guten Selbstwertes die Reise durch die Quadranten gestaltet hat, welche Stolperfallen es gibt, welche Personen oder Situationen mich immer wieder in einen unguten Quadranten (gefühlsmäßig gemeint) bringen und wie der Weg zurück in Richtung des „sicheren" Quadranten geht.

In der Fallarbeit wollte ich mir erstmal eine Übersicht verschaffen, wo sich die Patientin befindet und welche Situationen und Gedanken es gibt, die sie durch die Quadranten jagen.

Ich möchte einfach an dieser Stelle betonen, dass ich hier nicht die Bindungstheorien auf den Kopf stellen will, sondern dieses Koordinatensystem zum Arbeiten, zum Veranschaulichen und zum Ins-spüren-Kommen nutze.

Auch für Sie als Leser nochmal zur Wiederholung: In meinem Praxisalltag wäre ich in ca. 20 min nie und nimmer soweit gekommen. Mit den realen Patienten und deren realem Leidensdruck laufen die Übungen viel langsamer ab. Ich kann dann einfach in der nächsten Stunde an der Stelle wieder einsteigen, an der wir aufgehört haben.

Wir haben hier ausschließlich an der kognitiven Seite der Panikattacken der Patientin gearbeitet, weil nicht mehr Zeit zur Verfügung stand und weil das auch nicht Anliegen der Kollegin war.

Mithilfe dieses Koordinatensystems kann ich mit den Patienten auch erarbeiten, welche Gedanken in Bezug auf mich als Therapeuten den Patienten mir näher oder ihn in eine Distanz zu mir bringen. Die notwendigen Skills auf der Handlungsebene basieren alle auf der Erarbeitung von multisensorischen Interventionen; sei es die berühmte Chilischote zur Nutzung des gustatorischen Kanals, das Gummiband am Handgelenk für den sensorischen oder der Fingermassagering für den taktilen Kanal…

Dieses Koordinatensystem zeigt auch sehr schön notwendige Schritte für alle anderen Patienten, die einfach nur Ängste im zwischenmenschlichen Bereich beklagen. Die einen müssen etwas dafür tun, mehr Vertrauen in die Umwelt und das Leben zu gewinnen, die anderen müssen mehr am eigenen Selbstbild arbeiten, wieder andere müssen an Beidem arbeiten.

6.6 Arbeit mit einer Tinnitus-Patientin zum Thema Akzeptanz und Selbstannahme

Oftmals sind es nicht die Dinge, die uns so zu schaffen machen, sondern unsere Sicht auf die Dinge. Und die „Dinge" in unserem Leben ändern sich meistens nicht in die Richtung, in die wir uns Veränderung wünschen. Da fällt es wohl jedem von uns hin und wieder schwer, schon wieder auf eine ungewollte Veränderung gut und richtig zu reagieren. Für die Rückseite meiner Visitenkarte habe ich mir den Spruch ausgesucht: „Wenn du immer zufrieden sein willst, musst du dich ständig ändern." Mir war damals nicht bewusst, welche Herausforderung es ist, sich immer wieder auf Veränderungen im Leben einzustellen. Auch mich hat das Leben schon oft gebeutelt und manchmal verfluche ich die Schwerstarbeit von ständiger Anpassung an das Leben, von ständigen Sichtwechseln auf die sich verändernden Dinge des Lebens. Und immer wenn ich mit Patienten an solchen Themen arbeite, kann ich dabei sehr gut mitfühlen.

In unserer täglichen Arbeit haben wir oft mit Patienten zu tun, die Verluste, Veränderungen oder Erkrankungen mit einhergehenden Einschränkungen zu verkraften haben. Oft wollen sie die Veränderungen nicht akzeptieren und kämpfen vehement um das Erlangen des alten Leistungsprofils. Unsere Gesellschaft unterstützt dies zudem noch außerordentlich. Alle Behandlungen sind darauf ausgerichtet, die Einschränkungen zu überwinden und wieder so zu funktionieren wie vorher. Für alle chronischen Schmerzpatienten, Patienten mit dem Chronic-Fatique-Syndrome, den gesunden und normalen Alterungsprozessen und noch vielen Beispielen mehr ist dies aber nicht mehr möglich. So auch bei der Patientin im folgenden Fallbericht.

6.6.1 Patientenvorstellung

Die Kollegin bietet ambulante Psychotherapie für Tinnitus-Patienten an und stellt eine 61-jährige Patientin vor, die seit 2021 an Depressionen leidet. Tinnitus habe sie schon seit vielen Jahren. Aktuell gibt sie die Tinnitus-Stärke auf einer Skala von 1 bis 10 bei 8 an. Die Kollegin möchte eine „Impact-Idee" haben, da der Tinnitus trotz Aufarbeitung und Veränderung einiger depressionsbegünstigender Faktoren sowie Vermittlung und Umsetzung von Tinnitus-Bewältigungsstrategien im Therapieverlauf zugenommen hat. Im Gespräch erreiche sie die Patientin wegen der depressiven Symptomatik schlecht.

6.6.2 Stundenverlauf

Th.: Guten Tag. Ich möchte mir gerne einfach nochmal die Entwicklung des Tinnitus bei Ihnen anschauen. Kommen Sie bitte mal mit und suchen sich hier zehn Gegenstände aus. Warten Sie, ich nehme fünf Sachen und Sie nehmen fünf Sachen, ok?

- Die Patientin stimmt zu, wir nehmen wahllos jeder fünf Gegenstände, die hier zur Beschreibung der Übung völlig irrelevant sind. Es hätten einfach auch ganz andere Gegenstände gewählt werden können und die Übung wäre dann trotzdem so gelaufen. Ich steige hier auf diese Art und Weise ein, da ich mir einen Überblick über die Veränderungen im Leben der Patientin verschaffen will, seit sie Tinnitus hat. Sie beklagt Tinnitus seit vielen Jahren, die Depression aber „erst" seit einem Jahr. Ich vermute, dass sie mit dem Tinnitus ganz gut zurechtkam, bis noch etwas „oben drauf" gekommen ist. Das möchte ich herausfinden.

Th: Sie arbeiten ja hier bezüglich Ihrer Tinnitus-Belastung mit einer zehnstufigen Skala. Wir legen jetzt einfach eine Reihe mit diesen Gegenständen symbolisch für diese Skala. Und dann sehen wir uns die Geschehnisse im Verlaufe dieser Skala der Reihe nach an. Also wann waren Sie auf der Stufe 1, was geschah, dass Sie auf Stufe 2 hochgerutscht sind und so weiter. Seit wann sind Sie auf Stufe 1 und was hat Sie auf diese Stufe gebracht?

Pat.: Ok, das war 2015, da begann meine Schwerhörigkeit und der Tinnitus wurde dadurch belastender. Ich musste auf Familienfesten immer nachfragen, das war mir peinlich, also habe ich es dann gelassen. Ich will ja niemanden zur Last fallen.

- Ich beschreibe einen Klebezettel mit der Jahreszahl 2015 und einem kurzen Vermerk zum geschilderten Sachverhalt und klebe ihn neben Stufe 1. Dann schildert mir die Patientin, während wir an dieser gestellten Linie stehen und sie langsam abgehen, dass sie 2021 ihren Vater verloren habe. Zu ihm habe sie ein enges Verhältnis gehabt und sie fühle sich seitdem doch recht allein. Sie könne seit seinem Tod nicht mehr zur Ruhe kommen, schlafe kaum noch eine Nacht durch, fühle sich überfordert, habe Angst vor dem Leben. Den Tinnitus ordnet sie 2021 auf Stufe 8 ein, sodass ich hier bei Stufe 8 einen weiteren Klebezettel festmache. Dies tue ich, um mir die Dinge, die Life Events besser zu merken, die die Patientin so aufzählt. Im Verlauf der Zusammenarbeit wird deutlich, dass die Patientin sich immer mehr zurückgenommen hat, da sie niemandem zur Last fallen wolle und es recht anstrengend sei, die soziale Integration mit zunehmender Schwerhörigkeit aufrecht zu erhalten. Hinzu kommt, dass sie sich insgesamt nicht mehr so belastbar fühle.

Th.: Wissen Sie, auf mich wirkt Ihr Leben seit 2021 wie abgeschnitten. Seit 2015 haben Sie den Tinnitus und leben damit, konnten sich damit irgendwie arrangieren. Seit Ihr Vater tot ist, scheint das nicht mehr zu klappen.

- Die Patientin nickt dazu nachdenklich.

Th.: Um das zu symbolisieren, stelle ich Ihnen diesen Stuhl mit der Lehne so an diese Linie bei 2021 hin, dass die Lehne Ihnen den Blick auf das restliche Leben verstellt. Vielleicht müssen Sie eine Blockade überwinden, um im Leben weitergehen zu können?
Pat.: Hm, ja, so fühlt es sich an. Dabei habe ich drei Enkel, die ich mit meinem Mann öfter betreue. Hin und wieder besuche ich alte Kollegen, ich bin ja schon länger krank geschrieben. Und eigentlich freue ich mich bei Familienfesten, alle wiederzusehen. Wenn da nicht der Tinnitus und die Schwerhörigkeit wären. Ich bekomme Vieles gar nicht mehr mit. Das ist belastend. Ich komme mir alt, unnütz und überflüssig vor. Wie eine Last, so komme ich mir vor.

- Im weiteren Gespräch erarbeiten wir positive Kognitionen zur Integration von negativen Entwicklungen im Leben: „Ich brauche zunehmend mehr Unterstützung und bin trotzdem ein liebenswerter Mensch" und „Obwohl das Leben anstrengend ist, ist es lebenswert." Den Zettel mit diesen Sätzen gebe ich ihr in die Hand und bitte sie, diese Sätze laut vorzulesen. Das tut sie zögerlich.

Th.: Naja, Überzeugung klingt anders. Ihr Herz hat zwar den Wortlaut gehört, was aber hängen bleibt, ist ihre Skepsis, ihr Hadern mit der Situation. Ganz oft geht es im Leben darum, seinen inneren Frieden mit verschiedenen Dingen zu finden, die auf den ersten Blick widersprüchlichen sind. Zum Beispiel: „Obwohl ich jetzt gerade keine Lust auf den Papierkram habe, mache ich meine Arbeit gerne" oder „Obwohl ich diese Woche nicht zum gründlichen Putzen meiner Wohnung gekommen bin, bin ich ein ordentlicher Mensch". Können Sie was mit den Beispielen anfangen?
Pat.: Hm, bei den Beispielen stimmt das ja auch.
Th.: Wissen Sie was, ich lege Ihnen da vorne in die Zukunft mal eine Handvoll Gegenstände hin, so als Vision. Drei Enkel, die werden schon noch für Abwechslung sorgen, da ist ja erst einer in der Schule. Da gibt es noch zwei weitere Schuleinführungen, Oster- und Weihnachtsfeste, erste Freundinnen, erste Freunde, Liebeskummer, und, und, und.

- Die Patientin schmunzelt und guckt jetzt nach vorne, über den Stuhl hinaus, über die Stufe 10 hinaus, sozusagen in ihre Zukunft.

Pat.: Der Stuhl muss weg, sonst kann ich meine Zukunft gar nicht richtig sehen.
Th.: Da haben Sie vollkommen recht. Bevor ich den Stuhl wegräume, möchte ich Ihre positiven Sätze erst mit Überzeugung hören. Ich erpresse Sie jetzt sozusagen im Interesse Ihrer Zukunft…(ich schmunzele sie an).

- Die Patientin sagt die Sätze nochmal, diesmal schon einen Hauch überzeugter. Ich räume den Stuhl weg, dann signalisiert unser Seminarzeitwächter, dass unsere Übungszeit abgelaufen ist. Von den beobachtenden Seminarteilnehmern bekomme ich die Rückmeldung, dass sie mit dieser Übung bis hierher was anfangen können.

6.6.3 Rückmeldung der Kollegin

Die Kollegin beschreibt, dass sie sich als Patientin wach statt depressiv gefühlt habe, da wir im Stehen an der Linie gearbeitet haben. Sie war als Patient neugierig, was das Ganze soll, war über den Stuhl erschrocken und dann bestrebt, den aus dem Blickfeld zu bekommen. Sie fühlte sich als Patientin nach dieser kurzen Sequenz deutlich aktivierter.

Die Kollegin konnte sich nun gut vorstellen, diese Patientin mit Impact-Techniken trotz der schweren depressiven Symptomatik erreichen zu können und wollte es ausprobieren.

6.6.4 Fazit

Hätten wir mehr Zeit gehabt, dann hätte ich noch einige Wiederholungen durchgeführt, dabei noch dies und das mit der Patientin besprochen, z. B. dass man seiner alten Katze oder seinem alten Hund im Alter auch mit mehr Ruhe und weichem Futter behilflich sein kann, sich wohlzufühlen, obwohl sich der Gesundheitszustand des Tieres verändert hat. Tiere nehme ich gerne als Beispiel, als Vergleich, da sie mit ihrem Schicksal meistens nicht hadern. Und Herrchen oder Frauchen tun doch recht viel für ihre alternden treuen Gefährten. Sie verlangen von ihren alten Haustieren auch nicht, wie Jungtiere umherzuspringen. Wenn die Patienten z. B. Tiere nicht mögen, dann würde ich Beispiele mit Pflanzen oder mit dem Lieblingspullover suchen. Und zwar so lange, bis ich bei der Geschichte merke, dass meine Patienten andocken. Dann habe ich das Interesse geweckt.

Es hilft mir, mit solchen Impact-Übungen in aller Kürze einen Überblick über das Thema zu bekommen. An den Reaktionen der Patienten merke ich, ob ich auf dem richtigen Pfad bin. Hier habe ich eine deutliche Aktivierung der Patientin gespürt, als ich den Stuhl hinstellte. Es gibt nun zahlreiche Varianten, wie es in Folgestunden weitergehen könnte. So wäre für mich durchaus eine Übung zum Loslassen für die Patientin sinnvoll, indem sie einen Gegenstand für die negative Kognition „Ich darf niemandem zur Last fallen" wirklich verabschiedet. Sonst nimmt sie die negativen Kognitionen eventuell mit in die Zukunft. Eine Impact-Technik zum Loslassen habe ich in einer Gruppe für alle drei Mitglieder durchgeführt und ist unter Abschn. 5.2 beschrieben. So ähnlich könnte die Loslass-Übung auch für diese Patientin aussehen. Und natürlich ist mir bewusst, dass trotz aller Loslass-Übungen sich die negativen, hinderlichen Kognitionen immer wieder mal in der Gegenwart einschleichen werden. Deswegen gebe ich meinen Patienten oft mit, dass Psychohygiene wie Zahnpflege ist. Wir müssen uns jeden Tag die Zähne putzen. Psychohygiene kann auch wie Gartenarbeit sein, wir müssen uns regelmäßig um den Garten kümmern. Sonst gibt es keine oder nur sehr mickrige Ernten und Blüten. Patienten geben mir nach so einer Übung mit Impact-Techniken häufig die Rückmeldung, dass sie im Alltag alte Muster auf der Gefühlsebene schneller enttarnen und stoppen können. Sie sind also in ihrer Selbstwirksamkeit gewachsen. Bei aller Zahnpflege muss der Zahnarzt hin und wieder doch mal ran. Bei aller Psychohygiene ist es unmöglich, dass bestimmte Lebensumstände einfach weggemacht werden können. Die Patientin ist vielleicht durch Impact-Techniken erreichbar, der Tinnitus wird wahrscheinlich trotzdem bleiben und mit ihm auch eine Einschränkung der Lebensqualität. Auch wir Therapeuten dürfen uns diesem Leistungsanspruch der Gesellschaft entgegenstellen und dafür eintreten, dass einige unserer Patienten trotz guter Therapie eine eingeschränkte Lebensqualität behalten werden. In der Ausbildung zum Psychotherapeuten wird noch viel zu stark vermittelt, dass es ein gutes Therapieergebnis nur durch gute Therapieplanung gebe. Mit einem guten Therapieergebnis ist oft genug gemeint, dass eine Verbesserung und Annäherung an das physische und psychische Befinden von früher durch die Therapie zu erreichen ist. Dem ist leider nicht so. Ein gutes therapeutisches Ergebnis besteht manchmal einfach darin, wenigstens die eingeschränkte psychische Befindlichkeit zu erhalten oder den weiteren Abbau zu verlangsamen. Im medizinischen Bereich ist dies bei chronischen Erkrankungen das Ziel schlechthin, da es keine Heilung gibt. Und mit einer guten Hörgeräteakustik kann für Tinnitus-Patienten viel erreicht werden. Die Schwerhörigkeit und auch der Tinnitus bleiben trotzdem, und damit höchstwahrscheinlich auch ein gewisses Maß an Einschränkung der psychischen Befindlichkeit.

6.6.5   Rückmeldung der Kollegin nach Anwendung im realen Setting

Die Kollegin schrieb mir eine Weile nach dem Seminar, dass sie mit Impact-Techniken bei dieser Patientin gearbeitet habe. Die Prozessarbeit habe deutlich länger gedauert als im Seminar. Die Patientin sei durch die Lautstärke des Tinnitus so stark in der Lebensqualität beeinflusst, dass weder die Impact-Techniken noch tinnitusspezifische Strategien bis zum Zeitpunkt der Rückmeldung etwas gebracht hätten. Die Kollegin arbeite aktuell mit der ACT (Acceptance-and-Commitment-Therapie), um doch noch eine Akzeptanz und damit eine Integration der schweren Beeinträchtigung zu erreichen.   Mithilfe der Impact-Techniken sei ihr jedoch klar geworden, dass es eine ambivalente Einstellung der Patientin zu einer möglichen Abnahme der Tinnitus-Geräusche gäbe, die sie noch intensiver bearbeiten werde. Angeregt durch das Seminar habe sie die Impact-Techniken auch schon bei anderen Patienten eingesetzt.

Aus der Rückmeldung der Kollegin bestätigt sich wieder, dass die realen Patienten länger brauchen als die gespielten Patienten im Seminar. Und das liegt nicht nur an der emotionalen Belastung, die eine andere ist, sondern auch noch daran, dass mitunter noch ganz andere Themen mitschwingen, die im Seminar nicht sichtbar wurden. Mitunter brechen wir im Seminar an Stellen ab, an denen sich andere Themen noch nicht gezeigt haben. Wichtig ist mir im Seminar, dass die Kollegen Ideen mitnehmen können, wie sie selbst weitermachen würden. Und ich freue mich jedes Mal, wenn Kollegen sich Anregungen mitnehmen und meistens schon im Laufe des Seminares Lust aufs Ausprobieren eigener Ideen haben. Am ersten Arbeitstag nach dem Seminar erleben viele Patienten Impact-Techniken. So ist es doch fast immer nach neu gelerntem oder aufgefrischtem Wissen ☺.

6.7 Arbeit mit einer Jugendlichen in ständiger „Antihaltung"

Kinder- und Jugendlichen-Therapeuten haben in ihrer Arbeit oft mit Jugendlichen zu tun, die genötigt werden, in Therapie zu gehen. Sie selbst haben zwar große Nöte, stecken trotzdem oft in ihrer „Antihaltung" fest und können oder wollen die therapeutische Unterstützung nicht so ohne Weiteres annehmen. Manchmal wechselt ihre Einstellung zur Therapie oder zum Thema im Minutentakt, mit Worten alleine langweilen sich dann Jugendliche auch noch. Deswegen erreichen Kinder- und Jugendlichen-Therapeuten Jugendliche mit Impact-Techniken wesentlich sicherer.

6.7.1 Patientenvorstellung

Die Kollegin arbeitet in einer stationären Einrichtung und stellt eine **14-Jährige Patientin** vor, die wegen depressiven Beschwerden und Schulschwänzerei in Behandlung ist. Die Kollegin beschreibt, dass sie an die Jugendliche nicht herankomme. Sie würde eine abweisende Körperhaltung einnehmen, sich in den Stuhl fletzen und die Kollegin mit Antworten wie: „Mir doch egal" und „Keinen Bock" auflaufen lassen.

6.7.2 Stundenverlauf

Th.: Ich habe mir von dir gemerkt, dass du keinen Bock auf das Ganze hier hast.
Jugendliche: Stimmt.
Th.: Das verstehe ich. Heute will ich mir mit dir nur etwas anschauen, damit ich das besser verstehe. Stehe bitte auf und nimm den Stuhl.
Jugendliche: Ich habe keinen Bock, hier 'nen Stuhl zu schleppen.

Th.: Ich vergaß, du hast hier bei mir auf nichts Lust. Was hältst du davon, wenn du sitzen bleibst und ich laufe ein bisschen umher?
  Jugendliche: Ist doch hier eh Zeitverschwendung.

- Sie steht dann aber auf und nimmt den Stuhl. An dieser Stelle hatte ich einfach Glück. Wäre sie nicht eingestiegen, dann hätte ich den Stuhl tatsächlich erst einmal selbst getragen, um zu sehen, was passiert.

Th.: Ok. Stell dir vor, dass ist dein gut sichtbares „Nein", dein „Ich habe keinen Bock", welches du vor dir herträgst.
  Jugendliche: Das ist schon ganz schöner Blödsinn.
  Th.: Das kann sein. Also du meinst, dass du das „Nein" vor dir herträgst ist ganz schöner Blödsinn oder was ich hier vorschlage ist Blödsinn?

- Jugendliche grinst und überlegt.

Th.: Weißt du, lass uns ein bisschen laufen. Du trägst den Stuhl, ich mache weiter Blödsinn.
  Jugendliche: Und was soll das?
  Th.: Ich will einfach verstehen, was du davon hast, wenn du wahllos „Nein" sagst.
  Jugendliche: Ich sage doch nicht wahllos „Nein". Nur zu Dingen, auf die ich keinen Bock habe.
  Th.: Komm, lass uns ein bisschen laufen. Ich erinnere mich an einen anderen Jugendlichen. Der Junge sagte so schnell „Nein", dass er auch zu Dingen „Nein" sagte, die er eigentlich wollte. Einfach, weil er so im „Nein-Modus" drin war. Da konnte die Mutter fragen, ob er ein Eis mag. Er sagte automatisch „Nein", weil er im „Nein-Modus" war. Er hat es zwar gleich gemerkt, aber seine Mutter war clever und hat sofort reagiert und ihm gesagt, dass er kein Eis essen müsse. Er hat dann zwar gemeint, dass er ja doch ein Eis wollte, aber naja. So ist das eben. Er hat dann begonnen, sich Zeit zu nehmen und zu überlegen, wann er „Nein" sagt und wann er „Ja" sagt.
  Jugendliche: Hm, und Sie meinen, ich bin wie der Junge?
  Th.: Naja, du trägst immerhin jetzt schon einige Runden den Stuhl, ohne zu überlegen, ob das sinnvoll ist. Und wer so schnell „Nein" sagt, der hat doch wirklich keine Zeit zum Überlegen, oder? Erst hast du es als „ganz schönen Blödsinn" eingestuft, dann hast du ohne nach dem Sinn zu fragen, den Stuhl genommen und trägst ihn jetzt.

- Ich schmunzele ihr zu.

Th.: Es könnte sein, dass du dir das eine oder andere Eis schon hast entgehen lassen und dafür einen Stuhl getragen hast.

- Jugendliche stutzt und überlegt und wir reden eine ganze Weile über die Sinnhaftigkeit des ständigen „Nein-Sagens" über Vor- und Nachteile.
Irgendwann sagt sie, dass sie keine Lust mehr habe, den Stuhl zu tragen, er sei schwer. Ich sage dazu nichts und laufe weiter. Sie beschwert sich und ich mache ihr klar, dass ich nur gehört habe, dass sie keine Lust mehr habe. Das habe ich aber schon so oft von ihr gehört, dass ich ihr das gar nicht mehr glaube. Bei dieser Aussage reagiert sie betroffen. Schließlich stellt sie den Stuhl ab.

Jugendliche: Also, ich sage jetzt einfach „Nein" zum Stuhltragen.

- Ich bleibe stehen und wende mich ihr zu.

Th.: Ok. Und was willst du stattdessen tun?

- Wir unterhalten uns im Stehen über „sich eine eigene Meinung bilden und vertreten". Die Jugendliche bleibt mit mir im Kontakt. Schließlich meldet der Zeitwächter, dass er das Geschehen so gespannt verfolgt hat, dass er nicht mehr auf die Zeit geachtet hat. Die 20 Minuten wurden 10 Minuten überzogen.

6.7.3 Rückmeldung der Kollegin

In der Rolle der Jugendliche war sie neugierig, warum ich aufstehen wollte. Sie habe sofort gemerkt, dass etwas anders ist als sonst. Sie wollte aber auch nicht so einfach mitmachen. In der Realität hätte die Jugendliche wahrscheinlich nicht so schnell mitgemacht, so die Vermutung der Kollegin. Den Stuhl zu tragen fand sie wirklich blöd, da ich aber so penetrant freundlich dran geblieben bin, hat ihre Neugier gesiegt. Erst nach und nach habe sie dann gemerkt, dass der Stuhl wirklich ihr „Nein" sei und dass das nicht cool ist. Sie sei definitiv ins Spüren gekommen und habe sich auf die Stunde eingelassen, weil es mal was anderes als nur Reden war. Das kannte sie von den Eltern, von Lehrern, dem Schuldirektor und den Sonderpädagogen nur zu gut. Die Kollegin gab aus der Rolle der Jugendlichen noch die Rückmeldung, dass sie mehr Lust auf solche Übungen hätte.

Die Seminarteilnehmer meldeten aus der Beobachterrolle heraus, dass sie sehr überrascht waren, wieviel man mit dem Herumtragen eines Stuhles erreichen könne.

6.7.4 Fazit

Ich bin hier meinem Gefühl gefolgt, dass es keinen Sinn mache, bei einem theoretischen Thema wie Depression oder Ängste einzusteigen, sondern das konkret gezeigte „Symptom" zum Thema zu machen. Bei Demonstrationen tragen die Teilnehmer ihre Meinung auf einem Banner vor sich her. Ausgehend von diesem Bild wollte ich sie etwas vor sich hertragen lassen. Und so wurde die

Stuhlübung daraus. Auf die Schulschwänzerei bin ich ganz bewusst nicht eingegangen, da ich mir bei diesem Thema keinen Zugang erhoffte.

Wie Sie gemerkt haben, bei Impact-Techniken wären Erklärungen über das Vorgehen in der Tat sogar kontraindiziert, da schaltet unser Gegenüber gleich wieder in den „Wortmüde-Modus". Mit Erklärungen schläfern Sie die Neugier ein. Mit etwas Humor und penetranter Freundlichkeit haben die Patienten bei mir bis jetzt immer mitgemacht. Ich bin überzeugt, dass meine innere Haltung viel dazu beiträgt. Da ich überzeugt vom Arbeiten in Bewegung und mit Gegenständen bin, stehe ich mit dieser inneren Überzeugung auf, gehe zum Regal mit meinen ganzen Gegenständen und bitte einfach darum, aufzustehen. Wer auf diese Art und Weise mit mir einmal gearbeitet hat, der macht beim zweiten Mal fast ohne Aufforderung mit.

Ich kann mich nur an eine einzige junge Frau erinnern, die im Gruppensetting damit größte Probleme hatte. Zum einen hatte sie mit ihrem normalen Körperbau große Probleme, sich zu zeigen, und zum anderen lag ihre Änderungsbereitschaft im Minusbereich. Ansonsten erinnern sich Patienten auch ganz gerne an lockere Runden mit verschiedenen Darstellungsformen. Wenn Sie Lust haben, so eine Übung auszuprobieren, rechnen Sie bei Jugendlichen mit Widerstand. Es gehört zu dieser Altersklasse, in der Antihaltung zu sein, die Vorschläge von Erwachsenen uncool zu finden. Wenn Sie hingegen mit überangepassten Patienten arbeiten, egal in welcher Altersklasse, die tragen den Stuhl ohne Aufbegehren die ganze Stunde lang, wenn Sie es von ihnen fordern. Hier würde ich von Zeit zu Zeit immer mehr Dinge auf den Stuhl packen, damit der voller, schwerer und unhandlicher wird. Und irgendwann würde ich das Thema ansprechen, dass man sich durch beständiges „Ja-Sagen" zu viel aufhalsen lässt. Hier müsste dann eine Übung zum Abgrenzen eingebaut werden. Entweder gelingt es, den Patienten beim Stuhltragen dazu zu motivieren, Grenzen zu ziehen, oder Sie können mit dem Seil eine Abgrenzungsübung durchführen. So eine Übung ist im Fallbeispiel Abschn. 5.3 beschrieben. Wenn ich mit Patienten arbeite, die aus gesundheitlichen Gründen keinen Stuhl tragen können, dann hätte ich hier darum gebeten, sich ein Blatt Papier ganz dicht vor das Gesicht zu halten, sodass vom Leben viel übersehen wird. Mit dieser Technik habe ich zu einem Schuldthema im Fallbeispiel unter Abschn. 6.8 gearbeitet. Wenn Sie in eher kleinen Räumen arbeiten, dann ist die Variante mit dem Blatt Papier vor dem Gesicht wahrscheinlich noch machbar. Es gibt so kleine Arbeitsräume, da würde der Platz für die Stuhlübung gerade ausrcichen, dass sich der Patient nur um die eigene Achse dreht und ihm vielleicht schwindlig wird. Jetzt, wo ich das gerade aufschreibe, merke ich, dass diese Variante auch eine gute Impact-Technik wäre. Patienten, die in einer ständigen Antihaltung sind, drehen sich oft nur um sich selbst. Sie sehen, Impact-Übungen entstehen aus dem, was Sie gerade machen. Bei Impact-Techniken ist es hilfreich, sich von der Vorstellung zu befreien, dass Sie am Anfang der Übung schon wüssten, wie die Übung verläuft und was am Ende herauskommt. Mir geht es oft so, dass ich mit einer Idee im Kopf aufstehe, die ich beim nächsten Satz des Patienten verwerfe und etwas anderes mache, weil ich im letzten Satz des

Patienten eine neue Information bekommen habe. Wenn ich dann mit einer Übung begonnen habe und der Patient hat angedockt, dann bleibt es bei der Übung.

Die Übung mit dem Stuhl oder mit dem Blatt Papier können Sie auch getrost im Gruppensetting machen. Die Beobachter können dann eine Rückmeldung geben. Sie können auch vorher die Beobachter einteilen. Die eine Teilgruppe konzentriert sich auf die Vorteile des „unüberlegten Nein-Sagens", die andere Teilgruppe achtet auf die Nachteile. Dasselbe können Sie für das „unüberlegte Ja-Sagen" machen. Vielleicht merken Sie beim Ausprobieren einer Übung, dass Ihnen ganz von alleine Ideen für Abwandlungen einfallen. Und all die Ideen sammeln Sie nach Möglichkeit in einem mentalen Topf und können dann zu einem anderen Zeitpunkt bei Bedarf daraus schöpfen.

6.8   Arbeit an massiven Schuldgefühlen mit Papier und Seil

Patienten tragen ziemlich häufig massive Schuldgefühle mit sich herum. Sie haben oft rational viele Argumente gegen die Schuldgefühle. Das Herz jedoch schafft auf einer emotionalen Ebene eine fruchtbare Basis für die Existenzberechtigung dieser energieraubenden Gefühle. Deswegen nutze ich relativ selten Arbeitsblätter, um kognitiv eine Umstrukturierung zu erarbeiten, sondern versuche lieber, die Schuldgefühle mal sichtbar und auf neue Weise spürbar zu machen. Nur so ist es dem Patienten möglich, überhaupt mit den Schuldgefühlen zu arbeiten. Vielleicht kennen Sie Harry Potter, der einen Umhang geschenkt bekommt, der ihn unsichtbar macht, wenn er ihn trägt. Wenn Schuldgefühle so unsichtbar bleiben, dann sind sie trotzdem noch da, ich kann aber nicht mit ihnen arbeiten. Deswegen im folgenden Fallbeispiel eine Arbeit zum Sicht-und-fühlbar-Machen von Schuldgefühlen.

6.8.1   Patientenvorstellung

Die Kollegin arbeitet in eigener Niederlassung und stellt eine Anfang 50-jährige Patientin vor, die sich schuldig am Tod ihrer Mutter fühlt. Sie habe ihre Mutter mehrere Jahre gepflegt, bis sie selbst an einer rheumatischen Erkrankung litt und die Pflege nicht mehr leisten konnte. Schweren Herzens habe sie die Mutter in ein Pflegeheim gegeben. Kurz darauf ist dann die Mutter gestorben. Seitdem plagen massive Schuldgefühle die Patientin, sodass sie letztendlich wegen depressiver Beschwerden in eine psychotherapeutische Behandlung musste. Die Kollegin habe alle möglichen kognitiven Techniken ausprobiert, an den Schuldgefühlen habe sich bisher nichts verändert. Die depressive Symptomatik sei im Verlauf der Therapie unverändert ausgeprägt geblieben. Deswegen wolle sie eine Idee mit Impact-Techniken für diese Patientin haben.

6.8.2 Stundenverlauf

Th.: Hallo, wir hatten uns für die heutige Stunde vorgenommen, uns die Schuldgefühle einmal genauer anzuschauen?

- Die Patientin nickt.

Th.: Wie formulieren Sie ihre Schuld?
Pat.: Sie meinen: „Ich bin schuldig"?
Th.: Hm, naja, schon genauer: „Ich bin schuld an…". An was sind Sie schuldig, womit haben Sie sich schuldig gemacht?
Pat.: Ich hätte meine Mutter nie und nimmer ins Pflegeheim geben dürfen. Das hat sie nicht verkraftet. Sie wissen doch, alte Bäume verpflanzt man nicht.
Th.: Ja, den Spruch kenne ich. Nochmal zu Ihrer Schuld. Meinen Sie: „Ich bin schuld am Tod meiner Mutter" oder „Ich bin schuld, dass ich meine Mutter ins Pflegeheim gegeben habe"?

- Patientin überlegt einige Zeit.

Pat.: Ich bin schuld am Tod meiner Mutter. Das ist es.
Th.: Ok, das schreiben Sie bitte hier auf dieses Blatt. Stehen Sie bitte auf und halten Sie das Blatt direkt vor das Gesicht. Gut, genau so, und jetzt gehen wir ein paar Schritte. Sie konzentrieren sich dabei nur auf das Blatt, auf dem geschrieben steht: „Ich bin schuld am Tod meiner Mutter".

- Die Patientin folgt meinen Anweisungen.

Pat.: Ok. Und nun?
Th.: Lassen Sie uns ein paar Schritte laufen. Aber das Blatt schön dicht vor das Gesicht halten, sodass Sie immer ihren Schuldspruch sehen können.
Pat.: Das ist aber schon …also doof. Ich sehe ja gar nichts. Ich sehe nicht, wo ich hinlaufe, ob mir was im Weg steht.
Th.: Naja, Sie müssen sich darauf verlassen, dass ich mich um Sie kümmere. Und versprochen, das mache ich. Ich führe Sie hier um diese Hindernisse herum, da können Sie sich ganz auf Ihre Schuld konzentrieren.

- Wir laufen einige Runden.

Pat.: Ok, wie lange machen wir das jetzt noch. Das ist nicht schön.
Th.: Das glaube ich Ihnen. Es ist wie im wahren Leben. Mit diesen Schuldgefühlen umherzulaufen, das ist nicht schön. Wissen Sie, ich mache das Ganze noch ein bisschen realistischer. Sie behalten das Blatt Papier vor dem Gesicht und ich räume ein paar Hindernisse in den Raum und dann laufen Sie ohne mich weiter.

Pat.: Und wie soll ich dann sehen, wo was steht?

Th.: Naja, das weiß ich ehrlich gesagt auch nicht. Ich weiß nur, dass ich Ihnen hier meine wertvollsten Dinge in den Weg stelle und Sie die bitte auch nicht kaputt treten, ok?

- Mit meiner Instruktion habe ich versucht, ein bisschen mehr Druck aufzubauen im Sinne von: Es könnte jetzt etwas Schlimmes passieren, wenn sie mit einem Hindernis kollidiert. Die Patientin läuft deutlich langsamer weiter. Ich habe ihr natürlich nichts in den Weg geräumt. Ich will ja nicht, dass sich in meinem Seminar noch jemand wehtut und es geht mir auch nur darum, dass die Patientin ins Fühlen kommt.

Pat.: Kann ich nicht endlich das Blatt vorm Gesicht wegnehmen?

Th.: Halten Sie bitte durch. Von meiner Seite aus hätten Sie diesen Schuld-spruch nie vor sich hertragen müssen. Sie haben aus meiner Sicht völlig richtig gehandelt UND trotzdem ist etwas Tragisches passiert. Ich frage mich, wie das für Sie wäre, wenn ihre Mutter zu Hause gestorben wäre?

Pat.: Also ich nehme jetzt mal das Blatt runter. Wie meinen Sie das?

Th.: Gäbe es dann einen anderen Schuldspruch? Vielleicht tragen Sie schon sehr lange ein Blatt vor ihrem Gesicht, nur der Spruch ändert sich immer mal?

- An dieser Stelle pokere ich einfach mit meiner Arbeitshypothese, dass die Schuld schon ein sehr altes Thema ist. Die Patientin ist hier auch sichtlich berührt und mit Blick auf das Blatt erzählt sie mir, für was sie sich in ihrem Leben sonst schon schuldig gefühlt hat.

Th.: Hm. Anscheinend haben Sie immer wechselnde Schuldsprüche. Wie ist das denn rückblickend? Finden Sie die Schuldsprüche berechtigt oder hat einfach ein Schuldspruch den anderen abgelöst? Irgendwie so als Grund dafür, dass Sie immer das Blatt dicht vor dem Gesicht tragen sollen oder müssen?

Pat.: Hm, es beschäftigt mich...Es ist so ein diffuses Schuldgefühl, dass schon immer da war und ich werde es einfach nicht los. Nur die Themen wechseln.

- Wir erarbeiten im Stehen, dass die Patientin nie sie selbst sein durfte und ihre eigenen Bedürfnisse immer hinten angestellt hat. Dabei hält sie das Blatt die ganze Zeit fest in der Hand.
  An dieser Stelle ist unsere 20-minütige Seminarübungszeit zu Ende.

6.8.3 Rückmeldung der Kollegin

Die Kollegin ist in der Rolle der Patientin zutiefst beeindruckt, wie sehr sie der Schuldspruch im Alltag behindert, da er sie anscheinend immer beschäftigt. Und sie hat eine Idee, dass die Funktion des Schuldspruches darin besteht, sie so zu beschäftigen, dass sie nicht so sein kann wie sie will. Wobei ihr noch unklar ist, wie sie sein will, was das genau sein könnte. Es habe sie als Patientin sehr überrascht, dass ich nicht ins Diskutieren mit ihr gegangen bin, als sie mir ihr Schuldgefühl schilderte. Sie sei erst verwirrt gewesen, warum ich nicht protestiert habe und warum ich nicht versucht habe, sie von ihrer Unschuld zu überzeugen. Auch das habe ihre Neugier auf diese Übung geschürt.

Da die Kollegin von dieser Übung sehr beeindruckt ist, wünscht sie sich eine Folgestunde zum Thema: „Ich darf nicht sein, wie ich will." Die Kollegen im Seminar sind ebenfalls an der Demonstration einer möglichen Fortsetzung interessiert. Einige Kollegen bestätigen, dass sie bei ihren Patienten auch oft mit einem sehr hartnäckigen Schuldgefühl arbeiten und an ihre Grenzen kommen.

6.8.4 Fazit

Ähnlich wie im Fallbeispiel mit der Jugendlichen unter Abschn. 6.7 beschrieben, diente mir hier das Bild von einer Demonstration als Startvorlage.

Da die Patientin schmerzhaftes Rheuma hatte, wollte ich nicht mal die Kollegin in der gespielten Patientenrolle mit dem Stuhl belasten, obwohl die wahre Patientin das im realen Leben wohl selbst zur Genüge tut. Deshalb entschied ich mich für das Blatt mit dem Schuldspruch.

Viele Themen, die in den Übungen in meinem Kopf aufploppen, werden im Seminar dann in den Auswertungsrunden nach den Rollenspielen besprochen. So wurde hier in der Übung deutlich, dass die Patientin definitiv Zuwendung über die Schuldgefühle erhält. In den Therapiestunden und den Seminarrunden selbst ist es für mich öfter eine Herausforderung, mich in Geduld zu üben und nicht gleich alle einfallenden Gedanken und Ideen in die Übung zu packen.

Vielleicht haben Sie sich gewundert, warum ich nicht versucht habe, der Patientin gleich ein paar wohlwollende alternative Argumente aufzuzeigen, dahingehend, dass es richtig und gut war, die Mutter in ein Pflegeheim zu geben. Zudem war die Entscheidung auch bzgl. der eigenen Fürsorge richtig und gut. Sie erinnern sich an die Sache mit dem Widerstand gegen alles mögliche Gesagte? So lange die Patientin noch nicht so weit ist, ihre Entscheidung als richtig und gut zu finden, würde sie hochwahrscheinlich bei jeder wohlwollenden Aussage in den Widerstand gehen. In der Provokativen Therapie heißt eine Technik „den Esel am Schwanz ziehen". Diese Technik bedeutet, wenn ich den Esel aus dem Stall bekommen möchte und am Zügel ziehe, dann stemmt sich der Esel dagegen. Also kann ich auch einfach am Schwanz ziehen, dann stemmt er sich wieder dagegen und läuft so aus dem Stall. Er läuft in die gewollte Richtung, also in die gute und richtige Richtung. Da ich um dieses Widerstandsprinzip weiß und den Patienten nicht weiter in die falsche Richtung treiben will, gehe ich oft nicht in das Anbieten von positiven Argumenten. Es gibt auch das sogenannte Karotten-Prinzip. Dieses besagt, wenn der Esel eine sehr leckere Karotte vor der Nase hat, dann läuft er immer in Richtung Karotte. Wenn jemand den Esel reitet und an einer Angel eine Karotte befestigt, so kann er diese Karotte aus seiner reitenden Position dem Esel immer vor die Nase halten und kommt so gut voran. Wir Menschen funktionieren anscheinend wie Esel ☺. Ich benutze diese Bilder auch hin und wieder in den Stunden für die Patienten. Das Karotten-Prinzip ist im Internet nachzulesen, ich erfinde es nicht und Patienten nehmen es mir daher nicht übel, wenn ich solche Bilder verwende. Ich versuche also, den Patienten eine leckere Möhre vor die Nase zu halten und am Schwanz zu ziehen. Am Schwanz zu ziehen würde so aussehen, dass ich die ganzen Vorteile der Schuldgefühle bei der Patientin aus diesem Fallbeispiel ausmale. Zum Beispiel, dass sie so andere angsteinflößende Themen im Leben nicht sieht und sich diesen nicht stellen muss. Auch mit den Problemen der anderen muss sie sich nicht auseinandersetzen. Diese angepriesenen Vorteile müssen nicht mal wirklich stimmen und zutreffen. Alleine schon dadurch, dass ich die Vorteile beschreibe und ausmale, gehen die Patienten selbst in den Widerstand und finden gute Argumente gegen die Schuldgefühle. Und das tun sie mit Inbrunst, also mit Gefühl. Sie finden es nämlich nicht gut, wenn ich die Vorteile der Schuldgefühle ausmale. Die Möhre würde hier in dem Fallbeispiel für ein gutes Selbstbild, einen gesunden Selbstwert stehen und dafür, was sie damit alles erreichen könnte. Nämlich psychisches und körperliches Wohlbefinden in vielen Facetten. In den Worten der Patienten würde die Möhre bedeuten: „Ich darf sein, wie ich bin und sein will." An dieser Möhre zu arbeiten, das habe ich dann in der Verlängerung der Übung als Möglichkeit für eine Folgestunde versucht.

In der hier beschriebenen Folgestunde habe ich einfach zum Anliegen der Kollegin gearbeitet, die nach einer kurzen Pause auch direkt in das zweite Rollenspiel einstieg. Ich bekomme am Ende meiner Seminare oft rückgemeldet, dass Kollegen Rollenspiele eigentlich nicht mögen. Wenn ich mit Impact-Techniken arbeite, sind sie aber so voll dabei, dass Kollegen auch gerne nach einer sehr kurzen Pause eine Folgestunde in einem weiteren Rollenspiel als vorgestellter Patient erleben möchten. Das „selber Fühlen" im Seminar belebt, weckt das Interesse und die Neugier. Am Ende meiner Seminare sind je nach Teilnehmerzahl alle oder die meisten Kollegen mit einem Fall freiwillig dran gewesen, da ich keinen Kollegen zum Vorstellen eines eigenen Patienten verpflichte.

Falls Sie neugierig auf die Folgestunde sind, dann geht es jetzt weiter.

6.8.5 Folgestunde

Th.: Hallo, wir hatten uns für diese Stunde ja eine Übung vorgenommen, die sich mit Ihrer Einstellung befasst: „Ich darf nicht sein, wie ich will." Was halten Sie davon, wenn ich Sie heute einfach mal fessele?

- Die Patientin ist überrascht und verunsichert. Durchaus lasse ich mir in meinen realen Sitzungen etwas mehr Zeit, gehe langsamer vor. In den Seminaren ist es immer ein direkter Einstieg und ich probiere Techniken schneller aus, um den Kollegen viele verschiedene Techniken zeigen zu können.

Th.: Stehen Sie bitte einfach mal auf. Ich habe hier ein Seil, dass symbolisch für diese fesselnde Einstellung steht: „Ich darf nicht sein, wie ich will.“ Wissen Sie, wie so ein Korsett, mit welchem man sich eine Wespentaille schnüren könnte, obwohl man eine Hummel ist.

- Ich schmunzle die Patientin an.

Pat.: Ich verstehe nicht, ich bin nicht dick.
   Th.: Bei Ihnen geht es nicht um die Taille, das stimmt. Also ich fange mal mit dem Fesseln an.

- Während ich das Seil an einem Bein festknote, erzähle ich dabei weiter, dass Frauen sich mit einer normalen Taille so zusammenschnüren können, dass sie ganz anders aussehen oder in Ohnmacht fallen, bevor sie anders aussehen. Mit Push-up-BHs kann man auch ein bisschen bei der Figur mogeln usw. usf.

Th.: Jetzt müssten Sie sich bitte mal ein bisschen bücken, ich deformiere Sie symbolisch mit dem Seil, ok?
   Pat.: Ah, jetzt ist der Groschen gefallen. Meine Einstellung ist mein Korsett oder mein Push-up-BH?
   Th.: Genau. Ich meine, es gibt auch so Bauch-Weg-Slips. Von dem ganzen Kram muss man ja was haben, sonst würde man doch nicht so völlig überteuerte Stoffteilchen kaufen, oder?

- Falls Sie sich wundern, warum ich immer noch weiter von den verformenden Wäscheteilen erzähle….die Bilder haken sich fest. Die Patientin kann die Wäscheteile auf ihre Einstellung „Ich darf nicht sein, wie ich will“ übertragen. Da Bilder unterschiedlich andocken, biete ich einfach noch einige Bilder an. In der Zusammenarbeit mit den Patienten merke ich an der Reaktion der Patienten, ob die Bilder ankommen. Und da die Patientin aufmerksam zuhörte, manchmal grinste und nickte, wusste ich, dass sie mit den Bildern was anfangen konnte, nachdem sie die einzwängenden Wäscheteile als ihre Einstellung erkannte.

Pat.: Muss ich jetzt die ganze Zeit so schief stehen?
   Th.: Ja, leider. Es ist ja Ihre feste Überzeugung. Ach, bitte halten Sie mal das Ende noch fest, ich habe mit Ihrer Einstellung ja nichts zu tun, ich will das Seil nicht halten. Das machen Sie ganz alleine. Ich habe das nur symbolisch um Ihr Bein gefesselt und um Sie gewickelt, daran festhalten tun Sie. Also ich meine, in der Übung habe ich Sie gefesselt. Hat Ihnen die Einstellung jemand als Botschaft mit auf den Weg gegeben oder haben Sie irgendwann im Leben diese Einstellung selbst entwickelt? Lassen Sie uns ein paar Schritte laufen, während Sie mir das erzählen.

- Wir laufen beide langsam los, die Patientin sichtbar eingeschränkt durch die Fesselung. Ich lasse immer mal einfließen, wie schön die Wolken am Himmel

seien oder dass gerade eine interessante Vogelformation am Himmel vorbei-
fliege, die Patientin kann das ja nicht sehen. Sie ist in einer gebückten Haltung
gefesselt.

*Pat.: Das tut jetzt langsam weh...Wissen Sie, mein Rheuma. Und das ist sowieso
ganz schön hinderlich, so gefesselt herumzulaufen.*
*Th.: Ja, das glaube ich Ihnen. Haben Sie denn im wahren Leben auf sich acht-
gegeben? Also, haben Sie da ein Gespür gehabt, was zu viel sein könnte? Oder
waren das dann immer die Schmerzen, die Ihnen das gezeigt haben?*

• Wir unterhalten uns darüber und ich achte darauf, dass sie beim Weiterlaufen
  immer in gebückter Haltung bleibt.

Pat.: Mensch, jetzt rutscht auch noch die Fessel, ich halte die mal fest.
Th.: Das machen Sie sehr gut...nur nicht loslassen.

• Ich schmunzle ihr zu, als sie zu mir aufblickt.

Pat.: Wissen Sie was, das ist doof. Ich richte mich jetzt mal auf.
Th.: Beinah hätte ich gedacht, Sie wollen schon die Fessel wegschmeißen.
*Pat.: Naja, das Seil wegtun ist einfach. Aber ich weiß ja gar nicht, wie ich bin
und wenn ich mich mal durchsetze, dann habe ich ein schlechtes Gewissen.*

• Das besprechen wir nach. Die Patientin lasse ich nun aufrecht gehen, sie hält
  die Fessel noch fest.

*Th.: „Wissen Sie, so 'ne Fessel gibt ja auch Halt. Vielleicht symbolisiert das Seil
die Normen, Werte und Wünsche der anderen. Vielleicht brauchen Sie einen Ersatz
zum Festhalten? Sozusagen eigene Normen, Werte und Wünsche?*

• Wir steigen an dieser Stelle kurz noch in die Besprechung von alternativen Einstellungen und eigenen Werten ein, dann ist unsere 20-minütige Übungszeit im
  Rahmen des Seminars wieder vorbei.

6.8.6 Rückmeldung der Kollegin

Die Kollegin meldet wieder die positive Auswirkung des Überraschungs-
effektes zurück, sie habe gemerkt, wie treffend das Seil ihre negative Einstellung
abgebildet hat. Aus der Gruppe kommt Skepsis, dass man doch Patienten nicht
fesseln könne. Die Kollegin gibt aber aus der Rolle der Patientin zurück, dass Sie
die Symbolik „sofort" verstanden habe und sie dadurch sehr schnell ins Arbeiten
gekommen sei, wie sie das blöde Seil denn wieder losbekommen könne. Im
Gespräch hätte sie sich auf ausführliche Erklärungen und Einwände zurückziehen
können. Sie wäre also kognitiv mit dem Falschen beschäftigt gewesen. Nämlich

Begründungen zu suchen und kundzutun, warum es so ist und nicht einfach anders geht. Ich bin mir sicher, jeder von uns kennt das aus eigenen Therapiesitzungen.

Für die Kinder- und Jugendlichen-Therapeuten hatten wir noch die Idee, Schnürsenkel miteinander zu verknoten oder ein Hüpfegummi um die Fußgelenke zu spannen und dann das Kind oder den Jugendlichen laufen zu lassen. Wenn die Übung dann zu Hause den Eltern erzählt wird, klingt es definitiv nicht nach fesseln. Wenn das eigene Kind in der Therapie gefesselt wird, das könnte durchaus einige Eltern beunruhigen. Mit dem Hüpfegummi oder den Schnürsenkeln klingt es einfach nur nach einer therapeutischen Technik.

6.8.7   Fazit

Ich diskutiere bei Impact-Techniken weniger über negative Kognitionen oder verzerrte Ansichten, sondern nehme diese einfach mit in die Übung. Ziel ist es, dass der Patient sie so in der Übung auf eine sehr bewusste und konzentrierte Art und Weise spüren kann und nicht vom Alltagsgeschehen abgelenkt ist. Die Patienten empfinden mich bei diesen Übungen als Begleiter der Übung oder einfach nur als Therapeut. Jedenfalls merken sie durch die Impact-Techniken, dass ich nicht für sie den Stuhl wegstelle, das Blatt Papier weglege oder das Seil loslassen kann. Sie alleine müssen das tun. Sie alleine können positiv über sich denken. Es nutzt nicht, wenn ich ihnen erlaube, den Stuhl wegzustellen, sie müssen es tun. Das ist sehr eindrücklich für die Patienten. Ich kann zeigen, dass nur die Patienten mit ihrer Eigeninitiative selbstwirksam werden können. Als Therapeut kann ich maximal Vorschläge machen oder Alternativen aufzeigen.

Bei der oben beschriebenen Übung kann ich mir zeigen lassen, wie weit eine positive Kognition als veränderte Sichtweise das Seil lockern würde. Und ich kann dann konkret mit den Patienten darüber sprechen, ob ihnen das so reicht oder ob sie noch mehr bräuchten. Der Patient nimmt das Gefühl von „Ich bin gefesselt" mit in den Alltag. Es ist nach solchen Übungen im Alltag verfügbarer, sich dafür anzustrengen, das blöde Seil, den schweren Stuhl oder das Blatt vor dem Gesicht loszubekommen.

Im Gespräch ertappe ich mich doch hin und wieder, dass ich den Patienten die schweren Schuldgefühle nehmen möchte, indem ich zu schnell alternative Denkweisen anbiete oder gute Begründungen für ein positives Selbstbild mitgeben will. Oft geht der Patient dann in Widerstand. In der Arbeit mit Impact-Techniken würde ich hier in diesem Fallbeispiel nicht auf die Idee kommen, den Patienten das Blatt Papier oder das Seil wegzunehmen. Ich kann mich dadurch besser von Patienten und deren Problemen, Fehleinstellungen, negativen Selbstbildern oder von ihren Erwartungen an mich gut abgrenzen. Das bewahrt mich davor, in die Retterrolle zu rutschen und Patienten dadurch in der Opferrolle zu bestärken. Wenn für mich durch diese einfachen Übungen mit Papier und Seil sichtbar wird, dass die Schuldgefühle noch gebraucht werden, um sich psychisch stabil zu fühlen, dann kann ich besser im Tempo des Patienten arbeiten. Im Gespräch ist schwerer erkennbar, an welchem Punkt der Patient gerade ist und was noch fehlt, damit er den ersten oder den nächsten Schritt gehen kann.

Ich habe in einem meiner letzten Selbsterfahrungskurse mit Kollegen in einer Arbeit mit einer jungen Frau auch mit einem Blatt Papier vor dem Gesicht gearbeitet. Es ging um die Einstellung „Ich muss vorsichtig sein". Mit dieser Einstellung versuchte sich die junge Frau zu schützen, wenn sie in neue Gruppen kam. Die Angst vor Ablehnung war ihr allgegenwärtig. Ich führte sie in der Gruppe sozusagen blind umher und blieb mit ihr vor einer Teilnehmerin stehen. Meine Frage, vor wem sie denn stehe und wie dieses Gegenüber ihr begegne, konnte sie nur mit Schulterzucken beantworten, da sie keine Antwort darauf hatte. Dies wiederholte ich noch zweimal, dann brach die junge Frau in Tränen aus. Sie konnte innerhalb dieser ca. vierminütigen Sequenz fühlen, dass sie durch diese übervorsichtige Einstellung sich selbst isolierte und vom Gegenüber vor lauter Vorsicht nichts mitbekam. Ich ließ die Gruppe einige Beispiele zusammentragen, mit welcher hilfreichen oder ermutigenden Einstellung jeder zu einer Gruppe stieß. Diese Beispiele schrieb die junge Frau auf den Zettel zu der Einstellung „Ich muss vorsichtig sein" dazu. Mit diesem Zettel voller kognitiver Alternativen betraten wir beide nochmal die Gruppe. Die junge Frau hielt den Zettel in der Hand und damit waren die alternativen Kognitionen fühlbar. Und Vorsicht in einer neuen Gruppe darf bleiben ☺. Vielleicht können Sie es sich nicht vorstellen, dass solche einfachen, kleinen Übungen solch eine Wirkung haben. Ich kann Sie einfach nur nochmal ermutigen, es auszuprobieren. Es ist selbst für mich nach vielen Jahren Arbeit mit Impact-Techniken sehr beeindruckend, wie einfach doch die Gefühlsebene erreicht werden kann.

6.9   Ein inneres Verbot sichtbar machen

Es gibt viele innere Verbote, die sich Menschen selbst auferlegen. Im folgenden Fallbeispiel beschreibe ich eine Übung, die ich in Therapien wie auch in Selbsterfahrungskursen oder in Supervisionen schon oft gemacht habe. Hier geht es um das häufige innere Verbot „Mir darf es nicht gut gehen". Oft höre ich Formulierungen wie: „Ich weiß ja, dass es mir gut gehen darf, und trotzdem sage ich meiner Kollegin nicht, dass ich ihre Arbeit nicht mehr mitmachen möchte/sage ich meinem Mann nicht, dass er mich beim Haushalt und in der Kindererziehung unterstützen soll/habe ich wieder als Umzugshelfer zugesagt, obwohl mir alles wehtut/bin ich wieder zu spät ins Bett gegangen, weil ich erst noch die Wäsche fertig bügeln musste/habe ich dem Nachbarn wieder nicht die Meinung gesagt" usw. usf. Die Beispiele ließen sich an dieser Stelle beliebig fortsetzten. Und es kann auch immer noch etwas anderes als ein inneres Verbot dahinterstecken, was das gute und richtige Verhalten verhindert. Dann fühlen Sie sich frei, diese Übung abzuwandeln, bis es zu ihren Patienten und ihrem Gefühl passt.

6.9.1 Patientenvorstellung

Die Patientin **Die Patientin** hat vor reichlich zwei Jahren eine Langzeittherapie bei einer verhaltenstherapeutischen Kollegin abgeschlossen. Sie wurde wegen hypochondrischer Beschwerden behandelt und hat nun wieder wegen hypochondrischer Beschwerden eine erneute Therapie bei meiner Supervisandin aufgenommen.

6.9.2 Anliegen der Kollegin

Die Kollegin beschreibt, dass sie mit der Patientin nicht gut vorankomme. Sie habe das Gefühl, die Patientin wisse auf der kognitiven Ebene Vieles, wende es jedoch nicht an. Die Patientin habe eine Grundüberzeugung, „Mir darf es nicht gut gehen", die immer wieder angebracht werde, wenn die Patientin schildert, warum dies und das nicht funktioniere. Welche Impact-Technik es gibt, diese Grundüberzeugung zu bearbeiten, war das Anliegen der Supervisandin.

6.9.3 Stundenverlauf

- Meine Idee ist, dass das innere Verbot „Mir darf es nicht gut gehen" die Patientin so fest im Griff hat, dass sie sich nicht traut, etwas rigoros umzusetzen, was ihr guttun würde.
- Ich bitte die Kollegin, sich in die Rolle der Patientin zu begeben und sich drei Gegenstände auszuwählen. Dabei steht ein Gegenstand für sich selbst, ein weiterer Gegenstand für das innere Verbot „Mir darf es nicht gut gehen" und ein dritter Gegenstand für den Gegenspieler/die innere Erlaubnis „Mir darf es gut gehen". Sie soll die Gegenstände auf den Boden legen, dabei zuerst mit sich selber beginnen und dann die beiden weiteren Gegenstände in Bezug zu sich selbst legen. Das, was ihr vertrauter ist, das solle sie dichter zu sich legen. Zudem bitte ich sie, auf die Blickrichtung der Gegenstände zu achten. Die gespielte Patientin wählt folgende Gegenstände aus: eine ältere trockene Kastanie für „Mir darf es gut gehen", einen kleinen bemalten Stein als Marienkäfer für „Ich/Patientin" und den Stoffkackehaufen für „Mir darf es nicht gut gehen". Was für eine Symbolik! Die Patientin legte die drei Gegenstände in eine Linie. Zuerst kommt die Kastanie mit Blickrichtung zum Stein, dann in einem Meter Abstand der Stein mit abgewandtem Blick von der Kastanie. Der Käfer guckt direkt in die Augen des Stoffkackehaufens, der nur ca. drei Zentimeter Abstand zu ihm hat. Ein sehr eindrückliches Bild (siehe Abb. 6.8).

Ich hatte es in einem anderen Fallbeispiel schon mal kurz beschrieben, trotzdem wiederhole ich es hier nochmal: Die Patientin ist ja nur gespielt und meine Supervisandin kennt schon einige meiner Impact-Techniken. Und doch werden die Gegenstände so gelegt, wie sie von echten Patienten häufig gelegt

Kastanie $\longrightarrow$	Stein $\longrightarrow$ $\longleftarrow$ Stoffkackehaufen	
= mir darf es gut gehen	= Patientin	= mir darf es nicht gut gehen
= Erlaubnis		= Verbot

Abb. 6.8 Darstellung von Erlaubnis und Verbot in Bezug auf die Patientin. Die Pfeile bedeuten die Blickrichtung

werden. Nämlich so, dass der Patient dermaßen ungut mit dem Hinderlichen, dem Negativen in Kontakt steht, dass er das Gute nicht im Blick hat. Sobald die Supervisandin in die Rolle der Patientin einsteigt, sind die Gefühle der Patientin da. Natürlich nicht 1:1. Trotzdem nehmen wir als Therapeuten die Schwingungen unserer Patienten in uns auf. Der ungute Kontakt zum Hinderlichen ist zum Beispiel daran zu erkennen, dass sie den Stoffkackehaufen/das innere Verbot sich selbst dermaßen dicht gegenüber legt, dass sie für nichts anderes freie Kapazitäten hat. Und in dieser simplen Darstellung wird durch die Blickrichtung der Gegenstände das Gesagte für die Patientin sichtbar. Patienten beklagen häufig nur, dass es ihnen nicht gut gehen dürfe. Sie können schon gar nicht mehr über die andere Möglichkeit, „Mir darf es gut gehen", reden, weil sie das schon so lange aus dem Blick verloren haben. Nehmen Sie sich alle Zeit der Welt, die Sie brauchen, um sich sicher zu sein, dass der Patient ins Fühlen gekommen ist. Man kann bei Impact-Techniken einfach den roten Faden nicht verlieren, weil ja alles auf dem Boden liegt.

- Nachdem die Patientin die Gegenstände gelegt hat, bitte ich die Patientin, in die Position des Steins zu gehen. Ich gehe in die Position des Stoffkackehaufens, wir haben also direkten Blickkontakt. Der Stein (= die Patientin) kann nur mich (= das Verbot) wahrnehmen. Wir haben den Abstand natürlich etwas größer gemacht, damit wir Platz für unsere Körper haben und uns nicht direkt gegenseitig beatmen.

Th. als Verbot: Ich gucke Ihnen direkt in die Augen. Wir stehen uns sehr nahe, dadurch fühle ich mich mächtig. Mir geht es hier in der Position gut.

Supervisandin als Pat.: Ich fühle mich wie erschlagen. Mehr kann ich gar nicht sagen.

Th. als Th.: Sie merken sich bitte mal, wie sich das anfühlte, wenn ich Ihnen so dicht gegenüber stehe.

- Ich wechsle jetzt zur Kastanie in die Rolle „Mir darf es gut gehen".

Th. als Th.: Was spüren Sie?

Supervisandin als Pat.: Ich spüre gar nichts.

Th. als Erlaubnis: Und ich fühle mich hier abgestellt. Ich weiß so weit weg vom Geschehen nicht, zu wem ich gehöre. Von dir bekomme ich gar nichts mit.

Th. als Th.: Lassen Sie uns mal beide aus unseren Rollen rausgehen.

- Nun besprechen wir aus der Vogelnestperspektive das bisher Gehörte und Gespürte. Wir stehen beide nebeneinander mit Blick auf die Darstellung. Es ist deutlich geworden, dass der Stoffkackehaufen den Stein völlig im Griff hat. Das innere Verbot bestimmt völlig das Leben der Patientin und blockiert die innere Erlaubnis „Mir darf es gut gehen", die sie immer wieder aus den Augen verliert. Mit Blick auf die Darstellung kann ich der Patientin jetzt vermitteln, dass sich dies nicht ändern wird, so lange die Gegenstände so zueinander liegen. Ich bitte die Patientin, die Gegenstände so umzulegen, wie es aus ihrer Sicht günstig wäre (siehe Abb. 6.9).
- Auch in dieser Variante hat der Kackehaufen die Macht. Die Kastanie wurde nochmal umgelegt, aber auch wieder so, dass der Stoffkackehaufen die Macht über den Stein behält. An dieser Stelle kommt die Kollegin aus der Rolle der Patientin heraus und wir besprechen, wie die Kollegin weiter mit der Patientin arbeiten könnte. Zum Beispiel kann die Kollegin die Patientin immer wieder bitten, die Positionen nach Veränderungen der Darstellungen einzunehmen und sie reinfühlen lassen, damit die Patientin spüren kann, ob es so, wie es liegt, gut und richtig liegt. Dabei ist es hilfreich, dass die Kollegin auch immer wieder in die Positionen geht, um selbst nachfühlen zu können.
- Wir haben ebenfalls noch besprochen, dass die Kognitionen in der Formulierung nicht viel Spielraum für Selbstentwicklung zulassen. Wer bestimmt denn, ob es mir gut gehen darf oder nicht gut gehen darf? Das ist Abgabe der Selbstbestimmung. Ich habe der Kollegin deshalb noch vorgeschlagen, an der Umformulierung zu arbeiten, zum Beispiel könnte die Umwandlung in „Manchmal gibt es gute Zeiten im Leben, da geht es mir gut" (Kastanie) und „Manchmal gibt es doofe Zeiten im Leben, da geht es mir nicht so gut" (Stoffkackehaufen) hilfreich sein. Diese beiden Kognitionen könnten dann noch beide zusammen integriert werden, also „Es gibt in meinem Leben immer wieder gute und schwierige Zeiten, das gehört zum Leben". In einer Übung könnte das spürbar gemacht werden, indem die Patientin beide Gegenstände in die Hand nimmt, da beides immer gleichzeitig zum Leben gehört, und diesen integrativen Satz laut sagt. Wer beide Zustände zum Leben gehörig akzeptiert, der verliert in schlechten Zeiten nicht aus den Augen, dass es wieder gute Zeiten geben wird und kann umgekehrt akzeptieren, wenn es gerade eine schwierige Lebensphase gibt.

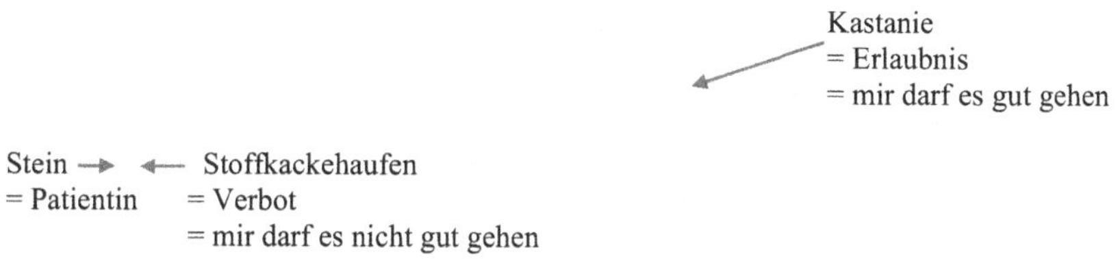

Kastanie
= Erlaubnis
= mir darf es gut gehen

Stein →   ←— Stoffkackehaufen
= Patientin   = Verbot
                = mir darf es nicht gut gehen

Abb. 6.9 Darstellung von Verbot und Erlaubnis in Bezug auf die Patientin, nachdem die Patientin gefühlt hatte, dass diese Ausgangsdarstellung nicht erfolgsversprechend war. Die Pfeile zeigen die Blickrichtung an

- Aus meiner Sicht hätte dann erst die Patientin überhaupt einen Grund, gute und richtige Dinge im Leben auszuprobieren, wenn sie ihre Einstellungen umformuliert. Wenn mich die Kacke fest im Griff hat, bevor ich mich überhaupt bewege, na dann bewege ich mich erst gar nicht. So meine Arbeitshypothese nach dieser Supervisionseinheit.

6.9.4　Rückmeldung der Kollegin

Der Kollegin wurde durch das Spüren in der Rolle der Patientin in der ersten Darstellungsvariante sofort klar, dass die Einstellung „Mir darf es nicht gut gehen" die absolute Macht über die Patientin hat, da sie jegliche gute Entwicklung blockiert. Im Gespräch hatte sie sich redlich abgemüht, der Patientin einen Perspektivwechsel zu ermöglichen. Dies ist nicht gut gelungen und hat auch bei ihr in der Arbeit mit der Patientin zu Frust und Enttäuschung geführt. Für diese Supervisionseinheit hatten wir ungefähr eine halbe Stunde Zeit und Sie sehen, dass ich hier mit dieser gespielten Patientin noch nicht zu einer Darstellung gekommen bin, die einer Auflösung der Ausgangsdarstellung nahe kommt. Dafür müsste die Patientin Kontakt zur Erlaubnis haben.

Für die Supervisandin war es schwierig, in der Rolle zu bleiben. Sie ging immer wieder auf die Metaebene, sodass ich sie mehrmals bitten musste, im Gefühl zu bleiben. Die Kollegin meldete mir zurück, dass es ihr im Gegensatz zu sonst, zu anderen Übungen, schwer gefallen sei, diesmal im Fühlen zu bleiben. Auch hier konnte ich ihr mit auf den Weg geben, dass es eventuell zur Persönlichkeitsstruktur der Patientin passt, die einfach immer wieder aus dem Fühlen rausgeht. Und wer nicht ins Fühlen kommt, der lernt nicht um. Es wird einen guten Grund geben, warum die Patientin immer wieder aus dem Fühlen rausgeht. Welcher das ist, das bleibt an dieser Stelle Spekulation. In der folgenden Supervision werde ich das sicherlich noch erfahren.

6.9.5　Fazit

Auch auf die Gefahr hin, dass ich mich zum x-ten Mal wiederhole: Was ich in den Darstellungen sehe und spüre, kann ich im Gespräch mit Worten nicht erreichen. Vielleicht noch mit einer sehr bildhaften Sprache. Trotzdem ist Spüren immer eindrücklicher, zeitsparender und nachhaltiger. Viele Kollegen, die im Gespräch nicht an die Patienten herankommen, kennen das frustrierende Gefühl, dem Patienten nicht weiterhelfen zu können. Und deswegen sind Impact-Techniken auch immer psychohygienisch ein gutes Mittel für uns therapeutisch arbeitende Menschen. Wenn ich in den Übungen ins Fühlen komme, spüre ich unter anderem auch, wenn der Patient die Stagnation aktuell noch für die eigene psychische Stabilisierung braucht. Dann kann ich ihn dort einfacher lassen und „zerre nicht an ihm rum". Vielleicht kennen Sie das, dass Sie manchmal viel härter arbeiten als der Patient. Sie mühen sich und versuchen mit allen möglichen kognitiven Techniken, den

Patienten in eine Veränderung zu bringen. Von Supervisanden höre ich das jedenfalls öfter und auch ich ertappe mich manchmal dabei, dass ich mich mehr als der Patient um eine Veränderung bemühe. Wenn ich fühle, dass die „Stagnation" beim Patienten gerade noch eine hilfreiche Funktion hat, dann fühlt sich die „Stagnation" des Patienten gar nicht mehr wie Stagnation an, sondern wie eine benötigte Pause auf einer langen Wanderung. Patienten müssen ihre Veränderungen selbst bewirken, ich begleite nur. Durch die Impact-Techniken werde ich äußerst selten in die Retterrolle gedrängt. Im Gespräch versuchen es die Patienten deutlich häufiger. Und ich muss mir nichts vormachen, das eine oder andere Mal ist dies dem Patienten im Gespräch auch gelungen. Durch die Impact-Techniken werden für mich die Interaktionsmuster der Patienten sichtbarer und ich bleibe ziemlich relax als gesunder Erwachsener.

Wenn Kollegen in den Seminaren oder in der Supervision in die Rolle des Patienten schlüpfen, dann legen sie die inneren Anteile meistens so, dass sie sich nicht angucken oder so weit auseinanderliegen, dass sie sich gegenseitig nicht erreichen können. Das ist ein guter Beweis dafür, wie schnell auch die professionellsten und erfahrensten Kollegen aus der Rolle des Patienten heraus die Themen so legen, wie sie für den Patienten meistens wirklich liegen.

Als ich mit den Seminaren begann oder mit Kollegen in Supervisionen zum wiederholten Mal mit Impact-Techniken arbeitete, habe ich anfangs gedacht, dass sie es in der Rolle des Patienten vielleicht gleich so legen, wie es liegen müsste, damit der Patient sein Ziel erreicht oder sein Ziel im Auge hat....weil sie ja eben Therapeuten sind und den Patienten nur spielen. Es ist aber so, dass die Arbeit mit Gegenständen und Bewegung das Fühlen so schnell aktiviert, dass die Aufmerksamkeit vom professionellen Wissen abgelenkt ist. Und wir nehmen in den Therapiesitzungen die Gefühle unserer Patienten in uns auf, sodass wir sie in Rollenspielen wiedergeben können. Dabei muss, wie schon gesagt, nur die Richtung stimmen. 1:1 können wir nicht fühlen, was unsere Patienten fühlen. Die Richtung muss stimmen, dann kommen wir zum Ziel. Und das Ziel ist, Hindernisse, Ambivalenzen, falsche Sichtweisen usw. usf. aufzuzeigen, sichtbar und fühlbar zu machen, damit sie geändert werden können. Ich kann nur Muster ändern, die ich kenne.

6.9.6 Rückmeldung der Kollegin nach Anwendung im realen Setting

In der nächsten Supervision berichtete die Kollegin, dass sie die Übung mit der Patientin durchgeführt habe. Diese sei tatsächlich immer wieder aus dem Fühlen raus auf eine Metaebene gegangen, sodass die Kollegin die Patientin immer wieder bitten musste, im Gefühl zu bleiben, indem sie nachspüren solle. Es habe verdeutlicht, wie weit weg die Patientin von der Erlaubnis „Mir darf es gut gehen"/„Ich sorge dafür, dass es mir gut geht"/„Ich tue alles dafür, dass es mir gut geht" ist. Sie haben mehrmals mit Impact-Techniken an der Thematik gearbeitet, es blieb schwer. Impact-Techniken sind eben auch kein Zaubermittel. Patienten, die sehr weit weg vom Fühlen sind, brauchen auch mit Impact-Techniken etliche Wiederholungen. Ich kann Sie nur ermutigen, sich die notwendigen Wiederholungen so lange zu trauen, so lange es sich für Sie in den Übungen richtig und gut anfühlt.

6.10 Mit der Angst des Patienten vor dem Therapieende arbeiten

Im Verlaufe einer Therapie hat sich oft eine Beziehung entwickelt, die dem Patienten Halt gegeben hat. Therapeuten sind zu einem Anker, manchmal zum Hoffnungsblick geworden. Die Termine haben Gewissheit gegeben: „Da ist jemand für mich da, mit diesem Menschen kann ich reden, kann ich Entlastung und Lösungen finden".

Wenn es auf das Ende einer Therapie zugeht, befürchten einige Patienten, dann doch nicht alleine zurechtzukommen, wenn es wieder eine Krise gibt. Oder sie befürchten, wenn sie wieder eine Krise haben, dann wieder sehr lange auf einen Therapieplatz warten zu müssen. Oder sie befürchten noch etwas anderes. Es gilt hier, einen guten Therapieabschluss zu finden und einen positiven Ausblick auf die Zeit nach der Therapie mitgeben zu können.

6.10.1 Patientenvorstellung

Der Patient ist in Therapie gekommen, nachdem bei ihm ein chronisches Darmleiden diagnostiziert wurde, welches ihm gesundheitlich stark zu schaffen machte und seinen Alltag immer wieder massiv beeinflusste. Aufgrund der Erkrankung war er längere Zeit arbeitsunfähig geschrieben, während der Therapie ist er wieder arbeitsfähig geworden. Er ist sozial gut eingebunden und aktuell Single.

6.10.2 Anliegen der Kollegin

Die Kollegin beschreibt eine gute Zusammenarbeit mit einer positiven Entwicklung des Patienten. Die Langzeittherapie soll nun beendet werden und der Patient schildert Ängste bezüglich dem Therapieende. Er sei verunsichert, wie es ohne therapeutische Unterstützung gehe, ob er denn nun ausreichend gewappnet sei für all das, was ihn mit der Erkrankung noch erwarte. Für den Umgang mit diesen Befürchtungen möchte die Kollegin eine Idee mit Impact-Techniken haben.

6.10.3 Stundenverlauf

- Um mir einen Überblick gemeinsam mit dem Patienten über den Verlauf der Therapie verschaffen zu können, lege ich ein Seil auf den Boden.

Th.: Stellen Sie sich vor, dies ist der Verlauf Ihrer Therapie. Suchen Sie sich bitte einen Gegenstand aus, der symbolisch dafür steht, wie Sie die Therapie begonnen haben, und einen Gegenstand, der symbolisch für Sie im Hier und Jetzt, also kurz vor Therapieende steht.

- Der Patient wählt eine Postkarte mit der Aufschrift: DAS LEBEN WIRFT IMMER WIEDER MIT KACKE und einen Ritter. Die Postkarte legt er an ein Seilende für den Therapieanfang und den Ritter ohne Schutzschild stellt er mit Blickrichtung zu dieser Karte hin an das andere Ende des Seils.
- Danach bitte ich ihn, sich noch weitere Gegenstände auszusuchen, die symbolisch für gut erinnerbare Therapiefortschritte stehen. Auch diese soll er an das Seil legen. Er wählt verschiedene Gegenstände aus. Den Stoffkackehaufen für „Ich habe mich nur noch wie diese chronische Darmerkrankung gefühlt, mich nur darüber identifiziert", eine kleine Knobelholzkiste für „Meine neue Einstellung zu mir: Ich bin mehr als diese Erkrankung", den Ritter mit Schutzschild für „Ich setze mich für meine Bedürfnisse ein". Wie er diese Gegenstände gelegt hat, können Sie in Abb. 6.10 sehen.

Abb. 6.10 Darstellung der angstauslösenden Sichtweise auf das Therapieende des Patienten. Blickrichtungen werden durch die Pfeile angezeigt

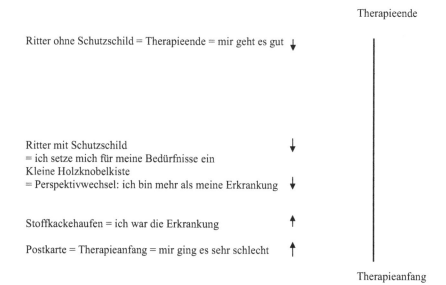

- Am Seil entlang liegen nun die Postkarte für den Therapieanfang, dann kommt der Stoffkackehaufen, dann die Kiste, dann der Ritter mit Schutzschild, dann der Ritter ohne Schutzschild. Die Ritter beide mit Blickrichtung zum Therapieanfang und auf Nachfragen meint der Patient, dass auch die Kiste in die Richtung des Therapieanfangs schaue. Diese Blickrichtung in die Vergangenheit fällt mir aus der therapeutischen Sicht gleich auf. Beim Aufbauen lasse ich dies aber erstmal unkommentiert, damit ich nicht gleich mit zu vielen Informationen und Fragen auf den Patienten einprassseln. Zu den Blickrichtungen schreibe ich im Fazit nochmal mehr.

Th.: Lassen Sie uns einmal in die Position gehen, die Sie zum Ende der Therapie gelegt haben, ich stelle mich zu Ihnen dazu. Nun haben wir beide die Therapie, die Vergangenheit im Blick. Wie fühlt sich das an?

- Wir stellen uns beide zum Ritter ohne Schutzschild mit Blick zum Therapieanfang.

Pat.: Gut, wenn ich mich daran erinnere, wie ich die Therapie begonnen habe, wie es mir da ging, da hat sich viel geändert.

- Wir erinnern uns noch weiter gemeinsam an die Therapie, ich wertschätze das Erreichte.

Th.: Ok, und nun bitte ich Sie, dass wir uns zusammen umdrehen, sodass wir in die Zukunft blicken. Die Therapie ist zu Ende, Sie gehen Ihren Weg nun ohne Therapie, ohne mich weiter. Wie fühlt sich das an?

- Wir drehen uns beide um, sodass wir den Therapieverlauf im Rücken haben und nach vorne in Richtung Zukunft schauen.

Pat.: Das ist so leer, das macht mir Angst, das macht mich unruhig.

- Ich bespreche mit ihm, dass er Dinge aus der Therapie mit in diesen neuen, in den zukünftigen Abschnitt mitnehmen kann. Dafür lege ich ihm eine Moderationskarte mit der Aufschrift VISION in Verlängerung des Therapieseiles auf den Boden. Das ist ihm sofort einleuchtend und er räumt den Ritter mit Schutzschild und die Holzkiste zur VISION. Ich bitte ihn noch, den Ritter ohne Schutzschild, der immer noch in die Vergangenheit sieht, umzudrehen. Dann nehmen wir beide nochmal die neue Position ein und sehen zur VISION, bei der nun die Kiste und der Ritter mit Schutzschild stehen.

Pat.: Ja, wenn wir schon mal dabei sind... Ich wünsche mir noch eine Partnerin in meiner Zukunft an meiner Seite.

- Dafür wählt er die Matroschka aus und positioniert sie bei der VISION. Wir besprechen noch dies und das. Dabei ergänzt er dann noch meinen Stoffkater, der symbolisch für seinen Freundeskreis steht. Der Patient ist gut integriert und möchte dies auch weiterhin, trotz seiner häufigen Beeinträchtigungen, bleiben.

Th.: Wie fühlt es sich jetzt an, wenn Sie in die Zukunft zur Vision schauen? Sie haben sich ja schon lange nicht mehr zur Vergangenheit umgedreht.
   Pat.: Das ist jetzt in Ordnung, ich bin ruhiger und freue mich auf die Zeit nach der Therapie.

- Wir besprechen noch die Möglichkeit, dass er ein psychotherapeutisches Gespräch nutzen kann, sollte er dringenden Bedarf haben. Dann ist unsere Übungszeit im Seminar um.

6.10.4 Rückmeldung der Kollegin

Die Kollegin meldete mir zurück, dass sie schnell ins Fühlen gekommen sei. Die Arbeit mit den Gegenständen fand sie aus der Sicht des Patienten interessant und durch die Darstellung sei sie direkt ins Arbeiten gekommen. Sie habe deutlich die körperliche Unruhe zu Beginn gespürt und die optimistische Ruhe nach Veränderung der Ausgangsdarstellung gespürt.
Das Umräumen sei ein wichtiger Prozess gewesen.

6.10.5 Fazit

Einen Anfang und ein Ende von Etwas darzustellen, benutze ich ziemlich oft. Sie könnten damit gut ein Therapiezwischenfazit ziehen. Dann würden Sie mit dem Patienten entsprechend auf der Hälfte, bei Dreiviertel oder irgendwo anders stehen und könnten gemeinsam überlegen, wofür die restliche Therapie noch gebraucht wird und auf das schauen, was bereits erreicht wurde.
   Genauso gut nutze ich diese Art der Darstellung für die Verabschiedung von Patienten aus der Gruppe. Dann lasse ich den Patienten seinen Therapieverlauf am Seil entlang aufbauen und die Teilnehmer erinnern sich gemeinsam. Jeder erinnert sich an noch etwas, das der andere vergessen hat und so erinnern sich die Teilnehmer gemeinsam an die Arbeit, die geleistet, an Erfolge und Veränderungen, die erreicht wurden. Meistens entsteht dabei eine feierliche Atmosphäre. Jeder Teilnehmer erinnert sich dabei auch an eigene Therapieschritte, sodass alle Gruppenmitglieder ins fühlende Rekapitulieren kommen. Und zu guter Letzt können Sie diese Darstellungsform für den Einstieg in eine Therapie nutzen. Dann lassen Sie sich den Anfangszustand beschreiben und legen dafür einen Gegenstand oder mehrere. Dann lasse ich meistens den gewünschten Endzustand legen und dann überlegen wir gemeinsam die notwendigen Schritte und legen jeweils einen Gegenstand dafür an das Seil. Das ist sozusagen eine Therapieplanung, in

welcher der Patient zeigen kann, wie weit ihn bestimmte Schritte bringen würden. Und beim Reinfühlen in die einzelnen Schritte kann der Patient erfühlen, ob die Reihenfolge für ihn so richtig ist oder er für diesen oder jenen Schritt erst noch etwas anderes benötigt.

Es gibt einen Unterschied in realen Situationen zu den Übungen im Seminar. In der Realität nehme ich mir wesentlich mehr Zeit, um MEHR erreichte Zwischenschritte mit Gegenständen legen zu lassen, damit auch sichtbar wird, dass viel erreicht wurde. Und wenn mehr erreicht wurde, kann der Patient auch mehr mit in die Vision/in die Zukunft nehmen. Wenn nur ein bestimmter Problembereich mit in die Therapie gebracht wurde, wie zum Beispiel ein Trauma nach einem Unfall, dann liegt eben nur ein Gegenstand am Seil. Auch das ist für die Patienten schön zu sehen, dass das mitgebrachte Thema gut bearbeitet wurde. Und meistens ist es am Ende einer Therapie so, dass mitgebrachte Themen noch nicht abgeschlossen sind. Auch hier ist es hilfreich, in die Vision konkret legen zu können, woran die Patienten noch arbeiten wollen. Es gilt: Je voller, schöner und reicher die Vision ausgestaltet ist, umso besser. Das Leben schleift dann schon noch genug ab. Patienten vergessen irgendwann vielleicht wieder, das Gelernte anzuwenden und kommen nochmal zur Therapie. Es kann auch sein, dass das Gelernte aus dieser Therapie für einen weiteren Schicksalsschlag nicht passend ist. Das Leben ist nicht gerecht und nimmt auf unsere Wünsche keine Rücksicht. Trotzdem erhöht es die Chance, wenn ich dem Patienten am Therapieende viele und konkrete Strategien mitgeben kann, dass dann etwas davon für neue Ereignisse hilfreich ist. Mit „viel" ist aus meiner Sicht auch gemeint, dass die Patienten vielleicht „nur" zwei verschiedene Strategien mitnehmen, die sie aber auf viele verschiedene Problemsituationen sicher anwenden können.

Ich hatte weiter oben angemerkt, dass ich noch etwas ausführlicher auf die Bedeutung von Blickrichtungen eingehen möchte. Vielleicht wundern oder fragen Sie sich, warum ich immer so auf die Blickrichtung und auf das Umräumen achte. Es geht dabei um die Schaffung einer inneren Ordnung. Was gehört in die Vergangenheit, was in die Zukunft? Was lasse ich zurück, was nehme ich mit? Stehe ich der Vergangenheit zugewandt? Oder stehe ich der Zukunft zugewandt? Blicke ich permanent in die Vergangenheit, dann blockiert mich das in meiner Entwicklung. Blicke ich nur nach vorne in die Zukunft, dann lerne ich nicht aus meinen Fehlern der Vergangenheit, dann würdige ich das Erreichte nicht und kann nicht stolz sein. Stehe ich unschlüssig zwischen Problem und Ziel? Auch dann ist eine Weiterentwicklung schwierig. Vielleicht kann ich mich nicht der Zukunft zuwenden, weil ich etwas festhalte? Dann ist vielleicht erst eine Verabschiedung zum Loslassen oder eine Trauerübung notwendig. Es ist einfach wichtig und sehr aussagekräftig, sich das ansehen zu können. Es könnte sein, dass Sie es schnell selbst bemerken, wenn Sie es mit einer einfachen Übung kurz ausprobieren. Im Gespräch bekommen Sie als Therapeut mitunter die gleichen Informationen, nur der Patient fühlt nicht, wie abgewandt er seinem Ziel ist. Deswegen kommt es in solchen Impact-Übungen sehr schnell zum Aha-Effekt bei den Patienten.

Rein theoretisch müssten im oben beschriebenen Fallbeispiel bestimmte Dinge doppelt oder dreifach auftauchen. Zum Beispiel der Ritter mit dem

Schutzschild für „Ich setze mich für meine Bedürfnisse ein". Das würde richtig stehen im Therapieverlauf (= in der Vergangenheit), weil der Patient da begonnen hat, sich für seine Bedürfnisse einzusetzen. Dieser Gegenstand könnte genauso gut gleichzeitig in das Hier und Jetzt und in die Zukunft gehören. Das Gleiche gilt für die kleine Holzknobelkiste, die für den wohlwollenden Perspektivwechsel steht. Weil ich diese Gegenstände nur einmal habe, räumen wir sie um, damit die Zukunft bunter, voller und schöner wird. Der Patient versteht, dass es in der Vergangenheit begonnen hat. Wir plündern also nicht die Vergangenheit leer, sondern schaffen eine neue, wohltuende innere Ordnung.

Bitte achten Sie darauf, dass Patienten die richtige Blickrichtung in den Übungen erarbeiten und einnehmen. Wir dürfen alle in die Vergangenheit blicken, wenn wir etwas wertschätzen, würdigen oder erinnern wollen. Irgendwann müssen wir uns aber umdrehen, also der Zukunft zuwenden. Sonst stagnieren wir im Leben. Das trifft auf uns wie auf unsere Patienten zu. Wenn Ihnen eine Übung nicht besonders gut gelingt, Ihnen auffällt, dass Sie etwas ungünstig gemacht haben oder etwas vergessen haben, dann können auch Sie mal zurückschauen. Das Zurückschauen hilft, Fehler zu erkennen oder zu erkennen, dass man an dem Tag nicht gut drauf war oder etwas übersehen hat. Was auch immer. Auch Sie sollten sich dann umdrehen, in die Zukunft schauen und sich ermutigen und wohlwollend mit sich sein. Das schafft für jeden von uns eine wohltuende innere Ordnung. Ich ermutige mich selbst mit dem Spruch: „Ich kann nur gewinnen oder lernen". Und gewinnen ist für mich hier nicht als Wettkampfmodus gemeint, sondern lernen ist gewinnen. Für ich ist jede Idee und Anregung aus dem Kollegenkreis in meinen Seminaren ein Gewinn. Manche Patienten muss ich richtig ermutigen, sich umzudrehen, sich um ihre Zukunft zu kümmern. Der Patient aus diesem Fallbeispiel hatte am Beginn der Übung ein unruhiges Gefühl im Körper. Nach dem Schaffen der inneren Ordnung durch das Umräumen hat sich bei ihm recht schnell ein beruhigendes Gefühl eingestellt. Das geht nicht immer so schnell. Patienten geben oft aus der geordneten Position heraus Rückmeldung, dass dies schwer falle und ungewohnt sei. Ich möchte Sie auch an dieser Stelle ermutigen, dass Sie sich selbst und dem Patienten genug Zeit geben, um die ungewohnten Gefühle richtig einordnen zu können. Je länger der Patient in der geordneten Position mit der richtigen Blickrichtung steht, umso ruhiger und befreiender werden die Gefühle. Und wenn Sie sich fragen, warum ich Sie ermutige, sich selbst genug Zeit zu geben, das resultiert aus den Fehlern meiner Anfangszeit. Patienten unangenehme Gefühle zu verschaffen oder aushalten zu lassen, ist eben keine Lieblingsbeschäftigung von mir. Ich habe damals doch hin und wieder zu schnell die Patienten sich setzen lassen und ihnen gesagt, dass man sich erst daran gewöhnen müsse. Heute bitte ich die Patienten, in der Endposition stehen zu bleiben auch wenn es sich noch ungewohnt anfühlt. Manchmal stehen wir einige Minuten, bis sich die Ruhe bei Patienten einstellt. Häufig dauert es bei Abnablungsthemen länger, bis sich die neue Position gut und richtig anfühlt. Kinder, die sich für die Eltern verantwortlich fühlen, gehen selten ihren eigenen Weg frei und unbeschwert. Wenn sie dann in einer Familienaufstellung zum Beispiel sich der Zukunft zugewandt aufstellen und die Eltern dabei im Rücken haben, ist das äußerst schwer aushaltbar. Bleiben Sie dann ruhig so lange neben den Patienten stehen, bis sich das gute Gefühl für diese richtige Position eingestellt hat. Dann können Sie die Übung beenden.

Sollten Sie eher ein ungeduldiger Typ sein, dann wird das herausfordernd für Sie ☺.

6.10.6　Rückmeldung der Kollegin nach Anwendung im Patientenkontakt

Die Kollegin ist sozusagen schon ein alter Hase bei der Anwendung mit Impact-Techniken und ich habe mich gefreut, auf ihren mitgeschickten Fotos der Darstellung originelle Gegenstände zu sehen. Aus Gründen des Datenschutzes verzichte ich an dieser Stelle auf die detaillierte Beschreibung der Arbeit und der Gegenstände. Es wurde eine sehr intensive Arbeit beschrieben. Alleine schon die Gegenstände lösen Gefühle aus ☺.

Die Kollegin schrieb mir später, dass sie diese Übung zum Therapieende inzwischen schon mit einer anderen Patientin durchgeführt habe. Auch mit ihr sei eine sehr bewegende und positive Arbeit entstanden.

Ich habe mich auch gefreut, dass sie mir noch schrieb, dass sie sich durch das Seminar sehr bereichert gefühlt habe und im regelmäßigen Austausch mit einem Kollegen über durchgeführte Impact-Techniken stehe, der ebenfalls mit in dem Seminar war. Sie nutze ein gutes Sammelsurium an Gegenständen mehrmals in der Woche und habe gemeinsam mit ihren Patienten lebendige und eindrückliche Stunden.

Ihnen als Leser kann ich nur empfehlen, wann immer es geht, tauschen Sie sich mit Kollegen über Bilder, Metaphern, Geschichten und durchgeführte Impact-Techniken aus. So können Sie ihre Kreativität füttern und sind zunehmend leichter für alle möglichen Themen gewappnet.

6.11　Ein verdecktes Thema mit Stühlen herausarbeiten

Oftmals kommen Patienten mit Symptomen, die sie detailreich und immer wiederkehrend beklagen. Wenn Sie als Therapeuten spüren, dass da ein Thema dahintersteckt, es aber selbst nicht genau benennen können, dann empfehle ich diese Übung. Ich leite diese Übung wie alle meine Übungen oft mit Formulierungen ein wie: „Lassen Sie uns mal was ausprobieren. Ich möchte mir etwas mit Ihnen anschauen, damit ich es besser verstehe." Ich weiß am Anfang einer Übung nicht, wohin die Reise geht. Eine Ahnung habe ich wohl, Gewissheit erst nach den Übungen. Deswegen gefallen mir die Impact-Techniken auch so gut, weil ich mich immer wieder überraschen lassen kann. Und all mein gelerntes Wissen über andere psychotherapeutische Techniken, Vorgehensweisen und Verfahren kann ich gut in die Impact-Techniken einfließen lassen. Es gibt hier einfach keinen festgelegten Ablauf, an welchen ich mich exakt halten müsste.

In der Tat gibt es aber für diese Arbeit mit Stühlen einen Ablauf, der in drei Phasen eingeteilt ist.

In der Phase 1 begegnen sich der Patient und das beklagte Symptom. Das beklagte Symptom kann hier die Depression, die Angsterkrankung, das ständige Zu-spät-Kommen des Patienten in die Therapie oder ununterbrochenes Jammern, die Schlafstörungen, die Migräne usw. usf. sein. Patient und Symptom lernen sich kennen, indem der Patient und ich die Rollen einnehmen und dann auch tauschen.

In der Phase 2 wird das verdeckte Thema dazu geholt. Es kann auch blinder Fleck oder X-Faktor oder verdecktes Thema genannt werden. Ich frage den Patienten, wie er diese unbekannte Größe in dieser Arbeit benennen will. Auch hier nehmen wir die Rollen ein und tauschen, bis sich Patient, das Symptom und das verdeckte Thema kennengelernt haben.

In der Phase 3 wird das Symptom vom Therapeuten weggenommen, indem der Symptom-Stuhl aus dem Raum geräumt wird. So ist der Patient gezwungen, sich mit dem verdeckten Thema auseinanderzusetzen.

Es kann sein, dass ich in einer 50-minütigen Sitzung nur Phase 1 schaffe, oder wir kommen bis Phase 2 oder wir schaffen sogar alle drei Phasen. Das hängt ganz von der emotionalen Belastung des Patienten ab. Manchmal ist es auch so, dass wir zwar alle drei Phasen durchlaufen, das verdeckte Thema trotzdem nicht ganz genau benannt werden kann. Meistens hat der Patient aber eine Ahnung bekommen, um was er sich kümmern müsste. In fast allen Stunden, in denen ich mit dieser Übung gearbeitet habe, wird erstaunlich deutlich, wie sehr das Symptom vom verdeckten Thema ablenkt, indem es verstärkt in Aktion tritt. Der Patient kann so spüren, welche Logik oder welcher Nutzen hinter dem Symptom steckt.

6.11.1 Patientenvorstellung

Die Kollegin stellt einen **Patienten** Ende 50 vor, der erfolgreich im Berufsleben war und viele Jahre eine eigene Firma hatte. Vor einigen Jahren trennte sich die Frau. Er hat trotzdem nach vorne schauen können, habe sich beruflich verändert, sei in seine alte Heimat gezogen, habe sich dort den Traum vom Eigenheim erfüllt und lebe in einer Wochenendbeziehung mit einer neuen Partnerin. Zur Therapie habe er sich angemeldet, da er seit den aktuellen Weltgeschehnissen durch die Inflation, den Ukraine-Krieg und die Energiekrise selbst in eine Krise geraten sei. Er beklagt typisch depressive Beschwerden und sei seit Monaten wegen einer Schmerzsymptomatik arbeitsunfähig geschrieben. Er beschreibt, dass er massiv wütend sei, der Ärger würde ihn die ganze Zeit begleiten.

6.11.2 Anliegen der Kollegin

Der Patient befindet sich ganz neu in der Probatorik, die Kollegin spüre seine Verzweiflung und möchte eine Idee haben, wie man mit Impact-Techniken hier ansetzen könnte. Sie habe das Gefühl, dass der Patient so hoffnungslos, so belastet sei, dass sie sich selbst unter Druck setze, ihn schnell entlasten zu wollen. Sie wünsche sich vor allem eine Idee, wie sie an dem Ärger des Patients arbeiten könne.

6.11.3 Stundenverlauf

Ich begrüße den Patienten und lasse mir seine Lebenssituation und seine Beschwerden kurz schildern. Schnell spürbar wird der Ärger, die Wut, sodass ich diese direkt als Symptom für die folgende Übung wähle.

Th.: Nach dem, was Sie mir so erzählt haben, da wird eine unglaubliche Wut, eine riesige Enttäuschung spürbar. Die möchte ich mir mit Ihnen gemeinsam genauer anschauen. Dazu schreibe ich hier auf die Moderationskarte ICH und auf die andere Karte ÄRGER. Ich lege jetzt ICH auf diesen Stuhl. Wohin im Raum gehört dieser Stuhl, also wo würden Sie sich selbst hinstellen?

- Der Patient zeigt auf eine Stelle, dort stelle ich diesen Stuhl hin. Ich bitte ihn, auf diesem Stuhl Platz zu nehmen. Dann lege ich die ÄRGER- Karte auf einen anderen Stuhl.

Th.: Das ist nun der Stuhl für den ÄRGER. Den trage ich jetzt um Sie herum und Sie fühlen in sich rein und sagen mir, wohin der ÄRGER gehört.

- Als ich hinter ihm stehe, meint er, dass der ÄRGER dahin gehöre.

Th.: Ich trage den Stuhl noch weiter, es könnte sein, dass es eine Stelle gibt, an die der ÄRGER noch besser passt. Schließlich war ich noch nicht an vielen Stellen mit dem ÄRGER-Stuhl. Lassen Sie sich Zeit, ich trage den Stuhl noch ein bisschen um Sie herum.

- Tatsächlich reagiert der Patient körperlich, als ich direkt vor ihm stehe. Wir definieren noch die Blickrichtung des Stuhls, also wohin der Sitzende gucken würde, wenn da jemand auf dem Stuhl säße. Die Stühle stehen sich nun ziemlich dicht direkt gegenüber und starren sich an. Ich erkläre dem Patienten, dass ich nun in die Rolle des ÄRGERs gehe und ihn duzen werde, da ich ein Teil von ihm bin. Und immer, wenn ich ihn sieze, dann bin ich die Therapeutin, damit er unterscheiden kann, von wem er eine Rückmeldung bekommt. Nun nehme ich auf dem ÄRGER-Stuhl Platz.

Th. als ÄRGER: Je länger ich hier sitze, umso unruhiger werde ich. Ärger verspüre ich auch, aber da ist eine Unruhe, die ich nicht benennen kann, wozu die gehört.
Pat. als Pat.: Ich bin nur schwer, wie gelähmt.

- Da sich an unseren Gefühlen nach weiterem Austausch nichts ändert, tauschen wir die Rollen. Der Patient ist jetzt der ÄRGER, ich bin der Patient.

Pat. als ÄRGER: Ich bin hier leichter, spüre auch die Unruhe.
   Th. als Pat.: Ich spüre hier eine Schwere, die kaum auszuhalten ist, das ist unglaublich.

- Ich wechsele die Rollen so lange, bis ich ein besseres Verständnis für die Situation des Patienten habe und vom Gefühl her keine weiteren Informationen brauche. Auf dem ÄRGER-Stuhl ist die Schwere für mich kaum auszuhalten. Zum Schluss lasse ich den Patienten auf dem ICH-Stuhl sitzen. Im Wesentlichen ist dies das Ergebnis der ersten Phase dieser Übung. Auf dem Patientenstuhl spüren wir beide eine unglaublich starke Schwere, auf dem Symptomstuhl fühlt sich der ÄRGER leichter an als vermutet.

Th.: Gut, dann hole ich jetzt einen dritten Stuhl herein. Hier lege ich eine Moderationskarte drauf, auf der so was wie X-Faktor, das Unbekannte, der blinde Fleck oder sowas steht. Etwas, was wir jetzt noch nicht benennen können. Wie soll ich es benennen?

- Ich soll dann „BLINDER FLECK" darauf schreiben, dann bitte ich den Patienten wieder, mir zu sagen, wohin der Stuhl gehört. Ich trage also auch diesen Stuhl um den Patienten herum, während er auf dem ICH-Stuhl sitzt.
- Wenn Sie die Übung ausprobieren wollen, dann gehen Sie nach Ihrem Gefühl, wie lange Sie auf den Stühlen sitzen und auch wo der Patient sitzen soll, während Sie den dritten Stuhl holen. Sollte er auf dem Symptomstuhl sitzen, auch gut, es funktioniert so oder so.
- Ich soll dann den BLINDEN FLECK ca. einen halben Meter schräg hinter den ÄRGER stellen. Nun blickt der ÄRGER direkt auf den Patienten und der BLINDE FLECK blickt auf den ÄRGER und auf den Patienten. Ich nehme nun auf dem BLINDEN FLECK Platz.

Th. als Blinder Fleck: Ok, ich beobachte euch beide und passe auf, was passiert.
   Pat. als Pat.: Ich bin jetzt vom ÄRGER abgelenkt.
   Th. als Blinder Fleck: Ja, aber nur abgelenkt. Mein Gefühl sagt mir, dass du dich schon so lange nicht um mich kümmerst.
   Pat. als Pat.: Damit kann ich jetzt nichts anfangen. Auf jeden Fall geht es mir jetzt etwas besser.

- Wir tauschen die Rollen. Hier gibt es kein Handbuch, in welcher Reihenfolge man nun richtig tauscht. Ich folge immer meinem Bauchgefühl und wechsele selbst dorthin, wo ich nochmal hineinfühlen möchte, oder lasse den Patienten auf einen Stuhl wechseln, von dem ich noch Informationen von ihm brauche. Zwischendurch gehe ich mit dem Patienten immer mal in die Vogelnestperspektive, das heißt wir stehen beide zusammen und schauen auf die zwei oder drei Stühle und unterhalten uns über das Gehörte und die Stellung der Stühle zueinander.

Th.: Gut. Sie wissen ja, hier in der Therapie, das ist immer ein experimentaler Raum zum Ausprobieren und deswegen nehme ich jetzt den ÄRGER weg und wir gucken uns dann die Konstellation noch einmal an.

- Ich räume den ÄRGER-Stuhl weg. Hier ist der Seminarraum so groß, dass ich ihn 20 m wegtragen kann. In meinem eigenen, wesentlich kleineren Behandlungsraum würde ich ihn richtig aus dem Raum räumen, damit er wirklich weg ist. Dann nehme ich Platz auf dem BLINDEN FLECK.

Th. als Blinder Fleck: Ok. Ich kann immer noch nicht genau sagen, was ich bin, aber ich spüre, dass du dich um mich kümmern sollst. Ich gehöre schon so lange zu dir. Ich glaube, du hast mich dein ganzes Leben lang vernachlässigt, weil du so damit beschäftigt warst, alles zu schaffen, damit es gut wird.

- Der Patient nickt berührt.

Pat. als Pat.: Hm, ich habe immer geschuftet. Ich hatte immer Ziele und habe die auch meistens erreicht.

- Wir wechseln noch ein paar Mal die Stühle, bis sich für uns beide klarer abzeichnet, dass der BLINDE FLECK sein vernachlässigtes inneres ICH ist.

Irgendwann waren zwischendurch die 20 min Übungszeit vom Zeitwächter aus dem Seminar angezeigt worden. Es war aber so spannend für die Seminarteilnehmer und für mich, dass wir uns schnell ohne Pause auf eine Verlängerungszeit einigten, sodass die Übung insgesamt ca. 40 min ging. Die Kollegin und ich sind stark ins Fühlen gekommen. Vor allem diese Schwere zu spüren war unglaublich beeindruckend und auch belastend. Wir haben uns ordentlich entrollt und gelockert, nach der Nachbesprechung dann auch die Seminargruppe, da diese während der Übung deutlich mitgeschwungen ist.

6.11.4 Rückmeldung der Kollegin

Die Kollegin ist beeindruckt von den starken Gefühlen, die sie stellvertretend in der Rolle des Patienten gespürt habe. Und die Übung hat ihr deutlich gezeigt, wie effektiv diese Art und Weise des Arbeitens war, dem Patienten aufzuzeigen, worum es gehe. Sie selbst könne jetzt viel besser einordnen, warum es doch relativ schnell mit dem Patienten in die depressive Richtung gegangen sei. Er hat sein ganzes Leben lang zielorientiert gekämpft und geschuftet. Er hat sich nach der Enttäuschung durch die Trennung für einen Neustart in seiner alten Heimat mit einem Eigenheim und einer neuen Partnerin aufraffen können....und dann kam der

Ukraine-Krieg, die Inflation, die Energiekrise, in der uns allen die Energiepreise um die Ohren flogen und für viel Unsicherheit sorgten. Das brachte seinen Kampf um die Erfüllung seiner Träume, dass endlich mal was gut wird und er zur Ruhe kommen könne, zum Erliegen. Und in dieser Erstarrung kamen seine Inneres-Kind-Anteile hoch. Er hatte Zugang zu seinem früheren ICH, dem Kind, welches immer funktionieren musste, immer pflichtbewusst gehandelt hat, sodass die Kür vernachlässigt wurde. Der Patient hatte sein Leben in einer Art aktiven Warteschlaufe verbracht, indem er immer wieder alles dafür getan hat, dass es irgendwann gut wird und er zur Ruhe kommen kann. Dies alles konnte die Kollegin durch diese Stühle-Arbeit benennen. Ich konnte das nur vage fühlen, da mir der Patient völlig unbekannt war. Trotzdem ist aus meiner Sicht beeindruckend viel in den 40 min deutlich geworden.

6.11.5 Fazit

Auch wenn Patienten aus der eigenen Sicht wegen depressiven Beschwerden kommen, lassen Sie sich schnell auf Übungen zur Wut ein. Man könnte ja meinen, dass Protest kommt, weil der Patient schließlich nicht wegen der Wut, sondern wegen der Depression gekommen ist. Sollte dies einmal sein, dann würde ich so Formulierungen nutzen wie: „Das verstehe ich, UND TROTZDEM möchte ich mir mit Ihnen die Wut ansehen". Die Worte OBWOHL und TROTZDEM nutze ich bewusst, um etwas zu integrieren. Es schließt sich nicht aus, dass der Patient wegen der Depression da ist und es trotzdem hilfreich ist, sich dafür zuerst die Wut anzusehen. Diese Botschaft kommt beim Patienten direkt an.

Sollte ihr Behandlungsraum zu klein für die Arbeit mit drei Stühlen sein, dann benutzen sie Gegenstände oder Moderationskarten oder einfache Zettel, die sie mit Blickrichtung (mithilfe eines eingezeichneten Pfeils) versehen.

Sie können die Patienten die Farbe der Moderationskarte und die Farbe des Stiftes auswählen lassen. Sie können sie dann selbst die Moderationskarten beschriften lassen. Schon das bringt die Patienten ins konkrete Arbeiten. In den Seminaren mache ich das zum Zeitsparen meistens selbst. Nochmal kurz zusammengefasst: Wie oft Sie die Positionen wechseln und in welcher Reihenfolge, das bestimmt ihr Bauchgefühl. Egal, wie weit fortgeschritten Sie in der Übung sind, Sie können immer nochmal in eine Position zurückgehen. Sie könnten sogar wieder einen weggestellten Stuhl zurückholen und nochmal etwas erfragen.

Wenn Sie diese Impact-Technik ausprobieren möchten, dann können Sie im Verlauf der Übung irgendwann auch die Stühle umstellen. So wäre hier zum Beispiel denkbar, dass der ÄRGER-Stuhl an einer Seite und der Stuhl mit dem verdeckten Thema/dem inneren Kind an der anderen Seite des Patienten stehen. Vielleicht auch nur das innere Kind an seiner Seite und den ÄRGER mit Abstand irgendwohin. Das zeigt sich dann in der gemeinsamen Arbeit, was die Patienten brauchen, was günstig wäre. Hier bei dem Patienten würde sich in der Folgestunde eine Wiederholung und dann eine Fortsetzung der Übung mit Umstellen der Stühle anbieten. Und in der Folge an diese Stühle-Arbeit wäre wahrscheinlich eine Arbeit zum inneren Kind notwendig, damit erarbeitet werden kann, was dieses innere Kind braucht, damit der Ärger gehen kann.

Beim BLINDEN FLECK hätte ebenso gut noch eine unverarbeitete Trennungsthematik drinstecken können. Es gab schon oft Überraschungsmomente in den Stunden und auch nach der Stunde, wenn die Arbeit gesackt ist.

Egal wie überzeugt ich von der Wirksamkeit der Impact-Techniken bin, es gibt auch immer wieder Patienten, die das Ergebnis solcher Übungen wegwischen. Es kann Ihnen wie mir auch passieren, dass sich Patienten wirklich nicht mehr daran erinnern können, was bei der Übung rauskam. Sie können sich vielleicht noch daran erinnern, dass wir Stühle getauscht oder mit Gegenständen gearbeitet haben. Dann haben sie meistens zwar keine gesunden, wohl aber sehr gute Gründe, das Ergebnis schnell wieder zu verdrängen. Das eine oder andere Mal war ich wirklich überrascht, dass ich mir das Ergebnis gemerkt habe, obwohl die Übung schon zwei Wochen her war und es ja nicht die einzige Übung war, die ich in der Zwischenzeit mit anderen Patienten durchgeführt habe. Wenn ich für mich sicher bin, dass die angewandte Impact-Technik gut und zutreffend war, dann greife ich einfach nochmal diese Übung auf und arbeite in einer Wiederholung dazu. Die Wiederholung läuft dann anders und deckt noch Faktoren auf, die beim ersten Mal nicht sichtbar waren. Und für den Patienten wird damit auch meine Botschaft klar, ich biete nicht jede Stunde was Neues an, ich entertaine nicht, sondern möchte mit ihm an diesem Thema dranbleiben und etwas für ihn erreichen.

Literatur

Bode, S. (2009). *Kriegsenkel. Die Erben der vergessenen Generation*. Klett-Cotta.
Bode, S. (2011a). *Die vergessene Generation. Die Kriegskinder brechen ihr Schweigen*. Piper Verlag.
Bode, S. (2011b) *Nachkriegskinder. Die 1950er Jahrgänge und ihre Soldatenväter*. Klett-Cotta.
Hanning, S., & Chmielewski, F. (2019). *Ganz viel Wert. Selbstwert aktiv aufbauen und festigen*. Psychologie Verlags Union in der Verlagsgruppe Beltz.
Hauke, G. & Lohr, C. (2017). *Strategisch behaviorale Therapie (SBT). Reihe Therapeutische Skills kompakt, Bd. 14*. Junfermann.
Karpmann, D., & Stephen B. (2016). *Ein Leben ohne Spiele. Die neue Transaktionsanalyse der Vertrautheit, der Offenheit und der Zufriedenheit*. Process Training and Consulting e. K.
Kast, V. (2008). *Trauern. Phasen und Chancen des psychischen Prozesses*. Kreuz.
McGoldrick, M. (2013). *Wieder heimkommen. Auf Spurensuche in Familiengeschichten*. Carl-Auer.
Schneider, J. R. (2021). *Das Familienstellen. Grundlagen und Vorgehensweisen*. Carl-Auer.

Literatur

Beaulieu, D. (2010). *Impact-Techniken für die Psychotherapie.* Carl-Auer.

Beck, F. (2021). *Bewegung macht schlau, Mentale Leistungssteigerung durch körperliche Aktivität.* Goldegg.

Bloomfield H. H. (1985). *In Frieden mit den Eltern.* Rowohlt Taschenbuch Verlag GmbH.

Bode, S. (2009). *Kriegsenkel, Die Erben der vergessenen Generation.* Klett- Cotta.

Bode, S. (2011). *Die vergessene Generation, Die Kriegskinder brechen ihr Schweigen.* Piper.

Bode, S. (2011). *Nachkriegskinder, Die 1950er Jahrgänge und ihre Soldatenväter.* Klett-Cotta.

Bosselmann, M. R., Lüffe- Leonhardt, E., & Gellert, M. (1993). *Variationen des Psychodramas, Ein Praxisbuch- nicht nur für Psychodramatiker.* Limmer Verlag.

Caspary, R. (2008). *Lernen und Gehirn – Wege zu einer neuen Pädagogik.* Herder.

Croos-Müller, C. (2022). *Nur Mut! Das kleine Überlebensbuch, Soforthilfe bei Herzklopfen, Angst, Panik & Co.* Kösel-Verlag.

Forward, S. (1993). *Vergiftete Kindheit, Elterliche Macht und ihre Folgen.* Goldmann.

Forward, S., & Frazier, D. (1997). *Emotionale Erpressung, Wenn andere mit Gefühlen drohen.* Goldmann.

Furman, B. (1999). *Es ist nie zu spät, eine glückliche Kindheit zu haben.* Borgmann-Verlag.

Hanning, S., & Chmielewski, F. (2019). *Ganz viel Wert. Selbstwert aktiv aufbauen und festigen* Psychologie Verlags Union in der Verlagsgruppe Beltz.

Harris, R. (2013). *Wer dem Glück hinterherrennt, läuft daran vorbei, Ein Umdenkbuch.* Goldmann.

Harris, R. (2014). *Raus aus der Glücksfalle, Ein Umdenkbuch in Bildern.* Kösel Verlag.

Hauke, G., & Lohr, C. (2017). *Strategisch behaviorale Therapie (SBT), Reihe Therapeutische Skills kompakt,* (Bd. 14). Junfermann Verlag.

Juul, J. (2012). *Das Familienhaus, Wie Große und Kleine gut miteinander auskommen.* Bassermann.

Karpmann, S. B. (2016). *Ein Leben ohne Spiele, Die neue Transaktionsanalyse der Vertrautheit, der Offenheit und der Zufriedenheit.* Process Training and Consulting e. K.

Kast, V. (2008). *Trauern, Phasen und Chancen des psychischen Prozesses.* Verlag Kreuz.

Konrad, S. (2014). *Das bleibt in der Familie, Von Liebe, Loyalität und uralten Lasten.* Piper Verlag.

Krüger, W. (2015). *Die Geheimnisse der Großeltern, Unsere Wurzeln kennen, um fliegen zu lernen.* BoB – Books on Demand Verlag.

Lauer, H.-G., (2005). *Da ist Humor im Spiel, Spiele von Querdenkern für Quertreiber.* HCD – Verlag.

McGoldrick, M. (2013). *Wieder heimkommen, Auf Spurensuche in Familiengeschichten.* Carl-Auer.

Pease, A., & Pease, B. (1981, 1998, 1999, 2003). *Der tote Fisch in der Hand und andere Geheimnisse der Körpersprache.* Ullstein.

Pease, A., & Pease, B. (2000). *Warum Männer nicht zuhören und Frauen schlecht einparken, Ganz natürliche Erklärungen für eigentlich unerklärliche Beziehungen.* Ullstein.

Pease, A., & Pease, B. (2002). *Warum Männer lügen und Frauen immer Schuhe kaufen, Ganz natürliche Erklärungen für eigentlich unerklärliche Beziehungen.* Ullstein.

Roth, G. (2003). *Fühlen, Denken, Handeln, Wie das Gehirn unser Verhalten steuert.* suhrkamp taschenbuch wissenschaft.

Schneider, J. R. (2021). *Das Familienstellen, Grundlagen und Vorgehensweisen.* Carl-Auer.

Schulz von Thun, F. (1981). *Miteinander reden: 1 , Störungen und Klärungen, Allgemeine Psychologie der Kommunikation.* Rowohlt Taschenbuch Verlag.

Schwing, R., & Fryszer, A. (2013, 2012, 2010, 2006). *Systemisches Handwerk, Werkzeug für die Praxis.* Vandenhoeck & Ruprecht Verlag.

Stahl, S. (2017). *Das Kind in dir muss Heimat finden, In drei Schritten zum starken Ich.* Kailash.

Trout & Rivkin. (1999). *Die Macht des Einfachen, Warum komplexe Konzepte scheitern und einfache Ideen überzeugen.* Ueberreuter.

Wolf, D. (2021). *34. Auflage, Wenn der Partner geht, Trennungsschmerz und Liebeskummer bewältigen.* PAL Verlagsgesellschaft.

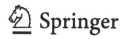
Psychotherapie: Praxis

Ulfried Geuter

Körper-
psychotherapie

Grundriss einer Theorie
für die klinische Praxis

2. Auflage

 Springer

Jetzt bestellen:

link.springer.com/978-3-662-66152-9

Printed in the United States
by Baker & Taylor Publisher Services